XBJPJC
高等中医药院校西部精品教材(第二轮规划教材)

中西医临床危重病学

(第2版)

(供中西医临床医学及相关专业使用)

主　　编　张晓云　袁维真
主　　审　陈绍宏
副 主 编　叶　勇　卢健棋
编　　者　(以姓氏笔画为序)

于晓敏(成都中医药大学)　王政林(广西中医药大学)
邓扬嘉(重庆市中医院)　邓海霞(广西中医药大学)
卢　云(成都中医药大学)　卢健棋(广西中医药大学)
叶　勇(云南中医药大学)　向　红(成都中医药大学)
刘　琉(成都中医药大学)　苏玉杰(云南中医药大学)
杨　凡(贵州中医药大学)　宋国林(贵州中医药大学)
张永平(贵州中医药大学)　张志鸿(西南医科大学)
张建平(甘肃中医药大学)　张参军(甘肃中医药大学)
张晓云(成都中医药大学)　罗　燕(成都中医药大学)
岳黎明(陕西中医药大学)　袁维真(贵州中医药大学)
高培阳(成都中医药大学)　曹华政(成都中医药大学)
曹得胜(青海省中医院)　谢　萍(成都中医药大学)
虞红新(新疆医科大学第四临床医院)　谭旭宏(贵州中医药大学)

编写秘书　于晓敏

中国健康传媒集团
中国医药科技出版社

内容提要

本教材是“高等中医药院校西部精品教材（第二轮规划教材）”之一。全书分为上下篇，共二十四章，在中西医结合理论指导下，从西医与中医的不同角度系统地阐述了危重病常用监测及诊疗技术与常见危重病症的治疗方法。通过对本教材的学习，使学生比较系统地掌握中西医临床危重病学的基本理论、基本知识和基本技能，运用西医现代化手段，结合中医辨证论治，诊治急、危、重病。本教材为书网融合教材，即纸质教材有机融合电子教材、教学配套资源（PPT、微课、视频、图片等）、题库系统、数字化教学服务（在线教学、在线作业、在线考试），使教学资源更加多样化、立体化。

本教材主要供高等医药院校中西医临床医学、中医等专业使用，亦可作为中医师及中西医医师参考用书。

图书在版编目（CIP）数据

中西医临床危重病学/张晓云，袁维真主编．—2版．—北京：中国医药科技出版社，2019.7

高等中医药院校西部精品教材（第二轮规划教材）

ISBN 978－7－5214－0985－7

Ⅰ．①中…　Ⅱ．①张…②袁…　Ⅲ．①险症－中西医结合疗法－中医学院－教材　Ⅳ．①R459－7

中国版本图书馆 CIP 数据核字（2019）第 112202 号

美术编辑　陈君杞

版式设计　友全图文

出版　**中国健康传媒集团**｜中国医药科技出版社

地址　北京市海淀区文慧园北路甲 22 号

邮编　100082

电话　发行：010－62227427　邮购：010－62236938

网址　www.cmstp.com

规格　889×1194mm $^{1}/_{16}$

印张　19

字数　412 千字

初版　2012 年 7 月第 1 版

版次　2019 年 7 月第 2 版

印次　2020 年 8 月第 2 次印刷

印刷　北京市密东印刷有限公司

经销　全国各地新华书店

书号　ISBN 978－7－5214－0985－7

定价　48.00 元

数字化教材编委会

主　　编　张晓云　袁维真

主　　审　陈绍宏

副 主 编　叶　勇　卢健棋

编　　者　（以姓氏笔画为序）

于晓敏（成都中医药大学）　王小彬（西南医科大学）
王东才（云南中医药大学）　王春霞（成都中医药大学）
王政林（广西中医药大学）　邓扬嘉（重庆市中医院）
邓海霞（广西中医药大学）　卢　云（成都中医药大学）
卢健棋（广西中医药大学）　叶　勇（云南中医药大学）
向　红（成都中医药大学）　刘　琉（成都中医药大学）
孙国娟（成都中医药大学）　苏玉杰（云南中医药大学）
李玉龙（甘肃中医药大学）　李明非（成都中医药大学）
杨　凡（贵州中医药大学）　何发娟（广西中医药大学）
宋　洋（成都中医药大学）　宋国林（贵州中医药大学）
张永平（贵州中医药大学）　张志鸿（西南医科大学）
张建平（甘肃中医药大学）　张参军（甘肃中医药大学）
张晓云（成都中医药大学）　陈　勇（成都中医药大学）
罗　燕（成都中医药大学）　岳黎明（陕西中医药大学）
袁维真（贵州中医药大学）　徐发绍（云南中医药大学）
高培阳（成都中医药大学）　黄舒培（广西中医药大学）
曹华政（成都中医药大学）　曹得胜（青海省中医院）
常雯茜（甘肃中医药大学）　谢　萍（成都中医药大学）
虞红新（新疆医科大学第四临床医院）
管连城（贵州中医药大学）　管昱鑫（青海省中医院）
廖黄军（成都中医药大学）　谭旭宏（贵州中医药大学）
黎　江（成都中医药大学）　魏裕红（重庆市中医院）

编写秘书　于晓敏

出版说明

“高等中医药院校西部精品教材”自2012年由中国医药科技出版社陆续出版以来得到了各院校的广泛好评。为了更新知识、优化教材品种，使教材更好地服务于院校教学，同时为了更好地贯彻落实《国家中长期教育改革发展规划纲要（2010—2020年）》和《中医药发展战略规划纲要（2016—2030年）》等文件精神，培养传承中医药文明，具备行业优势的复合型、创新型高等中医药院校中西医临床医学专业人才，在教育部、国家药品监督管理局的领导下，在上一版教材的基础上，中国医药科技出版社组织修订编写了“高等中医药院校西部精品教材（第二轮规划教材）”。

本轮教材建设，旨在适应学科发展的新要求，进一步提升教材质量，更好地满足教学需求。本轮教材吸取了目前高等中医药教育发展成果，体现了中西医临床医学的新进展、新方法、新标准；旨在构建具有西部特色、符合医药高等教育人才培养要求的教材建设模式，形成“政府指导、院校联办、出版社协办”的教材编写机制，最终打造我国高等中医药院校中西医临床专业核心教材、精品教材。

本轮教材包含18门，其中14门教材为新修订教材（第2版），主要特点如下。

一、顺应当前教育改革形式，突出西部特色

教育改革，关键是更新教育理念，核心是改革人才培养体制，目的是提高人才培养水平。教材建设是高校教育的基础建设，发挥着提高人才培养质量的基础性作用。教材建设应以服务人才培养为目标，以提高教材质量为核心，以创新教材建设的体制机制为突破口，以实施教材精品战略、加强教材分类指导、完善教材评价选用制度为着力点。为适应不同类型高等学校教学需要，需编写、出版不同风格和特色的教材。西部地区作为国家“西部大开发”战略要地，对创新型、复合型、知识技能型人才的需求更加旺盛和迫切。本轮教材是具有西部行业特色的规划教材，有利于培养高素质应用型、复合型、创新型人才，是西部高等医药院校教育教学改革的体现，是贯彻落实《国家中长期教育改革发展规划纲要（2010—2020年）》的体现。

二、树立精品意识，强化实践技能培养，体现中医药院校学科发展特色

本轮教材建设对课程体系进行科学设计，整体优化；对上版教材中不合理的内容框架进行适当调整；内容（含法律法规、临床标准及相关学科知识、方法与技术等）上吐故纳新，实现了基础学科与专业学科紧密衔接，主干课程与相关课程合理配置的目标。编写内容注重突出西部中医药院校特色，适当融入中医药文化及知识，满足复合型人才培养的需要。

参与教材编写的专家以科学严谨的治学精神和认真负责的工作态度，以建设有特色的、教师易用、

学生易学、教学互动、真正引领教学实践和改革的精品教材为目标，严把编写各个环节，确保教材建设质量。

三、坚持“三基、五性、三特定”的原则，与执业标准有机结合

本轮教材修订编写将培养高等中医药院校应用型、复合型中西医临床医学专业人才必需的基本知识、基本理论、基本技能作为教材建设的主体框架，将体现教材的思想性、科学性、先进性、启发性、适用性作为教材建设的灵魂，并在教材内容上设立“要点导航”模块对其加以明确，使“三基、五性、三特定”有机融合，相互渗透，贯穿教材编写始终，并且与《国家执业医师资格考试考试大纲》紧密衔接，避免理论与实践脱节、教学与实际工作脱节。

四、书网融合，使教与学更便捷、更轻松

本轮教材为书网融合教材，即纸质教材与数字教材、配套教学资源、题库系统、数字化教学服务有机融合。通过“一书一码”的强关联，为读者提供全免费增值服务。按教材封底的提示激活教材后，读者可通过电脑、手机阅读电子教材和配套课程资源（PPT 等），并可在线进行同步练习，实时反馈答案和解析。同时，读者也可以直接扫描书中二维码，阅读与教材内容关联的课程资源（“扫码学一学”，轻松学习 PPT 课件；“扫码练一练”，随时做题检测学习效果），从而丰富学习体验，使学习更便捷。教师可通过电脑在线创建课程，与学生互动，开展布置和批改作业、在线组织考试、讨论与答疑等教学活动，学生通过电脑、手机均可实现在线作业、在线考试，提升学习效率，使教与学更轻松。

本轮教材的编写修订，得到了全国知名专家的精心指导和各有关院校领导与编者的大力支持，在此一并表示衷心感谢！希望以教材建设为核心，为高等医药院校搭建长期的教学交流平台，对医药人才培养和教育教学改革产生积极的推动作用。同时精品教材的建设工作漫长而艰巨，希望各院校师生在教学过程中，及时提出宝贵的意见和建议，以便不断修订完善，更好地为中医药教育事业的发展服务！

中国医药科技出版社
2019 年 3 月

高等中医药院校西部精品教材（第二轮规划教材）

建设指导委员会

贺丰杰（陕西中医药大学附属医院）
袁维真（贵州中医药大学）
曹永芬（贵州中医药大学）
常　克（成都中医药大学）
董正华（陕西中医药大学）
谢春光（成都中医药大学）
谭龙旺（陕西中医药大学）
樊效鸿（成都中医药大学）
戴恩来（甘肃中医药大学）

前言

preface

危重病医学是一门主要研究危重病患者器官功能障碍或衰竭的发病机制、诊断、监护和治疗问题的临床学科。它的研究治疗对象为危重但经过救治后有可能好转或痊愈的患者。其涉及范围非常广泛，内、外、妇、儿、骨伤等临床各科疾病出现病情险重、危及生命时均属于其研究范围。中医学由于历史条件的局限，理论创新的落后，治疗技术及剂型未能充分利用现代科学技术加以改良，造成其在危重病治疗上相对落后。但近10余年，在经历了SARS、禽流感、汶川大地震等一系列重大突发公共卫生事件后，现代医学治疗引起严重的不良反应，以及许多难以解决的医学难题而未取得满意疗效，而中医学因其独特完整的科学理论体系，尤其是辨证论治和整体观的理论，在指导临床危重病治疗中，取得了令人瞩目的疗效。这样就使得中、西医临床危重病医学在我国都得以迅速发展，大家对中西医临床危重病学也有了新的认知。

中西医临床危重病学教材的建设相对滞后，相关教材寥寥无几，2012年在中国医药科技出版社的组织下编写出版了《中西医临床危重病学》，而这些年临床危重病医学又有了质的飞跃，故我们及时对教材内容做了再版修订。

本教材是“高等中医药院校西部精品教材（第二轮规划教材）”之一。根据危重病医学的特点，把内容分成两大部分，危重病常用监测和诊疗技术，以及常见危重病症。以便学生掌握临床危重病学的基本知识和技能。中医多以临床的证候来诊断，但其难以表述出危重病的实质，故我们以西医的病名来诊断，便于学生理解。

本次再版修订由来自全国西部高等中医药院校及知名中医院校一线教师共同完成，主要做的工作如下：对上版教材中不合理的内容框架进行调整或完善补充，以及更新陈旧内容，使教材内容更加科学合理、全面完整。同时将教材建设为书网融合教材，即纸质教材有机融合电子教材、教学配套资源（PPT、微课、视频、图片等）、题库系统、数字化教学服务（在线教学、在线作业、在线考试），使教学资源更加多样化、立体化。在编写过程中实施“精品战略”，从教材编写人员的选定到教材内容的确定都经过反复论证，层层把关、步步强化，不断完善，让“精品意识”贯穿始终，确保教材质量。

同时，根据临床中医学教材特点，因该教材主要用于临床本科医学生的后期教学，读者已有一定的医学基础，故我们首先抓住“实用临床”这条线索，立足学以致用，关键着重培养和提高学生的临床实践能力。其次，按照“去芜存菁，挖掘传统精髓，择优吸收现代研究成果”的基本原则，对中西医在危重病的基础理论、临床及二者相互有机结合等诸多方面进行简明扼要的系统化、科学化阐述，使本教材既能充分提高学生学习兴趣，又便于教学，更利于学生系统掌握中西医结合临床危重病的基本理论、基本知识和基本技能。

本教材在编写过程中得到各参编院校的大力支持，在此表示诚挚谢意。本学科正处在日新月异的高速发展过程中，因此书中的一些观点和提法或许还存在问题，敬请各教学单位、广大师生和临床工作者及时提出批评指正，使我们不断将此教材完善和提高，为中西医结合临床危重病医学的发展起到更好的推动作用。

编　者

2019年4月

目录

contents

总　论

扫码“学一学”

一、中西医结合危重病学的概念

危重病医学是一门主要研究危重病患者器官功能障碍或衰竭的发病机制、诊断、监护和治疗问题的临床学科，它的研究治疗对象为危重但经过救治后有可能好转或痊愈的患者。

中西医结合危重病学是在中西医结合理论指导下，研究疾病危重阶段的发生发展规律、诊疗监护救治技术的一门跨专业的临床学科。其涉及范围非常广泛，临床各科疾病出现病情险重、危及生命时均属于其研究范围。

二、危重病医学的发展

扫码“看一看”

（一）危重病医学的发展历程

危重病医学起源于 19 世纪中叶南丁格尔设立的术后恢复病房。第二次世界大战前，Dandy 和 Cushing 建立起第一个 24 小时管理的术后恢复病房。20 世纪 50 年代脊髓灰质炎流行席卷世界，导致了延髓疾患呼吸衰竭通气支持的需要，美国洛杉矶医院用 50 多台“铁肺”抢救呼吸衰竭的患者，使病死率由 87% 下降至 40%，高级麻醉师 Ibsen 在丹麦哥本哈根医院中组织了多个专业的专家队伍，在高水平的实验室配合下建立起一个共有 105 张病床的抢救单位，这个多学科的和先进的医疗单位就是现代完善的 ICU 的最早尝试。

20 世纪 50 年代以后，随着科学技术的进步，各种新型轻便的呼吸机相继出现。与此同时，循环系统压力和心电监测技术也不断改善。20 世纪 60 年代末，气囊导向的肺动脉导管的应用，将过去仅能用于实验室的循环监测技术安全和方便地应用到患者床旁，心排血量测量法也较过去简便易行。这些变化显著地拓展了临床监测视野和治疗能力，为危重病患者治疗的专业化提供了物质基础。

危重病医学得以发展更重要的是对危重病患者理论认识及治疗手段的进步。危重病患者虽然原发病可以各不相同，但发展到一定阶段均有可能循同一途径导致心、肺、肝、肾、脑等重要内脏器官的损害并危及生命。在这个阶段，不同疾病的治疗任务和原则是相同的。对于危重病患者的治疗，其难度和要求已非一般临床专科能力所及，有必要将危重病患者作为特殊群体给予单独治疗和管理。

在上述技术与理论发展的基础上，20 世纪 50 年代后期首先在内科系统建立了 ICU，如冠心病加强监护治疗病房、呼吸加强监护治疗病房等，继而外科“术后恢复室”也在充分吸收 ICU 长处的基础上，建立起了专科或综合的外科 ICU，并逐渐取代原“术后恢复室”作为它的补充。1958 年美国巴的摩尔医院麻醉科医师 Safar 建立了一个专业性的监护单位，并正式命名为重症监护病房。1970 年美国危重病医学学会作为一个独立的学术团体宣告成立。这表明，危重病医学作为一个新的学科，以及 ICU 作为危重病医学主要的实践场所已经成熟并取得了巩固的学术地位。

因此，危重病医学的发展大致经历了术后恢复病房—加强监护病房（ intensive care unit，ICU）—危重病医学三个时期。

我国危重病医学起步较晚，20 世纪 70 年代出现了“三衰病房”“集中观察室”，开始将危重病患者集中管理。70 年代末至 80 年代初，一些医院开始了 ICU 的人员培训及硬件设施的准备工作。80 年代中后期，一些大型医院开始建立 ICU。1989 年卫生部在其颁布的医院等级评审规定中，明确将 ICU 列为等级评定标准。进入 20 世纪 90 年代后，尤其是最近 20 余年，危重病医学得以迅速发展。而在经历了上海甲肝暴发、严重急性呼吸综合征（severe acute respiratory syndrome，SARS）、禽流感、汶川大地震、昆山工厂爆炸、天津滨海新区爆炸事件等一系列重大突发公共卫生事件后，危重病医学在我国进入快速发展期，其理论及临床诊疗水平均得到明显提高。

（二）危重病医学理论的发展

危重病医学理论的发展与医学的整体发展过程密切相关。临床实践面对的问题基本可分为“病”与“症”两类。“病”为“单因而多果”，即一个病因，往往有多种临床表现。“症”则为“多因而单（近似）果”，即多种病因可导致一组临床近似甚至相同的病理生理表现。中世纪之前，全球医学主要是“对症”处理，往往事倍功半，19 世纪末至 20 世纪中叶以来，强调对“因”治疗使现代医学对众多疾病的诊治事半功倍，临床中并非所有疾病都能迅速明确并控制病因，且针对病因治疗可能来不及挽救生命，危重病医学首先强调救人，只有人的存在，才能有机会治病。当然，危重病医学仍将祛除病因作为治疗的重要原则。

危重病医学理论的发展最初应源于血流动力学监测技术的临床应用，肺动脉导管技术使得对循环功能的监测手段由血压、心率、中心静脉压等常规指标跃升为心输出量、肺动脉嵌顿压、左/右心室前后负荷等基本因素，从对整体心脏的认识转向左右心室功能的不同。而经肺温度稀释法更使得血管外肺水肿的监测由实验走到临床，对肺水肿有了灵敏的定量监测指标，同时使循环功能的监测扩展到每搏输出量、舒张末全心血容量、胸腔内血容量，从而使对心室前负荷的监测由压力指标转向更为直接的容量指标。

多器官功能障碍综合征（multiple organ dysfunction syndrome，MODS）是重症患者的主要致死原因，也是重症医学研究的热点。其概念的提出是对重症病患者理解的进一步深入，是对多器官功能衰竭（multiple organ failure，MOF）概念的进一步完善。近些年来，对机体炎性反应的认识及全身炎症反应综合征（SIRS）概念的认识，在极大程度上促进了对 MODS 的研究。可以将对 MODS 的认识进展过程归纳如下：

20 世纪 70 年代：损伤→感染—全身性感染→MOF。

20 世纪 90 年代：损伤→机体应激反应→SIRS→MODS—MOF。

急性呼吸窘迫综合征（acute respiratory distress syndrome，ARDS）的出现，促进了机械通气技术的发展，也促进了危重病医学理论的发展。随着对 ARDS 及呼吸机相关性肺损伤（ventilation association lung injury，VALI）发病机制、病理生理的深入研究，关于小潮气量肺保护性通气策略、最佳 PEEP、肺开放策略等一系列机械通气的相关理论由点到面，在全球的危重病医学界得到广泛应用，使 ARDS 的病死率显著降低，随着高通透性膜技术的不断提高以及连续性肾脏代替治疗（continuous renal replacement therapy，CRRT）技术的日益发展，特别是高容量血液滤过（high - volume hemofiltration，HVHF）技术的不断完善，因能有效清除血浆细胞因子、炎症介质，阻断“瀑布效应”，CRRT 逐渐走到了危重病医学的治疗前沿，被广泛应用于 SIRS 、ARDS、MODS 等许多非肾衰疾病的危重病治疗，并取得了令人满意的效果。

重症感染、院内获得性感染是危重病医学领域的永恒话题。从耐甲氧西林金黄色葡萄球菌（methicillin－resistant Staphylococcus aureus，MRSA）到多重耐药，从细菌感染到深部真菌感染，以及大量广谱/超广谱抗菌药物的临床应用，医院获得性感染日益复杂、难治。危重病医学临床医师抗感染治疗也从经验性用药走向目标性用药，从依赖细菌的药物敏感试验过渡到根据致病菌的耐药特性应用抗菌药物。

三、危重病医学科的功能与任务

作为一个医护力量极度加强的区域，ICU 的功能是对生命垂危的重症病患者进行密切监护和强化治疗，使患者重要的生命指征得以提携和稳定，从而赢得抢救治疗的宝贵时机。与侧重于对因治疗的传统学科不同，危重病医学更强调了解疾病对多器官功能的影响以及机体对病因的反应是否损害了内环境稳态，即机体与病因之间互动的病理生理机制。

危重病医学科收治范围是：①急性、可逆、已危及生命的器官或者系统功能衰竭，经过严密监护和加强治疗短期内可能得到恢复的患者；②存在各种高危因素，具有潜在生命危险，经过严密的监护和有效治疗可能减少死亡风险的患者；③在慢性器官或者系统功能不全的基础上，出现急性加重且危及生命，经过严密监护和治疗可能恢复到原来或接近原来状态的患者；④其他适合在危重病医学科进行监护和治疗的患者。

慢性消耗性疾病及肿瘤终末状态、不可逆性疾病和不能从加强监测治疗中获得益处的患者，一般不是危重病医学科的收治范围。下列病理状态的患者应当转出重症学科：①急性器官或系统功能衰竭已基本纠正，需要其他专科进一步诊断治疗；②病情转入慢性状态；③患者不能从继续加强监护治疗中获益。

四、危重病医学科的建设与管理

危重病医学科的床位数一般占医院总床位数的 1% ~2%。危重病医学科必须配备足够数量、受过专门训练、掌握危重病医学的基本概念、基础知识和基本操作技术，具备独立工作能力的医护人员。其中医师人数与床位之比应为 0.8∶1 以上，护士人数与床位之比应为 3∶1 以上；危重病医学科床位数量应符合医院功能任务和实际收治重症病患者的需要，危重病医学科应位于方便患者转运、检查和治疗的区域，并宜接近手术室、医学影像科、检验科和输血科等。仪器配备上一般应具备完整的急救设备及 ICU 必备的多参数监护仪、血气监测仪、中心监护系统等常用监护装置。

目前，ICU 存在多种模式，如专科 ICU 或综合 ICU，全时服务的 ICU 或部分时间服务的 ICU。专科 ICU 往往附属于某一专科，故一般来说对本专科问题有较强的处理能力；部分时间服务的 ICU 通常仅在正常工作时间有专职人员负责，其他时间则由患者原所在科室的值班人员处理，这种 ICU 可以减少 ICU 专业人员的配备。但从危重病学发展需要来看，这两种形式均不够完善。作为一个独立的专业，目前 ICU 更倾向于向综合的、全专业化的方向发展。但在起步阶段，如果条件不成熟也不妨从专科或非全时服务 ICU 开始，或专科 ICU 作为综合 ICU 的补充。各地区、各医院的条件差别悬殊，很难而且也不应当强求某固定模式。

目前，我国的危重病医学正面临着发展的良机，每一位从事危重病医学的人员均肩负着重要的责任，其发展过程中必定会遇到各种各样的挑战，但正是这些挑战促进了危重病医学的进步和发展。

（袁维真）

五、中医危重病症的病因、病机、诊断、治疗

中医理论和临床的研究大多以辨证理论体系或以内外妇儿等专科来著述，如《伤寒杂病论》按“六经辨证体系”论述，《温病条辨》以“卫气营血辨证体系”来阐述，或《外科全生集》等按专科论述，而没有专门文献著述各种危重病症的病因病机、诊断和治疗。但从《内经》开始至今，中医学界对临床实践进行不断总结，对很多危重病症的病因病机、诊断治疗作了较深入的研究。如“急性冠脉综合征”，《灵枢·厥病》记载：“真心痛，手足青至节，心痛甚，旦发夕死，夕发旦死”，非常详细的描述了该病的典型临床表现。《金匮要略·胸痹心痛短气病脉证并治》：“阳微阴弦，即胸痹而痛……”阐明了该病的病因病机、诊断、治法（扶正温阳豁痰）和方药，其中“瓜蒌薤白半夏汤、乌头赤石脂丸”两方已被广泛运用于临床。在此基础上当今学者陈绍宏总结胸痹的病机为“气虚寒凝，血瘀痰阻”，拟定“瓜蒌薤白半夏汤合膈下逐瘀汤”作为治疗该病的基础方，其创立的“人参山楂饮”在防治冠状动脉粥样硬化性心脏病方面取得较好的疗效。在此，就危重病的中医病因、病机、诊断和治疗方面做简要的概述。

（一）病因

病因即致病的原因。而就危重病的病因而言，历代医家论述丰富，可概括为“四因理论”，即在陈无择“三因理论”的基础上，加上“合因”。

1. 外因　主要有风、寒、暑、湿、燥、火、疫疠邪毒诸邪，且临床危重病病因除了少数是单个过极病因所致，如“火热迫血妄行”导致的吐血、便血、咯血等各种危重血证；大多是由多个外因引起，如“风火相煽”所致的各种神昏，“湿热内蕴”所致的各种感染性高热。更有“疫疠之气，最为重毒”“非风非寒，非暑非湿，乃天地间别有一种异气所感”即疫疠之邪，其发病迅速，变化多端，病情危重，包括现今的多种恶性传染病，如流行性出血热，学者姜良铎认为毒邪深入血分、热瘀血互结是该病的基本病机，并提出其治法应立足清热解毒、始终养阴增液。

2. 内因　主要是情志所伤，七情即喜、怒、忧、思、悲、恐、惊，五行学说认为七情过极常导致各种危重病证，如“大怒则形气绝，而血菀于上，使人薄厥”，即急性脑血管意外；而“喜伤心”，过喜常致“心悸、胸痹”。

3. 不内外因　即除六淫、七情以外的所有其他致病因素。主要包括饮食失节、劳逸过度、起居无常、外伤、中毒和失治误治。暴饮暴食，食填中脘，郁而内腐，腐浊之气上循中焦，逆犯于胰；或酗酒无度，脾胰受损、肝胆受伤而致急性胰腺炎、急性化脓性胆管炎等消化系统危重病，即“饮食自倍，肠胃乃伤”。或劳逸过度、起居无常损伤脏腑，耗气伤精，久则致脏腑气血衰败。或外伤、中毒以及失治误治而致脏腑气血受损，百病丛生。

4. 合因 即两种不同属性的原因共同致病，包括外因合内因、外因合不内外因、内因合不内外因，这是目前最常见的致病因素。由于科学技术的发展，生活方式的改善，医疗水平的提高，现在人类的平均寿命大幅度延长。随着社会的进步，人们精神、生活、工作压力不断加大，加之起居无常、饮食失节、劳逸过度，导致脏腑功能失调，阴阳失衡，以致痰饮、瘀血等多种病理产物产生。在各种内因、不内外因的作用下，易致气机失常、阴阳失衡而致多种疾病发生，如中风病病因复杂多变，学者王永炎提出“毒损脑络”；学者张伯礼认为中风病机为气虚中络，络脉瘀滞；学者任继学倡导血凝为瘀，瘀血生痰，痰闭清窍或痰热腑实为中风之病机；学者王新陆提出“脑浊”；学者陈绍宏提出中风病的成因与虚、瘀、痰、火、风有关。

综上，危重病的病因可分为外因、内因、不内外因及各种合因，病因治疗是所有疾病的基本治疗，明确病因对治疗和预防危重病的发生具有非常重要的临床意义。

（二）病机

疾病的发生、发展与变化，与患者体质强弱和致病邪气的性质密切相关。所有疾病都是正邪相争的结果，因此，尽管各种危重病的临床征象千变万化，错综复杂，但从总体来说，主要是邪正盛衰、阴阳失调、气血失常及脏腑功能失调等病机变化。

1. 邪正盛衰 《素问·通评虚实论》“邪气盛则实，精气夺则虚”。危重病最常见的是邪正剧烈交争，故辨清疾病的邪正盛衰，对临床运用“或以攻邪为主，或以扶正为先，或扶正攻邪并重”的治疗原则有着非常重要的指导意义。

2. 阴阳失衡 阴阳学说是中医的基本理论基础，又是重要的中医病机学说，是临床常用八纲辨证的总纲。对于危重病而言，主要表现为阴阳格拒和阴阳亡失，如阴竭和阳脱之证。

3. 气血失常 人体之气血是脏腑、经络等组织器官进行生命活动的物质基础，若气血失常，必然会影响机体的各种正常生理功能，如《素问·调经论》所言“血气不和，百病乃变化而生”。气血失常多表现为气不摄血、气随血脱、气滞血瘀、气血两虚等证，如气不摄血而致的上消化道大出血。学者陈绍宏创立的甘草人参汤治疗气不摄血、气随血脱的上消化道大出血，自 1985 年应用于临床以来，疗效满意。

4. 脏腑功能失调 是危重病最常用的病机学说，更是临床辨证救治的主要理论依据，其包括五脏的阴阳气血失调和六腑及奇恒之腑的功能失调。故临床中需理清脏腑功能失调之本质，才能在治疗中游刃有余，力挽狂澜。

综上，对危重病的病机分析，既要从总体上把握疾病之邪正盛衰及阴阳失衡，又需在临床细节上辨清气血脏腑的失常。

（三）诊断

中医的诊断多以临床的症候来诊断，但其难以表述出危重病的实质，故目前总的趋势是以西医的病名来诊断。

（四）治疗

中医危重病的治疗概言之有内治法与外治法，药物和非药物等治法之分，在临床辨证明确之后，针对不同病证制定的不同治则治法，务求选方、选法对证；用药、用法效专。近年来在危重病的治疗多采用多种治法合用，尤其是中西医结合，大大提高了危重病患者的抢救成功率，同时也发挥了中医治法上的安全、简便和整体的优势。

六、中西医结合临床危重病学的理论基础、特点、思路、展望

（一）理论基础

一门学科的产生和发展离不开三个要素，即科学性、先进性和实用性。中医学之所以几千年长盛不衰，其根本是有一个独特完整的科学理论体系，尤其是辨证论治和整体观的理论，在指导临床过程中，疗效可靠。而现代医学通过对光、电、磁、生物工程等与医学的高度结合，在许多方面取得了重大突破，尤其在危重病的诊断和治疗上更是突飞猛进，但现代医学多关注微观，在治疗上则以对抗和替代疗法为先，如化疗、介入、各种移植等方法，虽能挽救生命，但常常伴有严重的不良反应，尚有许多当前难以解决的医学难题。而中医学由于其历史条件的局限，理论创新的落后，治疗技术及剂型未能充分利用现代科学技术加以改良，造成其在危重病治疗上相对落后，故面对一些急危重症时，唯有二者互为所用，充分发挥各自优势，才能使我们危重病的治疗走在世界的前沿，这就是中西医结合临床危重病学研究的理论基础。

（二）特点

中医学、现代医学是两个不同的医学体系。中医学的特点是强调整体观和辨证论治，认为人体是一个复杂多变的平衡系统，疾病的发生是因为机体的调控系统失常，所以治疗上应调动人体自身的积极性，调整脏腑功能，以恢复人体阴阳平衡为目标。现代医学的特点则侧重于人体解剖结构的研究，认为疾病是机体组织、细胞等出现了明显的病理变化，故寻找病因，查明病变部位为主要目标，治疗上则以对抗性和替代性等方法为主。因此，中西医结合临床危重病学的最主要特点就是学习和研究中西医学怎样在理论、诊断、治疗进行有机的结合，扬长避短，发挥优势，解决既往单纯用中医或西医难以解决的危重病临床难题。

（三）思路

近20多年来，我国的中医工作者们在继承前人经验的基础上，发挥勇于创新，团结协作的精神，使我国危重病在急救理论创新上、中西医结合治疗方法多样化上、中药剂型改革上都取得了极大的成就，指明了中西医结合治疗危重病的方向。

1. 理论创新 学者王今达采用“三证三法”理念来治疗脓毒症，三证即为毒热内盛证（严重感染）、瘀热内阻证（凝血功能障碍）、急性虚证（急性营养衰竭和急性免疫功能低下），三法为清热解毒、活血化瘀、扶正固脱；学者刘清泉认为正虚毒损、络脉瘀滞是脓毒症的基本病机，瘀毒伤络、阻络病机贯穿于脓毒症的整个病变过程，倡导解毒、排毒、通络应贯穿于脓毒症治疗的始终。

2. 治疗方法有机结合

（1）在面对一些急危重症时，二者可全程合作，如：四川大学华西医院采用西医常规的治疗手段，并运用中医“六腑以通为用”理论及早期“通腑泄热”，中期“活血化瘀”，后期“益气扶正”的方法治疗“重症胰腺炎”，减少了肠菌移位及抑制炎症因子的爆发，此法解决了西医治疗该病的关键难题，降低了患者的病死率。

（2）二者亦可分工协作，各司其职：如成都中医药大学附属医院在治疗“慢性肺源性

心脏病急性发作”过程中，针对该病发病时所出现的痰液引流不畅、电解质紊乱及酸碱失衡与利尿纠正心衰的矛盾，发挥中医药的多部位、多靶点的治疗优势，采用中医“宣肺平喘，化痰止咳”之法，有效促进患者的痰液引流；用“温阳化气利水”的方法在纠正患者心力衰竭的同时，不引起电解质紊乱及酸碱失衡，以上方法已由卫生部组织在全国推广。

3. 采用现代生物医学科技

（1）采用现代的生物医学方法，研究中药的药理，研究出大量的特效中成药，如：从青蒿中提取“青蒿素”；治疗难治性疟疾，从砒霜中提取“三氧化二砷”治疗急性早幼粒细胞白血病。

（2）按照中医理论，运用现代科技将中药复方进行剂型改变，如：生脉注射液、参附注射液、丹参注射液、血必净注射液等药物。

（四）展望

在中西医结合治疗危重病研究上，既要洞察现代医学发展趋势，看到本学科的发展脉络，也要充分的了解相关学科的发展，做到为我所用，同时又要立足中医基础理论，做好继承和发扬，坚持辨证论治的理法方药的特点，拓宽中西医结合治疗危重病的治疗手段，创新治疗和抢救技术，大力推动中西医结合危重病学发展。

扫码“练一练”

（卢云）

上篇

危重病常用检测和诊疗技术

扫码“学一学”

第一章　心肺脑复苏

心肺脑复苏（cardiopulmonary cerebral resuscitation，CPCR）是指由于外伤、疾病、中毒、意外低温、淹溺和电击等各种原因，导致呼吸、心跳骤停和意识丧失时，采取恢复和重建呼吸、循环，从而保存和促进脑功能恢复的抢救措施和过程。

随着人们生活水平的提高，心血管疾病的发病率逐渐增加。在西方发达国家，心血管疾病已成为首位死亡原因。美国每年有 40 万 ~46 万，欧洲有 70 万人发生突发性心跳停止（sudden cardiac arrest，SCA）。我国心脏性猝死发生率为 4184/10 万。若以 13 亿人口推算，我国每年心脏性猝死的总数为 54.4 万人。减少心脏性猝死发生率对降低心血管病死亡率有重要意义。

心跳骤停（cardiac arrest，CA）是指心脏射血功能突然停止，造成全身血液循环中断，呼吸停止和意识丧失。针对心跳骤停所采取的一切抢救措施，称为“心肺复苏”（cardiopulmonary resuscitation，CPR）。20 世纪 60 年代末，提出了“脑复苏”的概念，即强调在心肺复苏的同时，就应保护脑功能，现在认为复苏的重点从一开始就应放在对脑的保护，故把心肺复苏扩大到心肺脑复苏。

【心脏骤停的临床诊断】

扫码“看一看”

一、快速判断

1. 清醒患者突然意识消失。
2. 有效呼吸停止。
3. 脉搏搏动消失。

2015 年版美国心脏协会心肺复苏及心血管急救指南强调，发现 1 和 3 两项指针就应立即开始心肺复苏处理。

二、心脏骤停的心电图诊断

1. 心室颤动　心电图上 QRS 波消失，代之以不规则的、连续的室颤波。

2. 心室静止　心电图呈等电位线或偶见心房 P 波。

3. 心电 - 机械分离　心电图上间断出现宽而畸形、振幅较低的 QRS 波群。

【心肺脑复苏的内容及步骤】

一、基本生命支持

基本生命支持（basic life support，BLS）：目标是尽快恢复全身组织器官的氧供，保证机体最低的氧需要。主要有三个步骤，即保持气道通畅（Airway，A）、呼吸支持（Breathing，B）、循环支持（Circulation，C）；基本生命支持其顺序为 CAB，应首先按压心脏，建立人工循环，理由是患者在心脏停搏后可有 1 ~2 次自发性气喘，心血管和肺内尚有氧合血液，体内因有存留的氧，立即心脏按压，可使心脑得到血供。且按压时的胸廓弹性回缩，有助于肺通气。因强烈建议普通施救者仅做胸外按压心脏，弱化人工呼吸的作用，顺序为“CAB”，即人工循环、开放气道和人工呼吸，具体操作方法如下。

（一）建立人工循环（C）

建立有效的人工循环，最迅速有效的是胸外心脏按压法（图1－1）。

1. 胸外心脏按压法

（1）胸外心脏按压法操作要点

1）体位：患者应仰卧于硬板床或地上。

2）部位：操作者位于患者一侧，以一手掌根部置于胸骨下半段，按压点传于双乳头连线中点处，手掌与胸骨纵轴平行以免按压肋骨，另一手掌压在该手背上。

3）姿势：操作者肘关节伸直，借助双臂和躯体重量向脊柱方向垂直下压。不能采取过快的弹跳或冲击式的按压，开始的一、二次用力可略小，以探索患者胸部的弹性，忌用力过猛，以免发生肋骨骨折、血气胸和肝脾破裂等并发症。

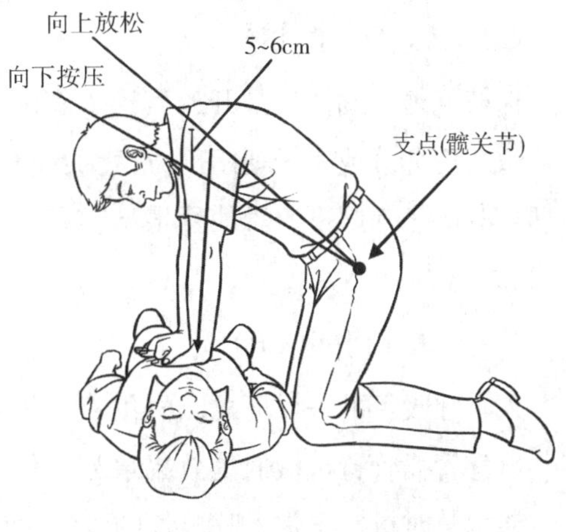

图1－1　胸外心脏按压示意图

4）深度：成人使胸骨下压5～6cm，儿童5cm，婴幼儿4cm。依靠上身重力垂直向下按压，每次按压后让胸廓完全回弹，放松时双手不要离开胸壁，按压和放松的时间大致相等。

5）频率：按压频率为100～120次/分。

（2）胸外心脏按压的并发症：由于按压时操作不当，可发生肋骨骨折，折断的肋骨骨折端可刺伤心、肺、气管以及腹腔脏器或直接造成脏器破裂，从而导致气胸、血胸，肝、脾、胃、膈肌破裂、脂肪栓塞等。

（3）胸外心脏按压机制：胸外心脏按压时，血流的产生主要有“心泵”和“胸泵”两种机制。“心泵机制”理论认为，胸部按压时，心脏由于受到胸骨和脊柱的挤压，导致心脏内的血液射向主动脉，形成血流；“胸泵机制”理论则认为，胸外按压引起胸内压升高，导致肺血管床中的血液流经心脏进入全身血管。此时，心脏就像一根输送血液的管道，失去了瓣膜的功能，而胸腔入口处的静脉瓣保证了血液向动脉方向流动。近年来的研究认为，当胸外心脏按压时，人工循环的动力有可能“心泵”“胸泵”两种机制共存，在一定条件下发挥各自的作用。

2. 胸内心脏按压法　与胸外心脏按压相比，胸内心脏按压的效果较优，作胸内心脏按压时其心排血量可达正常的40%～60%。脑血流量可达正常的60%以上，心肌血流量达正常的50%以上。而标准的胸外心脏按压时，脑血流量为0～30%（平均9%），心肌血流量正常的3%～4%，且有舒张压低、静脉峰压高缺点，这样就降低了脑灌注压（脑灌注压为MAP－颅内压＋静脉压）和冠状动脉灌注压（冠状动脉灌注压为舒张压－左室舒张末压）。此外胸内心脏按压时，可以直接观察心脏情况，确定心肌张力，便于注药和电击除颤。

胸内心脏按压适应证及时机主要有：①经标准的胸外心脏按压 10～15 分钟无效者，适用于医院内能迅速开展胸内心脏按压者包括手术室、各种监护室、急诊室的心肺复苏。②严重的胸部外伤伤员的心肺复苏，应把胸内心脏按压法作为首选，因为只有开胸才能救治可能存在的心脏压塞及内出血或张力性气胸，甚至胸内大血管的出血。③在手术中发生的心跳停止，尤其是已经开胸者。另外，腹内大出血一时不易控制者，在膈肌上临时阻断主动脉行胸内心脏按压法是救急的有效措施。④胸廓或脊柱畸形伴心脏移位者。⑤多次胸外除颤无效的顽固室颤。

3. 按压心脏有效的表现 无论是胸外或胸内按压心脏，按压心脏有效的表现主要有：①大动脉能触摸到搏动；②可测到血压，收缩压≥8.0kPa（60mmHg）；③发绀的口唇渐转为红润；④散大的瞳孔开始缩小，甚至出现自主呼吸。

（二）保持气道通畅（A）

保持气道通畅关键是开放气道，解除舌根后坠、呼吸道分泌物、呕吐物、假牙和其他异物致气道部分或完全梗阻。方法为：将一手置于患者肩部后方，将头颈部轻度上举使头后仰。其次是提起下颌骨使舌根部前移，如口腔或咽部有异物，可用手法取出或用吸引器吸出。

（三）人工呼吸（B）

人工呼吸目的是保证机体的供氧和排出二氧化碳。当呼吸道通畅后，立即施行人工通气，以气管插管行机械通气效果最好，但在现场，无此设备，应采用口对口人工呼吸，以免延误抢救时机。正常人呼出气的含氧量浓度为 16%～18%，如患者肺脏正常，口对口人工呼吸的吹入气量相当于正常潮气量的两倍，这种气体足可用于复苏。

口对口人工呼吸的操作要点为：

（1）将患者置仰卧位，头后仰，迅速松解衣和裤带以免阻碍呼吸动作，急救者把一只手放在患者前额，用手掌把额头用力向后推，使头部向后仰，另一只手的手指放在下颏骨处，向上抬颏，使牙关紧闭，下颏向上抬动，勿用力压迫下颌部软组织，以免造成气道梗阻（仰头抬颏法）。

（2）如患者牙关紧闭或下颌松弛，用抬颈之手来支持下颌并使口部微张，以便于吹气。

（3）急救者一手的拇指和示指捏住患者鼻孔，然后深吸一口气，以嘴唇密封住患者的口部，用力吹气，直至患者胸部隆起为止。

（4）当患者胸部隆起后即停止吹气，放开紧捏的鼻孔，同时将口唇移开，使患者被动呼气。

（5）当患者呼气结束即行第二次吹气，连续通气的频率统一为 6 秒/次（10 次/min）。按压/通气比为 30:2。

二、高级生命支持

高级生命支持（advanced life support，ALS）是在 BLS 基础上，应用药物、辅助设备和特殊技术恢复并保持自主呼吸和循环。包括：建立人工气道、循环支持、建立药物治疗通路、促进自主心搏恢复、治疗心律失常、对症处理。

（一）建立人工气道

心肺脑复苏期间通气的目的是保证足够的氧合，并使二氧化碳充分排出。为了改善氧合功能，急救人员应在抢救过程中给予100%的吸氧浓度。应尽可能给予气管插管，也可采用喉罩、气管食管联合通气管建立人工气道，以便保持气道开放，输送高浓度氧，保持稳定的潮气量，避免误吸发生，有利于气道管理。气管插管后，施救者应立即行临床评价（双侧胸廓运动是否均匀等、双肺呼吸音是否对称以及有无呼吸音）并借助认证装置（呼出二氧化碳检测仪、气管镜）来确认导管的位置。确定及固定好导管，必要时可行胸部X线检查，明确导管位置。

（二）循环支持

除了经典的胸外心脏按压支持循环外，还有许多改良的循环支持方法，包括出入性腹部加压心肺复苏、高频心肺复苏（按压频率大于120次/分）、加压－减压心肺复苏、充气背心心肺复苏、机械（活塞）心肺复苏、同步通气心肺复苏、交替胸腹加压－减压心肺复苏和一些有创心肺复苏等，抬高下肢和腹部加压可增加回心血量，提高复苏成功率。

（三）建立药物治疗通路

心搏停止期间，基本的心肺复苏和早期电击除颤是首位的，药物治疗是第二位的。心搏停止时所用的药物均缺乏充分的证据证明其有效。开始心肺复苏和电除颤之后，可以建立静脉通道，考虑给予药物治疗。

心搏骤停抢救的用药途径首选经静脉给药。静脉给药途径分为外周静脉和中心静脉两种。中心静脉给药时血浆药物浓度高，循环时间短，但外周静脉置管快捷方便，无需中断心肺复苏，且不良反应较少，一般作为首选。经外周静脉给药后需推注20ml生理盐水，并抬高肢体10～20秒，以利于药物转移到中心循环。

如果通过电击除颤和外周静脉给药之后，自主循环不能恢复，急救人员可考虑放置中心静脉导管（除非有禁忌证）。

如果不能建立静脉通路，一些复苏药物可以通过气管给药。研究表明利多卡因、肾上腺素、阿托品、纳洛酮和抗利尿激素均能通过气管吸收。但通过气管给药所能达到的血浆药物浓度较血管给药低，一般不作为首选。

（四）促进自主心搏恢复

心脏骤停后应酌情选用药物，以促进心肌起搏细胞的兴奋性，改善传导，加强心肌收缩力，增加心排血量，改善有效循环。可酌情选用以下药物。

1. 肾上腺素　用于电击无效的室颤及无脉性室速，心脏停搏或无脉性电生理活动。采用1mg静脉注射，必要时3～5分钟重复一次，如静脉通路未建立，可经气管给药。

2. 胺碘酮和利多卡因　用于2次除颤加CPR及肾上腺素之后仍然是室颤/无脉室速。

3. β受体阻滞剂　难治性多形性室速、尖端扭转型室速、快速单形性室速或室扑（频率>260次/分）及难治性室颤，可试用静脉β受体阻滞剂。

4. 硫酸镁　仅适用于尖端扭转型室速。

5. 碳酸氢钠　早已存在代谢性酸中毒、高钾血症、三环类或苯巴比妥类药物过量患者可适当补充碳酸氢钠，但应注意防止产生碱中毒。对于CA时间较长患者，在胸外心脏按压、除颤、气管插管、机械通气和血管收缩药物治疗无效时，可考虑使用碳酸氢钠。

6. 异丙肾上腺素 可能有效终止心动过缓和药物诱导的尖端扭转型室速。1～2mg 自主心搏恢复前静滴。

（五）治疗心律失常

建立人工通气和静脉通路后尽早记录心电图，明确心脏骤停性质，并连续监测，针对不同的心律失常及时选用抗心律失常药物或电技术治疗。

1. 室颤 电除颤是治疗室颤最有效的治疗方法，能量为双向波 200J 或单向波 360J。

2. 心动过缓 可选用阿托品，推荐初始计量为 0.5mg，每 3～5 分钟重复静推，直至总剂量达到 0.03～0.04mg/kg。如果患者对阿托品无反应，或有症状的高度传导阻滞，则需立即在床旁行经皮起搏器。

3. 心动过速 在积极氧疗和通气支持下，若患者出现心动过速且血流动力学不稳定应立即行同步电复律，并区别窄 QRS 波或宽 QRS 波，常用的电复律方法有：①房颤患者心脏电复律初始计量为：单相波能量 100～200J，双相波 100～120J；②房扑或其他室上性心动过速患者心脏电复律通常要求较低能量，一般使用单相波电复律，初始能量为 50～100J；③室速患者心脏电复律所需能量由心电图各波形态特点和室速心率决定，单形性室速，初始能量为 50J，如果患者对首次电击无反应，应逐渐增加电击能量（100J、200J、300J、360J），对于多形性室速且情况不稳定患者，应按照室颤进行治疗，给予高能量非同步电击。

三、复苏后处理

复苏后处理是指自主循环恢复后采取的进一步治疗措施，主要内容是指以脑复苏为中心的重要器官支持疗法。此期包括脑复苏、重要器官支持、保持内环境稳定、防止感染等。

（一）稳定自主循环

心搏恢复后，往往伴有血压不稳定或低血压状态，应严密监测 ECG、BP、CVP，根据情况还应对肺毛细血管嵌顿压（PCWP）、心排血量（CO）、外周血管阻力、胶体渗透压等进行监测，及时补足血容量，提升血压、强心、纠正心律失常。在输血输液过程中，为避免过量与不足，使 CVP 不超过 1.18kPa（12cmH_2O），尿量为 60ml/h。

（二）呼吸管理

心脏复跳后，自主呼吸可以恢复，也可能暂时没有恢复，若自主呼吸恢复得早，表明脑功能易于恢复。无论自主呼吸是否出现，都要进行呼吸支持直到呼吸功能恢复正常，从而保证全身各脏器，尤其是脑的氧供。气管插管是最有效、可靠又快捷的开放气道方法。如复苏后 72 小时患者仍处昏迷、咳嗽反射消失或减弱，应考虑行气管切开，以便于清除气管内分泌物。充分保证患者氧供，使动脉血 PaO_2 > 13.33kPa（100mmHg），$PaCO_2$ 保持在 3.33～4.67kPa（25～35mmHg）的适度过度通气，以减轻大脑酸中毒，降低颅内压。同时加强监测，防止呼吸系统的并发症如肺水肿、ARDS、肺炎、肺不张、张力性气胸或血气胸。

（三）脑复苏

心肺复苏的目的在于脑复苏，即恢复智能、工作能力、至少能生活自理，故脑功能的恢复与否是复苏成败的关键。应及早在 CA 的 4~6 分钟黄金时间内进行 CPR，并在 CPR 一开始就致力于脑功能的恢复，尽快恢复脑的血液灌流，尽量缩短脑组织缺血缺氧的时间，减少原发性脑损害的范围和程度。复苏措施包括两个方面，一是维持颅外各脏器功能稳定的治疗，二是特异性脑复苏措施。特异性脑复苏措施主要有以下几个方面。

1. 低温 脑低温治疗的作用机制及目的：

（1）降低脑耗氧量 低温时脑代谢率降低，耗 O_2 量减少，脑体积缩小，从而降低颅内压，预防和治疗脑水肿。

（2）及早恢复能量代谢，减轻乳酸积聚，有利于线粒体等亚细胞器官和膜功能的修复和维持。

（3）保护血-脑屏障功能，及早降温（30~33℃）能显著减轻脑细胞损伤，有利于脑细胞免受进一步破坏和功能的恢复。

（4）抑制氧自由基产生及花生四烯酸的代谢。

（5）抑制其他内源性损伤因子的释放，抑制包括兴奋性氨基酸、多巴胺、5-羟色胺、去甲肾上腺素、乙酰胆碱过度合成和释放。

脑低温疗法有极强的脑保护作用，但降温及控制温度有一定困难，并且 28~32℃ 的中度低温对全身免疫系统、心肺功能、血液及代谢有抑制作用，因此，目前主张在心肺复苏成功的基础上及早进行头部重点降温以及亚低温（34℃左右）持续降温，应坚持降温到皮层功能恢复，其标志是听觉恢复。脑低温疗法也能减轻复苏后早期脑功能和脑组织病理损害。

2. 利尿脱水 是减轻脑水肿，改善脑循环的重要措施。在自主心跳恢复测得血压后，尽早使用甘露醇 0.5~1g/kg，每天快速静滴 2~3 次，以后视尿量辅用利尿剂，如呋塞米（速尿）20~40mg 静注。此外，浓缩白蛋白、血浆亦可用于脱水治疗，尤其对于低蛋白血症，胶体渗透压低的患者，联用呋塞米效果更佳。

3. 促进脑内血流再流通 复苏早期尽量维持血压正常或稍高正常，可促进脑内血流再流通，适当的血液稀释，使红细胞比积降至 30% 左右，以降低血液黏度，防止红细胞及血小板聚集。如应用低分子右旋糖酐 250~500ml/d。

4. 脑保护药物的应用

（1）促进代谢药物 ATP 直接为脑细胞提供能量，促进细胞膜 Na^+，K^+-ATP 酶泵功能恢复，减轻脑水肿。精氨酸能增加钾离子内流，促进钠离子流出细胞，ATP 与精氨酸配合使用，作用更好。其他药物如辅酶 A、辅酶 Q_{10}、细胞色素 C 等也可配合应用。

（2）钙通道阻滞药 细胞浆内钙离子浓度增高是造成脑细胞损害的重要因子。钙通道阻滞药如尼莫地平等对缺血再灌注的脑损伤有脑保护作用。

（3）氧自由基清除剂 甘露醇、维生素 E、维生素 C 有氧自由基清除作用。

5. 肾上腺皮质激素 应用的目的是稳定细胞膜结构，改善血-脑屏障功能，减轻脑水肿。通常选用短效的甲泼尼龙，一般应用 3~4 天。

6. 高压氧治疗 能极大的提高血氧张力，显著提高脑组织与脑脊液中的氧分压，增加组织氧储备，增强氧的弥散率和弥散范围，纠正脑缺氧，减轻脑水肿，降低颅内压；促进缺血缺氧的神经组织和脑血管床修复；促进意识的恢复，提高脑复苏的成功率，有条件者应尽早常规应用。

（四）血糖控制

严格控制血糖，将危重病患者的血糖控制在8.3mmol/L以下，可改善其预后，降低由并发感染所导致的病死率。另外，昏迷患者低血糖的临床表现往往不典型，因此在治疗高血糖时应严密观察血糖变化，以免发生低血糖而加重脑损伤。上述CPCR步骤不能完全按先后次序排列，往往有些步骤是同时进行的，且相互关联，不能截然分开。

（五）防治肾衰竭

心搏骤停时缺氧，复苏时的低灌流、循环血量不足、肾血管痉挛及代谢性酸中毒等，均将加重肾脏负荷及肾损害，而发生肾功能不全。主要措施：包括保证肾脏灌注以补足血容量，增加心肌收缩力。当血容量已基本上得到补充、血压稳定时，可使用血管扩张药，同时纠正酸中毒。为预防肾衰，应及早使用渗透性利尿剂。

（六）防治胃肠道出血

应激性溃疡出血是复苏后胃肠道的主要并发症。对肠鸣音未恢复的患者应插入胃管，行胃肠减压及监测胃液pH。为防止应激性溃疡发生，常规应用抗酸药和保护胃黏膜制剂，一旦出现消化道出血，按消化道出血处理。

（七）维持体液、电解质及酸碱平衡

维持正常的血液成分、血液电解质浓度、血浆渗透压以及正常的酸碱平衡，对重要器官特别是脑的恢复和保证机体的正常代谢是必不可少的条件。

（八）控制抽搐

严重脑缺氧后，患者可出现抽搐，抽搐时耗氧量成倍增加，脑静脉压及颅内压升高，脑水肿可迅速发展。通常应用巴比妥类药如鲁米那0.1～0.2g，肌注，6～8小时用药一次。对大的发作或持续时间较长或发作频繁者，应迅速使用强效止痉药，可先用地西泮（安定）10～20mg静注，或2.5%硫喷妥钠150～200mg静脉推注，抽搐控制后，采用静脉滴注方法维持，或配合使用冬眠制剂。对顽固性发作者，选用肌肉松弛剂，前提是气管插管，人工通气的情况下才选用。

（九）防治感染

复苏后应使用广谱抗生素，以预防感染。同时加强护理，一旦发生感染、发热，则会加重脑缺氧，而影响意识的恢复，由于感染甚至导致多器官功能障碍综合征（MODS）。

扫码“练一练”

（王政林）

第二章　呼吸功能监测和治疗技术

第一节　呼吸功能常用监测指标

扫码“学一学”

呼吸功能监测是危重症患者监测的一个重要内容，可帮助临床医师了解患者的呼吸功能状况，及时掌握救治机会，预防呼吸衰竭的发生。特别是对于机械通气的呼吸衰竭患者，及时、准确的呼吸功能监测可帮助医师评估患者的治疗反应并推测预后，是调节呼吸机参数的及撤机的必要前提。呼吸功能监测的基本目标是防止低氧血症和高碳酸血症。

呼吸功能监测的项目繁多，临床上常用的监测指标大体上可分为呼吸运动的监测、气体交换监测、肺及胸壁呼吸力学监测、呼吸肌肌力及耐力监测等。

一、呼吸运动监测

1. 呼吸频率　正常成人 12～20 次/分，小儿年龄越小呼吸越快，新生儿约 40 次/分，1 岁时约 25 次/分，8 岁时接近 18 次/分。

2. 呼吸幅度　浅快呼吸见于肺限制性通气障碍、急性呼吸窘迫综合征和肺外疾病等。而酸中毒时常见到深大呼吸。

3. 呼吸节律　危重病症时可出现呼吸节律的异常，如呼吸暂停、Kussmaul 呼吸、Biot 呼吸、Cheyne－Strokes 呼吸等。

4. 胸腹式呼吸运动观察　胸式呼吸左右不对称提示气胸、血胸、肺不张等，反常呼吸提示多处多根肋骨骨折，三凹征提示上呼吸道梗阻，呼气性呼吸困难提示下呼吸道梗阻，而腹部病变多有胸式呼吸增强等。

二、气体交换监测

通气、换气、血流及呼吸动力功能等方面发生的障碍，最终都导致气体交换发生变化。气体交换功能监测包括动脉血气分析、经皮血氧饱和度和呼气二氧化碳的监测以及通气与血流比例对气体交换的影响等方面。

（一）血气分析

血气分析可为临床医师提供患者气体交换功能的基本数据，常用指标包括：

1. 动脉血氧分压（PaO_2）　是反映机体氧合功能的重要指标，PaO_2 正常值为80～100mmHg。低氧血症见于肺通气或换气不足，若 $PaO_2<60$mmHg 而 $PaCO_2$ 不高为Ⅰ型呼吸衰竭。PaO_2 升高见于接受氧疗的患者，过度通气也可导致 PaO_2 升高。

2. 动脉血二氧化碳分压（$PaCO_2$）　是反映肺通气功能的重要指标，$PaCO_2$反映了 CO_2 产量（V_{CO_2}）与肺泡通气（V_A）之间的平衡：$PaCO_2=V_{CO_2}/V_A$。需注意的是：①$PaCO_2$与 CO_2产量成正比，而与肺泡通气量成反比。②决定 $PaCO_2$的是肺泡通气量，而非分钟通气量。③每分通气量只有通过改变肺泡通气量，才能影响 $PaCO_2$。$PaCO_2$正常值为 35～45mmHg。

3. 动脉血氧饱和度（SaO_2） SaO_2 为血红蛋白被氧饱和的程度，SaO_2 正常值为 95% ~ 99%，SaO_2 能很好反映机体的氧合情况，当 SaO_2 > 80% 时 SaO_2 与 PaO_2 有较好相关关系，如 SaO_2 为 90% ~95% 时 PaO_2 为 60 ~ 80mmHg。SaO_2 <90% 为低氧的警戒线。

4. 动脉血 pH　取决于碳酸氢根（HCO_3^-）浓度与 $PaCO_2$ 水平，三者的关系可用 Henderson - Hasselbalch 方程描述：

$$pH = 6.1 + \log \left[HCO_3^- / (0.03 \times PaCO_2) \right]$$

5. 静脉血气　静脉血气反映组织 PCO_2 和 PO_2，需注意：①PaO_2 和静脉血 PvO_2 的差别极大。静脉 PO_2 受氧输送和氧耗的影响，而 PaO_2 主要取决于肺功能。②正常情况下，静脉血 pH 稍低于动脉血 pH，而静脉血 $PvCO_2$ 稍高于 $PaCO_2$。但是，血流动力学不稳定会使动静脉血 pH 和 PCO_2 的差别更大。例如：心脏骤停时即使 $PaCO_2$ 很低，静脉 $PvCO_2$ 仍可以很高。③当采用静脉血气评估酸碱平衡时，应采用混合静脉血或中心静脉血。

（二）脉搏血氧饱和度

脉搏血氧饱和度（SpO_2）监测是一种无创连续的动脉血氧饱和度监测方法。持续监测（SpO_2）有助于及时发现危重症患者出现的低氧血症，指导危重症患者机械通气的模式选择和参数调节。

（三）通气与血流比值（*V/Q*）

V/Q 为每分钟肺泡通气量与肺血流量之比，该比值与肺泡气体交换密切相关，正常人每分钟静息肺泡通气量约为 4L，肺血流量约 5L，通气血流比值正常为 0.8。当比值增大时，表明生理无效腔增大，说明未能很好利用肺通气；当比值减小时，表明发生了功能性短路，说明未能很好利用肺血流。

（四）呼气末二氧化碳分压（$PetCO_2$）

呼气末二氧化碳监测是使用无创技术监测肺功能，是肺通气功能监测的一大进步。它能床边连续、定量测定患者呼气末二氧化碳，为危重症患者的呼吸支持和呼吸管理提供了明确指标。$PetCO_2$ 近似于 $PaCO_2$，比 $PaCO_2$ 低 1 ~ 3mmHg。

三、呼吸力学监测

扫码"看一看"

自主呼吸时，呼吸肌是呼吸运动的主要动力，呼吸动力的作用在于克服以下三方面的力：①肺与胸廓的弹性回缩力；②肺与胸廓运动产生的非弹性阻力，即肺与胸廓变形造成的摩擦力；③通气过程中气体在气道内流动的阻力。以上阻力越大，则呼吸越费力，可产生气急和呼吸困难症状。

（一）压力

1. 平台压（Pplat） 在机械通气吸气末屏气 0.5 ~ 2 秒测得的气道压力，反映肺泡峰压。机械通气时，应维持平台压 ≤ $35cmH_2O$，以减轻呼吸机相关性肺损伤。

2. 气道峰压（PIP） 是整个呼吸周期中气道的最高压力。PIP 过高易致气压伤的发生，在机械通气过程中应尽量保持 PIP < $35cmH_2O$。

3. 平均气道压（Pmean） 是指整个呼吸周期中气道压力的平均值。气压伤的发生与 Pmean 更为密切，而且 Pmean 在机械通气对气体交换、循环功能的影响中起重要的作用。

4. 内源性 PEEP（intrinsic PEEP，PEEPi）　又称自动 PEEP，在机械通气呼气末屏气 0.5～2 秒测得的气道压力，但在有自主呼吸时自主呼吸的不同步会影响 PEEPi 的测定。PEEPi 值反映呼气结束时肺内残留气体的压力。正常应小于 3cmH$_2$O，升高见于呼气不完全。过高的 PEEPi 导致气道压力增加，可通过减少潮气量、减少呼吸次数和降低气道阻力来消除内源性 PEEP。

5. 最大吸气压（PImax）　是测定呼吸肌强度较常用的指标。正常值为 50～100cmH$_2$O，女性者偏低。PImax > 300cmH$_2$O 时，提示撤机较易成功。

（二）顺应性

呼吸系统顺应性（respiratory system compliance，Crs）指单位压力变化所致潮气量变化，等于潮气量/（平台压 - PEEP），正常约 100ml/cmH$_2$O。顺应性反映肺与胸廓弹性特征。监测顺应性的意义包括：①监测病情变化；②判断肺疾患的严重性；③观察治疗效果；④判断是否可以停用呼吸机：顺应性 < 25ml/cmH$_2$O 时，不能撤机。

（三）阻力

监测气道阻力可了解在各种病理情况下，特别是阻塞性肺疾患时气道功能的变化；估计人工气道、加热湿化器和细菌滤网等对气道阻力的影响，观察支气管舒张剂的疗效；选择合理的机械通气方式；判断患者是否可以停用呼吸机。

最常用的监测的指标为最大呼气流量 - 容积曲线（MEFV 曲线或 F - V 曲线），是指受试者在最大用力呼气过程中，将其呼出的气体容积及相应的呼气流量描记成的一条曲线图形。应用肺功能测定仪描记 MEFV 曲线目前主要用于对小气道阻塞性病变的监测，凡实测值/预计值 < 80% 为异常。另外，MEFV 曲线的形态异常，在不同肺部疾病时也有其特征性表现。

四、呼吸肌肌力与耐力监测

（一）呼吸肌肌力

应用最广泛的反映呼吸肌肌力的两个指标是肺活量（VCV）和最大吸气压（即 MIP，已在呼吸力学监测中作了介绍）。

1. 潮气量（tidal volume，VT）　指平静呼吸时一次吸入或呼出的气量。正常值8～12ml/kg。

2. 补吸气量（inspiratory reserve volume，IRV）与补呼气量（expiratory reserve volume，ERV）　补吸气量指平静吸气后用力做最大吸气所吸入的气量，反映吸气肌的力量及肺与胸廓的弹性，成年男性正常值为 2100ml，女性正常值为 1400ml。补呼气量指平静呼气后用力做最大呼气所呼出的气量，反映呼气肌的力量及肺与胸廓的弹性，成年男性正常值为 900ml，女性正常值为 560ml。

3. 深吸气量（inspiratory capacity，IC）　指最大吸气所能吸入的气量，等于潮气量 + 补吸气量，成年男性正常值为 2600ml，女性正常值为 2000ml。

4. 残气量（residual volume，RV）与功能残气量（functional residual capacity，FRC）　残气量指最大呼气后肺内残留的全部气量，残气量与肺总量的比值可评价肺气肿的严重程度，正常值为 20% ～25%。功能残气量指平静呼气后肺内残留的气量，等于补呼气量+残气量，成年男性正常值为2300ml，女性正常值为1600ml，减少说明肺泡缩小和塌陷。

5. 肺活量（vital capacity，VC）与用力肺活量（forced vital capacity，FVC） 肺活量指最大吸气后缓慢呼出的最大气量（呼气肺活量）或最大缓慢呼气后用力吸入的最大气量（吸气肺活量）。成年男性正常值为3500ml，女性正常值为2400ml，肺活量减少见于任何原因所致呼吸受限。用力肺活量指深吸气后用最快速度、最大用力呼气所能呼出的全部气量。

（二）呼吸肌耐力

分钟通气量（minute ventilation，MV）指静息状态下每分钟呼出或吸入的气量。成人正常值为6000～8000ml/min，<3000～4000ml/min提示通气不足。

扫码“学一学”

第二节　呼吸系统常用治疗技术

一、氧气疗法

氧气疗法（oxygen therapy）简称氧疗，是指通过额外向肺内吸入氧气纠正机体缺氧的治疗方法。氧疗因效果肯定、方法简便和价格低廉，目前已成为临床中应用最为广泛的呼吸疗法。

（一）适应证

1. 换气障碍引起 $PaO_2 < 60mmHg$ 伴或不伴有 CO_2 潴留，如肺水肿、肺栓塞、ARDS等。

2. 通气障碍引起 $PaO_2 < 60mmHg$，$PaCO_2 > 50mmHg$。如慢性气道阻塞性疾病、中枢神经系统疾病等。

3. 通气限制性疾病，如胸外伤、血气胸、腹水及巨大腹内肿物等。

4. 非低氧血症引起的组织缺氧，如严重贫血、合并低血压的心脏病等。

（二）常用氧疗方法

1. 鼻导管或鼻塞 是临床上最常用的方法，具有简单、价廉、方便、舒适等特点，多数患者易于接受，吸入的氧浓度一般可按下式估计：FiO_2（%）=21+4×给氧流速（L/min）。

2. 简易开放面罩 一般给氧流量5～6L/min，FiO_2 能达30%～50%。

3. 空气稀释面罩（venturi面罩） 可提供24%～50%不同浓度的氧，保持在较恒定水平，且基本无重复呼吸，用于需严格控制的持续低流量吸氧。

4. 气管内给氧 适用于病情危重、神志不清，必要时需要人工呼吸的患者。气管内给氧主要通过人工气道接T管、气管内小导管等方法进行。

5. 高压氧疗 主要用于治疗一氧化碳中毒、有机磷中毒、氰化物中毒等，一般不适用于慢性呼吸衰竭。

6. 氧帐或头罩 主要用于儿童或重症不合作的患者。

7. 通气机给氧 详见“机械通气技术”。

8. 体外膜肺氧合（ECMO），腔静脉内氧合（IVOX） 需要设备复杂，技术高，是有创伤性的氧疗技术。

（三）注意事项

1. 伴有 $PaCO_2$ 增高的Ⅱ型呼吸衰竭患者，在氧疗后，常出现 $PaCO_2$ 进一步升高，发生 CO_2 潴留，主要与氧疗后缺氧对呼吸中枢的兴奋作用减低、每分钟通气量减少及通气/血流比例进一步失调等因素有关，此时应尽量减少 FiO_2（即采用低流量吸氧，限制氧流量为1～3L/min），同时加强病情观察和血气监测，当 $PaCO_2$ 迅速升高时应及时采用机械通气治疗。

2. 调整吸氧浓度到最佳范围，预防氧中毒、吸收性肺不张等。

3. 注意吸入气的湿化，预防交叉感染。

二、雾化吸入疗法

（一）适应证

1. 气道阻塞性疾病，特别是严重哮喘、哮喘持续状态的治疗。
2. 肺部感染性疾病，尤其是特殊病原菌感染，如铜绿色假单胞菌、真菌等。
3. 机械通气患者存在有支气管痉挛、阻塞或气道阻力增加。
4. 心胸大手术或高危患者手术后。
5. 顽固性咳嗽。

（二）治疗目的及常用雾化药物

1. 控制呼吸道感染，消除炎症　一般每次抗生素剂量按全日肌注量的1/8～1/4计。多黏菌素易引起支气管痉挛，应慎用。

2. 解除支气管痉挛　常用氨茶碱、爱全乐、布地奈德。

3. 稀释痰液，帮助祛痰　5%～20%乙酰半胱氨酸每次5～10ml，或盐酸氨溴索每次15～30mg。

4. 减轻呼吸道黏膜水肿　常用地塞米松、普米克令舒。

5. 湿化呼吸道　常用蒸馏水，多配合人工呼吸器使用。

三、胸部物理治疗

（一）适应证

1. 高度危险术前者。
2. 气道分泌物清除障碍导致通气量下降者。
3. 有呼吸并发症、静脉淤滞、废用性肌萎缩的长期机械通气者。
4. 神经肌肉疾病导致肺活量及咳嗽能力减退者。
5. 长期卧床者。
6. 肺不张或肺部感染。
7. 气道分泌物滞留引起气道梗阻。
8. 反常呼吸。
9. 肺功能减退的慢性阻塞性肺疾病。

（二）禁忌证

1. 绝对禁忌证　①未经处理的张力性气胸；②血小板低下或出血倾向；③颅内手术后

不久，不宜头低位；④循环不稳定；⑤治疗后病情加重。

2. 相对禁忌证 必要时在保护措施下实施胸部物理治疗：①胸部骨折患者；②骨质疏松或骨肿瘤转移患者。

（三）常用治疗方法

1. 体位引流术 ①明确需引流的病灶部位，根据正侧位胸片、支气管造影、肺部 CT 判断。②根据病变部位采取相应的引流体位，重症监护室的患者，往往仅能获得正位胸片，难以确定病变的叶段分布。病变在上肺，可采取坐位或半卧位；病变在中下肺，可采用小角度健侧卧位；病情允许的条件下，也可健侧卧位，甚至加小角度的头低脚高位。③体位引流在早晨清醒后立即进行效果最好，头低脚高位引流时，应在进食 1 ~ 2 小时后进行，以预防胃食管反流、恶心和呕吐。④有支气管痉挛的患者，体位引流前可先给予支气管扩张剂。⑤痰液干燥者应加强气道湿化。并引流过程中可进行肺部叩击结合深呼气，以促进痰液排出。⑥体位引流每种体位维持 5 ~ 10 分钟，每天 2 ~ 3 次，总治疗时间 30 ~ 45 分钟，也可以根据效果调整时间长短。如果有多个体位需要引流，可先从病变严重或积痰较多的部位开始，逐一进行。⑦引流后应进行有意识的咳嗽或用力呼气，去除留于大气道的分泌物。

2. 肺部叩击法 ①将手掌弯曲成杯状，腕部弯曲，轻轻地拍打背部或胸壁，不可用掌心或掌根，以“圈位”接触皮肤；②手部肌肉及手腕放松，拍打时用腕力和肘关节力，双手交替拍打或单手叩击，每次拍打 3 ~ 5 分钟，痰量较多可适当延长；③鼓励患者做深呼吸咳嗽，协助清理痰液，必要时予吸痰。

四、气管插管及拔管术

扫码“看一看”

（一）适应证

1. 心搏骤停。

2. 呼吸衰竭的治疗或急救。

3. 各种原因的通气功能障碍：昏迷、中毒、颅内疾病、神经肌肉疾病、多发性肋骨骨折、气管内肿瘤以及急性呼吸道梗阻等。

4. 全身麻醉或者肌松药应用患者。

5. 面罩供氧技术治疗无效，呼吸衰竭加重。

（二）禁忌证

1. 喉水肿、急性咽峡炎、气管黏膜下血肿。

2. 严重出血倾向者。

3. 胸主动脉瘤压迫或侵蚀气管壁。

（三）操作方法

操作方法通常分为经口明视插管法、经鼻插管法、以中心静脉导丝引导插管法。最常用的为经口明视插管法，具体操作方法如下。

1. 体位：卧位，头略向后仰，使口、咽部和气管呈一直线。

2. 右手拇指与示指用力撑开下颌，或以右手小指及无名指将下颌向上托起，用拇指将下颌撑开。

3. 左手持喉镜自患者右侧口角置入，将舌推向左侧，同时前置镜片，可见到悬雍垂，再稍前进镜片置入咽部，可见到会厌。

4. 稍前进镜片使其远端伸入舌根与会厌咽面间的会厌谷，再上提喉镜，显露声门。

5. 右手将气管导管从右侧送入口咽部，在声门开放时轻轻插入气管内，导管进入声门后将引导铜丝取出，然后轻轻前进数厘米。

6. 置牙垫于磨牙间，退出喉镜，用胶布将气管导管和牙垫一并固定。

7. 将气管导管囊内充气，并接复苏器、麻醉机或呼吸机进行通气，同时以听诊器听两侧呼吸音是否相等，两侧呼吸音相等说明插管成功。如左侧未闻及呼吸音则可能因导管插入过深，已进入右侧支气管。应在听诊监测下将导管拔出，经数分钟纯氧过度通气后重新插入。若患者肌肉紧张、解剖异常发生插管困难时，或特殊困难的病例可将气管导管套入纤维喉镜、纤维支气管镜外，然后作纤维喉镜或纤维支气管镜检查。当纤维喉镜或纤维支气管镜进入喉腔后便将气管导管送入气管内，然后取出纤维喉镜或纤维支气管镜。

（四）拔管指征

1. 所有需要插管的指征消除，即气管分泌物明显减少，患者意识恢复，吞咽、咳嗽反射良好，在吸入30%氧的情况下血气基本正常。

2. 当间歇指令通气（SIMV）的频率<10次/分，压力型呼吸机的气道峰压<18mmHg，吸30%氧时血氧及二氧化碳分压能维持在可接受水平。

五、气管切开术

（一）适应证

1. 气管插管超过2周，需长期机械通气者。

2. 已插入气管插管，但仍不能顺利吸除气管内分泌物。

3. 呼吸道梗阻、严重喉部损伤或喉头水肿等，不能行气管插管者。

4. 先天性呼吸道畸形。

5. 口腔或鼻腔插管导致并发症，如声门下狭窄等。

（二）常用气管切开术操作方法

1. 常规气管切开术

（1）体位：①患者取仰卧位，肩下垫高，头后仰，颈部伸直并保持正中位，使气管向前突出；②不能仰卧者，取半坐位或坐位，但肩下仍需垫高，头向后仰伸，若头后仰伸使呼吸困难加重，可先将头稍前屈，做切口后再后仰。

（2）用碘酒、酒精常规消毒，铺无菌巾，检查切开包内器械，选择适当大小的气管套管并检查气囊是否漏气。

（3）以2%普鲁卡因行局部麻醉。

（4）术者用左手拇指、中指固定喉部，示指按喉结以定中线。自环状软骨下缘至胸骨上切迹稍上做颈前正中切口，切开皮肤、皮下组织及颈浅筋膜，用止血钳自白线处分离两侧胸骨舌骨肌及胸骨甲状肌，并将肌肉均匀拉向两侧，暴露气管。将气管前筋膜稍分离，气管环即清晰可见。用空针穿刺可抽到气体即可确认气管。

（5）用尖刀于第2～3气管环正中自下向上挑开前壁。注意刀尖不宜过深，以免损伤气管后壁及食管壁。

（6）气管切开后立即用中弯血管钳撑开，插入气管套管，迅速取出管芯，并立即抽吸气道分泌物。

（7）检查伤口有无活动性出血，并予以处理。固定气管套管，气囊充气，皮肤切口上端缝合1～2针，覆以纱布保护伤口。

2. 经皮气管切开术　经皮气管切开术是一种全新的微创伤操作方式，它提供一种比传统手术更容易、更快捷地插入气切套管的操作方式。

（1）检查气切套管的球囊是否漏气，测试导丝能否顺利通过扩张钳和气切套管内芯。

（2）体位同传统气管切开术。

（3）定位：在第一、二气管环之间或第二、三气管环之间切开。

（4）插管前吸纯氧并监测血氧饱和度、心电图和血压，充分吸痰。如有气管插管先将球囊放气，将气管插管撤放到喉入口处，并重新充气封闭气道。

（5）皮肤消毒，铺无菌巾。

（6）在选择的插入部位，做一水平或垂直切口，长1.5～2.0cm。

（7）用带有生理盐水注射器的套管针沿中线穿刺抽取空气后，确认进入气道，留置套管，取出针和注射器。

（8）将带导丝的引导器插入套管，推进导丝进入约10cm，然后取下套管，将导丝留于原位。

（9）用扩张器沿导丝扩张软组织和气管。

（10）取下扩张器，用扩张钳将组织扩张到可容纳气管切开套管后，取出扩张钳。

（11）沿导丝送入气管切开套管，取出套管内芯和导丝。吸痰、球囊充气、固定套管。

（12）听诊，胸部拍片，确认套管位置。

六、机械通气技术

（一）有创机械通气技术

1. 适应证

（1）各种原因所致的心跳、呼吸停止时心肺复苏。

（2）中毒所致的呼吸抑制。

（3）神经肌肉系统疾病造成的中枢或周围性呼吸抑制和停止，如脑卒中、脑外伤、脑炎及各种原因所致的脑水肿。

（4）胸、肺部疾病，如ARDS，严重肺炎，胸肺部大手术后。

（5）胸部外伤，如肺挫伤、开放性或闭合性血气胸、多发肋骨骨折所致的连枷胸。

（6）循环系统的疾病，如急性肺水肿、急性心肌梗死所致的心脏骤停，心脏大手术后常规机械通气支持。

（7）雾化吸入治疗。

（8）呼吸机治疗适应证的呼吸生理指标：成人的呼吸生理指标达到下列标准的任何一项时，即应开始机械通气：①自主呼吸频率大于正常的3倍或小于1/3；②自主潮气量 < 正

常的1/3；③肺活量<10～15ml/kg；④$PaCO_2$>50mmHg（COPD除外）且有继续升高趋势，或出现精神症状；⑤PaO_2<正常值1/3；⑥最大吸气压力<25cmH_2O。

2. 禁忌证　呼吸机治疗没有绝对的禁忌证，任何情况下，对危重患者的抢救和治疗，均强调权衡利弊，病情复杂，矛盾重重，需选择利最大、弊最小的治疗方案，除未经引流的气胸和肺大疱是呼吸机治疗的禁忌证外，其余均是相对禁忌证，如：①血容量性休克患者血容量未补足以前；②肺组织无功能；③大咯血气道未通畅前；④心肌梗死；⑤支气管胸膜瘘；⑥缺乏应用机械通气的基本知识或对机械通气性能不了解。

3. 呼吸机与患者的连接方式

（1）喉罩　置放于喉头，周边有用于密闭的气囊。

（2）气管插管　严重呼吸衰竭，通过喉罩不能有效地进行机械通气的患者。

（3）气管切开造口置管　置入气管套管，死腔小，易于固定，气道湿化和分泌物吸引便利、耐受程度好，可做长期机械通气治疗。

4. 常用通气模式的特点及应用

（1）辅助－控制通气（A－CV）　是目前临床上最常用的通气方式，它既可提供与自主呼吸基本同步的通气，也能保证通气量。

（2）同步间歇指令通气（SIMV）　应用SIMV时应设置合适的指令频率、潮气量、吸气时间或流速以及触发灵敏度，主要用于撤离通气机前的准备。

（3）压力支持通气（PSV）　应用PSV需调整好触发灵敏度及压力支持水平。该模式保持患者自主呼吸，仅提供部分通气支持，可长期使用，也可作为撤机前的过渡。

（4）压力控制通气（PCV）　PCV是一种压力限制时间切换的通气方式，主要应用于通气功能差、气道压较高的患者及新生儿、婴幼儿。

（5）呼气终末正压通气（PEEP）　主要有改善氧合功能、对抗内源性PEEP、降低气道阻力、防止气道陷闭等作用，适用于ARDS、左心衰竭、肺水肿等患者，多与其他模式同时应用。

（6）其他通气模式　一般来说，熟练掌握上述常用通气模式能满足绝大部分患者的通气辅助需要。对于其他的模式，如BIPAP、APRV、PRVCV、ASV、APV及Auto Mode等，可以结合病情，参照呼吸机说明书调节。

5. 呼吸机治疗参数的设置和调节

（1）呼吸频率（f）　主要考虑因素是自主呼吸频率。自主呼吸频率正常、减弱、停止时，按正常正常呼吸频率设置（12～16次/分）；自主呼吸频率快（>28次/分）时，初始呼吸频率不易设置过低，随引起自主呼吸频率增快原因去除，再将呼吸频率逐渐下调。

（2）分钟通气量（MV）　男6～8L/min，女5～6L/min。

（3）潮气量（VT）　6～12ml/kg，平均400～500ml。

（4）吸/呼（I∶E）　正常者以1∶1.5～1∶2为妥，阻塞性通气功能障碍为1∶2～1∶2.5；限制性通气功能障碍为1∶1～1∶1.5。

（5）PEEP　初接受呼吸机治疗时，一般不主张立即应用或设置PEEP。缺氧难以纠正，适当设置PEEP水平，一般从3～5cmH_2O开始，根据缺氧纠正情况，调节PEEP水平。

（6）吸入氧浓度（FiO_2）　初用时，为迅速纠正低氧血症，可应用较高 FiO_2（> 60%），100% 也十分常用。随低氧血症纠正，再将 FiO_2 逐渐降低至 < 60%。低氧血症未得到完全纠正时，不能以一味提高 FiO_2 的方式纠正缺氧；应该采用其他方式，如 PEEP 等。低氧血症改善明显时，将 FiO_2 设置在 40% ~50% 最佳。

（7）吸气时间（Tinsp）　一般为 0.8 ~1.2 秒。

（8）吸气流速（flow）　40 ~60L/min。

6. 机械通气的撤离

（1）撤机指征　①导致呼吸衰竭的基础疾病好转；②血流动力学稳定：无活动性心肌缺血，没有临床上明显的低血压，无需使用或仅使用小剂量的血管活性药；③患者有自主呼吸触发、呼吸泵功能稳定；④停止应用镇静药物、神经肌肉阻滞剂；⑤营养状态和肌力良好；⑥无水、电解质、酸碱失衡；⑦无败血症或明显发热；⑧患者作好撤机的心理准备；⑨肺的通气功能及换气功能恢复良好；⑩呼吸泵功能可基本满足自主呼吸需要，能自主咳嗽咳痰。

（2）撤机方法　临床上常用的撤离呼吸机的方法包括：①T 型管间断脱机；②IMV/SIMV撤机法；③PSV 撤机法；④IMV/SIMV 与 PSV 方式并用撤机；⑤持续气道正压（CPAP）方式间断脱机；⑥有创无创序贯通气。选择何种撤机方法需根据具体患者而定。

（二）无创通气技术

1. 适应证

（1）任何轻中度呼吸衰竭而无明显禁忌证者　目前主要应用于慢性阻塞性肺疾病（COPD），急性哮喘，重症肺炎，肺水肿，睡眠呼吸暂停综合征，各种呼吸衰竭无指征或拒绝有创性通气等。

（2）预防呼吸衰竭　如外科手术后支持、高龄患者围手术期的通气支持等。

（3）康复治疗　COPD 缓解期、肺间质纤维化、胸廓畸形、肺减容术后的通气支持、矽肺、神经肌肉疾病等。

（4）有创机械通气的补充　有创机械通气提前拔管的序贯治疗，有创机械通气拔管失败。

2. 禁忌证

（1）绝对禁忌证　心跳呼吸停止、自主呼吸微弱、昏迷、误吸可能性高、合并其他器官功能衰竭（血流动力学不稳定，严重脑部疾病等）、面部创伤、术后、畸形。

（2）相对禁忌证　气道分泌物多、排痰障碍、严重感染、极度紧张、严重低氧血症（PaO_2 < 45mmHg）、严重酸中毒（pH≤7.20）、近期上腹部手术后（尤其是需要严格胃肠减压者）、严重肥胖、上气道机械性阻塞。

3. 通气模式

（1）双水平气道正压通气（BiPAP）　该模式与 BIPAP 模式不同，相当于有创通气的 PSV + PEEP，其呼吸频率、吸气时间的长短由患者自主决定，而潮气量由患者努力程度与支持压力水平共同决定。

（2）成比例辅助通气（PAV）　PAV 为可变支持强度的 PSV，可按人 – 机 1∶1 ~1∶3 等来实施通气辅助，尤其适用于序贯撤机患者。

（3）持续正压通气（CPAP）　CPAP 模式与有创通气 CPAP 模式相似。

4. 终止无创通气指征

（1）因疼痛或不能耐受鼻面罩。

（2）气体交换无改善或呼吸困难加重。

（3）出现呕吐、消化道出血。

（4）气道分泌物增多引流困难。

（5）出现低血压、严重心律失常等循环系统异常表现。

（6）原有神志障碍应用无创通气 30 分钟无改善，或因缺氧出现烦躁不安者。

七、纤维支气管镜的应用

纤维支气管镜检查是在危重症患者中常用的诊断和治疗技术，除了常规的支气管镜检查，还可通过纤维支气管镜进行支气管肺泡灌洗、磁导航下肺组织活检、置入支架、微波及冷冻治疗等，其在临床被广泛应用，但也应准确把握纤支镜检查的适应证、禁忌证及并发症等。

（一）适应证

1. 气道困难患者应在纤维支气管镜引导气管插管。
2. 肺不张和清除气道内异常分泌物，包括痰液、脓栓、血块等。
3. 肺部感染性疾病，经纤维支气管镜采集病原学标本。
4. 支气管冲洗、支气管肺泡灌洗及局部注药治疗，包括局部放疗和注射化疗药物。
5. 进行性呼吸困难的弥漫性肺部病变患者经纤维支气管镜活检。

（二）禁忌证

1. 活动性大咯血：检查过程可能出现剧烈咳嗽导致大咯血加重，可能引起窒息；同时活动性出血干扰视野，难以确定出血部位。
2. 肺功能严重损害、哮喘急性发作，明显呼吸困难者。
3. 严重心脏病，心功能不全或频发心绞痛，明显心律失常者。
4. 新近发生心肌梗死或有不稳定型心绞痛。
5. 全身情况极度衰竭。
6. 不能纠正的出血倾向，如凝血功能严重障碍。
7. 严重的上腔静脉阻塞综合征，纤维支气管镜检查易导致喉头水肿和严重的出血。
8. 疑有主动脉瘤，有破裂危险。
9. 气管部分狭窄，纤维支气管镜可能导致严重的通气受阻。
10. 尿毒症、严重高血压、严重的肺动脉高压，检查时可能发生严重的出血。

（三）并发症

1. 麻醉药物过量或过敏。
2. 插管过程中发生心脏骤停。
3. 喉痉挛或喉头水肿。
4. 严重的支气管痉挛。

5. 术后发热。

6. 缺氧。

7. 出血。

八、体外膜肺氧合技术

体外膜肺氧合是通过插管引流患者的静脉血至体外，经气体交换后，再通过动脉或静脉将氧合血送回患者体内。它与传统的体外循环有相似之处，但仍有很大的不同。体外膜肺氧合的适应证、禁忌证及可能的并发症如下。

（一）适应证

1. 心脏术后因心肌顿抑导致心力衰竭，不能脱离体外循环。

2. 心脏术后出现肺水肿或合并可逆性的肺动脉高压。

3. 心肌炎、冠状动脉痉挛等所致急性心力衰竭。

4. 心脏移植或心室机械辅助装置置入前的辅助治疗。

5. 心、肺移植术后心、肺功能不全或肺动脉高压危象。

6. 各种原因引起的严重急性肺损伤。

7. 药物或呼吸机治疗无效的新生儿顽固性肺动脉高压。

8. 应用于某些气管手术和神经外科等手术。

（二）禁忌证

1. 体重低于2kg，胎龄不足32周的新生儿。

2. 长时间机械呼吸支持治疗（新生儿10天，成人7天），导致肺组织纤维化和严重的气压伤等不可逆改变的患者。

3. 长时间处于休克状态的患者，持续代谢性酸中毒，$BE < -5mmol$ 超过12小时；持续尿量 $< 0.5ml/(kg \cdot h)$ 超过12小时。

4. 不可逆的肺疾患，近期又无移植治疗可能的患者，如广泛肺纤维化。

5. 有明显出血倾向，特别是颅内出血的患者。

6. 多器官功能衰竭的患者。

7. 不可逆的脑损害。

8. 严重感染或晚期恶性肿瘤患者。

（三）并发症

1. 出血，尤其是颅内出血。

2. 多器官功能衰竭。

3. 感染。

4. 神经功能不全。

5. 血栓、栓塞。

6. 溶血。

7. 技术故障。

九、中医药在呼吸危重症治疗中的应用

中医药在呼吸危重症治疗中的应用包括中药、针灸、中成药等等。中药辨证论治可起

到抗炎、解痉、止咳、祛痰作用、调节机体的免疫功能、调节机体内分泌系统的功能、改善微循环、改善营养状况、调节电解质等作用。常用中成药有双黄连粉针剂、痰热清、清开灵、血必净、生脉针及安宫牛黄丸、紫雪丹、至宝丹等。

（高培阳）

扫码“练一练”

扫码“学一学”

第三章　循环功能监测和治疗技术

急诊监护常用的循环功能监功能测指标包括心电监测、血压监测、中心静脉压监测、肺动脉嵌顿压、左房压等。

一、心电监测

临床上常用心电监护仪来连续监测心电变化，可显示多导联心电波形，除显示心率、节律以外还可以分析心律失常和ST段改变。大多心电监护仪除记录外，还可以储存以往心电图，以供查询。

方法：

1. 暴露胸部，正确定位（必要时放置电极片处用75%乙醇清洁），粘贴电极片。

2. 连接心电导联线：正确安放电极位置。

（1）三电极（综合Ⅱ导联）　①负极（红）：右锁骨中点下缘；②正极（黄）：左腋前线第四肋间；③接地电极（黑）：剑突下偏右。

（2）五电极　①右上（RA）　胸骨右缘锁骨中线第一肋间；②左上（LA）：胸骨左缘锁骨中线第一肋间；③右下（RL）：右锁骨中线剑突水平处；④左下（LL）：左锁骨中线剑突水平处；⑤胸导（C）：胸骨左缘第四肋间。

（3）选择P、QRS、T波显示较清晰的导联。

（4）调节振幅。

3. 监测血氧饱和度（SpO_2）：将SpO_2传感器套安放在患者的手指上，射入光源的红点照指甲。

4. 其他监测：呼吸、体温等。

5. 根据患者情况，设定各报警限（ALARM），打开报警系统。

6. 调至主屏，监测异常心电图并记录。

扫码“看一看”

二、血压监测

（一）无创血压监测

无创血压监测是临床最常用的监测方法。

1. 目的　血压监测的目的在于医生能够及时发现血压变化，给临床抢救带来方便。使患者维持一种心脏作功最小而又能满足所需要的心排血量，保证生命器官得到充足的血流灌注。

2. 方法　常用监测仪连续监测血压，有标志的箭头指向肱动脉搏动处。按测量键（NIBP－START）；可以设定测量间隔时间（TIME INTERVAL）。

3. 意义

（1）血压下降的常见因素及治疗　①血容量不足；②心排出量减少、心功能不全；缺氧、酸中毒；③容量负荷过重、心脏压塞。

当血压下降后，不要单纯增加升压药的用量。而应判断是容量负荷问题，还是心肌收缩力、心功能问题。可参考中心静脉压（CVP）来判断，也可快速冲击输血 30 ~ 50ml，观察 CVP 的变化。若 CVP 不变，说明血容量不足，继续补充血容量；若 CVP 上升而动脉压无变化，说明心肌收缩力、心功能有问题，要增强心肌收缩力。

（2）血压增高的常见因素及治疗　①容量负荷过重；②高碳酸血症；③体、肺循环阻力增加。④儿茶酚胺增多。

应用降压药或扩血管药物时，禁止与输血、输液、测中心静脉压及其他给药管道混用。

（二）有创动脉压监测

有创动脉血压监测是最精确的血压监测方法，但因操作复杂，患者依从性差，非临床首选。

1. 目的　体外循环下的心脏手术、大血管手术等的手术监护；血流动力学不稳定。

2. 方法　可选用的穿刺部位有桡动脉、肱动脉、股动脉。一般首选桡动脉，因为容易置管，相应并发症少。

（1）以第 4 肋间隙腋中线水平作为零点，确定压力零点水平。把压力换能器固定在患者右心房中部水平线，将装有肝素盐水的输液瓶与换能器相连接，关闭通向动脉的三通，打开肝素盐水瓶使管道充满液体。

（2）开换能器排气管，将监护仪上的零点校正开关打开，监测仪示波器上的读数及压力曲线均回到零位。

（3）打开与血管相连的三通开关，示波器上即可显示压力曲线及读数。

3. 意义　休克时往往因无创监测难以反映真实血压，动脉直接测压可精确测出真实的血压，尤其在体外循环心直视手术时，有创血压监测要比无创监测可靠得多。

三、血流动力学监测

有创持续床旁监测血流动力学，是急诊常用的监测方法。急诊临床有创持续床旁血流动力学监测，主要有中心静脉压（CVP）、肺动脉嵌顿压（PCWP）、左心房压（LAP）等。

（一）中心静脉压的监测与治疗（CVP）

1. 目的　有创持续床旁监测血流动力学，是急诊常用的监测方法。适应证为：

（1）各类休克及需抢救的危重症患者，评估血容量。

（2）急性心肌梗死血流动力学监测。

（3）心功能不全、低心排血量综合征。

（4）急性二尖瓣功能不全、肺动脉栓塞、鉴别心源性与非心源性肺水肿。

（5）心脏病患者合并胃肠道大量出血、败血症、呼吸衰竭、肾衰竭、胰腺炎、血液透析等。

（6）心脏手术，大血管手术。

（7）静脉营养，需要大量输血和输液，监测补液。

（8）扩血管药、正性肌力药与升压药疗效。

2. 方法 取仰卧位，常规消毒皮肤，铺无菌洞巾，局麻后经皮静脉穿刺术。经颈内静脉或锁骨下静脉，将导管插入上腔静脉或右心房，测量中心静脉压或右心房压。

（1）压力计法 输液瓶与输液管相连，管内充满肝素盐水（低分子肝素钠 0.4ml 加入 0.9% 盐水 500ml 中），输液管与三通管连接，一端与测压计相连，另一端与静脉导管相连（图 3－1）。测压计标尺零点与患者腋中线第 4 肋间右心房在同一水平。排净空气，先将输液管与测压管相通，使输液瓶内的液体充满测压管，到高于预计的静脉压之上，再夹紧输液管。而后扭动三通开关使静脉导管与测压管连通，使测压管液面自然下降，当液面不再下降时的刻度即为中心静脉压。

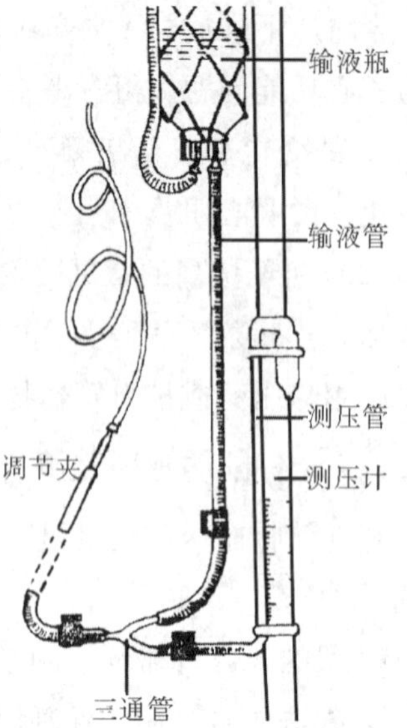

图 3－1 压力计示意图

（2）换能器测压法：同样以上述路径进入中心静脉。只是将测压管与压力换能器、监护仪相连，在监护仪示波器上显示出静脉压力曲线和读数（图 3－2）。

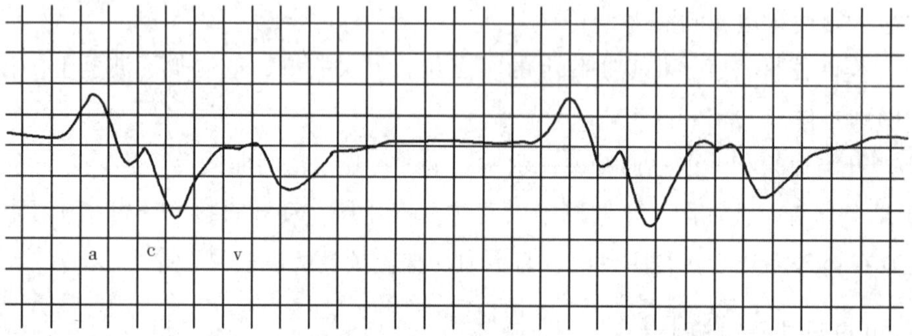

图 3－2 正常中心静脉压波形图

a、c、v 波，c、v 波之间为 x 降支；y 降支在 v 波之后

3. 意义和治疗 CVP 正常值为 2～8mmHg。

（1）CVP 下降的常见原因及治疗 ①CVP 降低、血压降低、提示血容量不足，应补充血容量；②CVP 正常、血压降低，可能为血容量不足或心排血量减低，用强心、升压药或小量快速输血或输液后再测压；③用扩血管药或吗啡、地西泮等药物时可出现 CVP 降低。

（2）CVP 升高的常见原因及治疗 ①CVP 升高、血压正常，提示容量负荷过重、补液补血过量、速度过快，应强心利尿；②CVP 升高、血压降低提示心功能不全；③CVP、血压均高，提示肺阻力升高，如肺水肿、肺梗死；④心脏压塞、缩窄性心包炎、右心室流出道或肺动脉狭窄；⑤胸内压升高时，如支气管痉挛、肺动脉高压、张力性气胸、血胸，或使用呼吸机呼气末正压呼吸时；⑥强烈的收缩血管药物时，小静脉收缩，心血量相对增加。

（二）肺动脉嵌顿压

1. 目的 肺动脉嵌顿压（PCWP）在急诊临床主要用于：①急性心肌梗死血流动力学监测；②顽固性休克；③心脏手术；④机械损害如心脏压塞、严重二尖瓣关闭不全、室间隔穿孔。

2. 方法 气囊漂浮导管（Swan－Ganz 导管），有三腔、四腔管和多功能等多种。导管顶端及后端有多处开孔，近顶端有可充气的气囊，导管顶端安装热敏电阻，多功能导管在顶端装有环状电极。管腔分别开口于导管尾端，与压力换能器相连。

急诊临床选择的静脉路径多用锁骨上下静脉或股静脉。当导管由静脉进入心腔后，充气的气囊导管顺血流方向漂浮，由右心房经右心室进入肺动脉，最终嵌顿在肺动脉较小分支内，测量肺毛细血管嵌顿压。当漂浮导管顶端进入右心房时，监护仪显示心房压力曲线波 a、c、v 波形，正常压力幅度为 0～8mmHg。当压力波形突然出现明显改变：收缩压明显升高达 15～30mmHg、舒张压 0～6mmHg，脉压明显增大，压力曲线的上升支带有顿挫，提示导管的顶端已经进入右心室。

当导管进入肺动脉时压力曲线的下降支出现顿挫。收缩压变化不大，舒张压升高到 5～13mmHg。

气囊导管漂浮进到肺动脉毛细血管嵌顿时，压力波形再次发生改变，出现收缩压下降，舒张压下降，脉压明显减小。压力波动范围为 5～12mmHg，平均压力低于肺动脉平均压；如果无干扰波形，可分辨出 a、c、v3 个波峰的压力波波形，为典型的肺动脉嵌顿压力波形（PCWP）。

热敏电极用热稀释法监测心输出量与心脏指数。是将已知量的冷液体注入循环后，可在下游血流的某处记录到冷却曲线，从而计算净血流量。多功能导管可监测腔内心电图，必要时还可通过电极进行心脏起搏。

3. 意义 PCWP 正常值为 5～12mmHg，在一定程度上反映了肺静脉压，由于肺动脉与左心房之间无瓣膜，故也能间接反映左心房压。在心室舒张末期，二尖瓣开放，肺静脉、左心房与左心室呈共同腔室，此时 PCWP 与左心室舒张终末压近似，故 PCWP 可作为反映左室舒张末期压（LVEDP）的指标。

PCWP 升高：>18mmHg 为升高，>25～30mmHg 则有肺水肿的可能。

PCWP 降低：<5mmHg 常有左心室充盈不足。根据心脏做功曲线，当 PCWP 在 15～18mmHg 时，左心室做功最佳。

（三）左心房压的监测（LAP）

1. 目的 左心房压能较灵敏地反映左心室前负荷，是最直接的血容量指标，正常值为 5～12mmHg。在二尖瓣口无狭窄的情况下，左心房压能较好地反映左心室心肌的收缩功能 CVP、LAP、血压三者的关系。

2. 方法

（1）根据病情一般每 30～60 分钟测定一次并记录。

（2）测压前应先调整零点，将换能器充满液体，排净空气，使其与大气相通；把压力监护仪上数值调整至零或正负，调整零点和测压时严防进入空气而发生空气栓塞；然后转动三通开关与左房测压管相通，监护仪上即显示左心房压的波形与数据。

（3）左心房测压需用 2‰肝素液用微量泵缓慢输入（3～5ml/h），保持管道畅通，以防血凝块堵塞管道。

3. 意义 见表 3－1。

表3-1　CVP、LAP、Bp 监测的意义

CVP	LAP	Bp	意义	治疗
低	低	低	血容量不足	需快速补充血容量
低	低	正常	心脏缩好，血轻度不足	适当补充血容量
高		正常	血容量过多或右心衰竭	利尿
升高	升高	低	低心排血量、心脏压塞或严重心力衰竭	强心利尿、心包引流
正常	升高	低	左心衰竭	儿茶酚胺药，强心利尿
高	高	低	循环血量过多，外周阻力增大	血管扩张剂和利尿剂
正常	正常	低	心肌收缩力降低	儿茶酚胺类药洋地黄及钙剂
高	高	正常	血容量过多或心功能不全	强心、利尿

四、心脏电复律

1. 目的　终止异位心律，使患者恢复窦性心律。

2. 适应证

（1）非同步电复律　室颤、室扑、无脉性室速。

（2）同步电复律　①药物治疗无效而引起血流动力学障碍的室性心动过速、阵发性室上性心动过速；②药物治疗无效或伴有心室率快、血流动力学恶化的心房扑动；③异位性心动过速而性质不明者。

3. 禁忌证

（1）绝对禁忌证　①洋地黄引起的心律失常；②室上性心律失常伴高度或完全性房室传导阻滞；③阵发性心动过速反复频繁发作；④伴病态窦房结综合征；⑤近期有动脉栓塞或经超声心动图检查发现心房内存在血栓而未接受抗凝治疗者。

（2）房颤患者电复律相对禁忌证　①拟近期接受心脏手术者；②洋地黄过量或电解质紊乱尤其是低钾者，应纠正后再行电复律；③未进行正规治疗的甲亢患者；④心力衰竭未纠正或有风湿性活动或伴感染性心内膜炎未控制者；⑤心脏明显扩大者；⑥左心功能严重损害者；⑦既往发作次数少，持续时间短，可自动转复的阵发性房颤者。

4. 操作要点

（1）非同步电复律　①确认存在室颤或室扑；②打开除颤仪开关，检查选择按钮应置于“非同步”位置，选择除颤能量水平；③电极板涂上导电糊或包以数层生理盐水浸润过的纱布；④将电极板上缘放置在胸骨右缘第二肋间及腋中线第四肋间，两个电极板至少相隔10cm，施予3~5kg压力；⑤确保操作者与周围人员与患者无直接或间接接触；⑥按下“充电”按钮，充电至300J；⑦按下“放电”按钮，观察到除颤仪放电后再放开按钮；⑧立即观察患者心电图，观察是否除颤成功并决定是否需要再次除颤。

（2）同步电复律　①术前准备：患者应禁食数小时，排空小便，卸去义齿，建立静脉通道，吸氧，仰卧于硬板床上，患者与操作者及周围人群绝缘，所有仪器设备均接地，开启复律器电源，选择以R波为主的心电示波导联；②麻醉：静推丙泊酚（负荷量为1~3mg/kg）或咪达唑仑（负荷量为0.03~0.3mg/kg），确定患者进入朦胧状态即可；③安放电极板：将两电极板涂上导电糊或包以生理盐水浸润的纱布数层，分别放置在心尖部和左肩胛后或心尖部和胸骨右缘第二肋间，两电极板至少相距10cm；④充电：按“充电”按钮，充电至预定的复律能量（房扑 50～100J，房颤 100～200J，阵发性室上速 100～150J，室速 100～200J）；⑤复律：按“放电”按钮，进行电复律，观察放电后 10 秒心电图变化，了解复律是否成功，若复律无效，可增加能量再次进行电击，电击 3 次或能量达 300J 以上仍未转窦，则应停止。

（卢健祺）

扫码“练一练”

扫码“学一学”

第四章　肾脏功能监测和治疗技术

第一节　肾脏功能常用监测指标

扫码“看一看”

重症患者的肾功能状态对于整个机体各个病损器官功能的判断与治疗均有重要的临床意义。

一、尿量、尿比重测量和镜下检查

1. 尿量　少尿甚至无尿是急性肾衰竭最明显的临床表现。在肾浓缩功能损害时，可表现为较多尿量，即所谓的非少尿型肾衰竭。高糖血症和使用高渗溶液可以对尿量产生相当大的影响而使少尿症状被掩盖。因此，仅用尿量判断肾功变化的可靠性是有限的。

2. 尿比重　无论尿量多或少，尿比重 >1.020 的高比重尿提示肾灌注不足，是为肾前性肾衰竭；反之，尿比重 <1.010 的低比重尿则为肾性肾衰竭。但是，尿液中混入较大分子物质时，如血细胞、蛋白、造影剂、渗透性利尿剂等，可使低比重尿的比重增加，应当注意鉴别。

3. 镜下检查　“肾衰管型”的出现是肾小管坏死和确立肾性肾衰竭诊断的有力依据。血尿和蛋白尿不是急性肾损伤的特征，而更多见于尿路损伤或肾小球疾患。肾前性肾衰竭镜下常无重要发现。

二、生化监测

血、尿生化检查是监测和评价肾功能的主要方法。

（一）评价肾小球滤过功能的主要指标

评价肾小球滤过功能的主要指标有尿素氮和肌酐血中浓度、肌酐清除率。

1. 血清肌酐

（1）原理　血中的肌酐（creatinine，Cr），由外源性和内生性两类组成。机体每 20g 肌肉每天代谢产生 1mg Cr，产生速率为 1mg/min，每天 Cr 的生成量相当恒定。血中 Cr 主要由肾小球滤过排出体外，肾小管基本不重吸收且排泌量也较少，在外源性肌酐摄入量稳定的情况下，血中的浓度取决于肾小球滤过能力，当肾实质损害，GFR 降低到临界点后（GFR 下降至正常人的 1/3 时），血 Cr 浓度就会明显上升，故测定血肌酐浓度可作为 GFR 受损的指标。较血尿素氮（BUN）敏感性好，但并非早期诊断指标。

（2）参考值　全血 Cr 为 88.4 ~ 176.8μmol/L；男性 53 ~ 106μmol/L，女性 44 ~ 97μmol/L。

（3）临床意义　①血 Cr 增高见于各种原因引起的肾小球滤过功能减退；②鉴别肾前性和肾实质性少尿。

2. 内生肌酐清除率

（1）原理　肌酐是肌酸的代谢产物，在成人体内含 Cr 约 100g，其中 98% 存在于肌肉内，每天约更新 2%，肌酸在磷酸激酶作用下，形成带有高能键的磷酸肌酸，为肌肉收缩时的能量来源和储备形式，磷酸肌酸释放出能量再经脱水而变为肌酐，由肾排出，人体血液中肌酐的生成可有内、外源性两种，如在严格控制饮食条件和肌肉活动相对稳定的情况，血 Cr 的生成量和尿的排出量较恒定，其含量的变化主要受内源性肌酐的影响，而且肌酐相对分子量为 113，大部分从肾小球滤过，不被肾小管重吸收，排泌量很少，故肾单位时间内把若干毫升血液中的内在肌酐全部清除出去，称为内生肌酐清除率（endogenous creatinine clearance rate，Ccr）。

（2）参考值　成人 80～120ml/min，老年人随年龄增长，有自然下降趋势。

（3）临床意义　①判断肾小球损害的敏感指标；②评估肾功能损害程度；③指导治疗。

3. 血尿素氮

（1）原理　血尿素氮（blood urea nitrogen，BUN）是蛋白质代谢的终末产物，体内氨基酸脱氨基分解成 α－酮基和 NH_3，NH_3在肝脏内和 CO_2生成尿素，因此尿素的生成量取决于饮食中蛋白质摄入量、组织蛋白质分解代谢及肝功能状况。尿素主要经肾小球滤过随尿排出，正常情况下 30%～40% 被肾小管重吸收，肾小管有少量排泌，当肾实质受损害时，GFR 降低，致使血浓度增加，因此目前临床上多测定尿素氮，粗略观察肾小球的滤过功能。

（2）参考值　成人 3.2～7.1mmol/L；婴儿、儿童 1.8～6.5mmol/L。

（3）血中尿素氮增高的临床意义　①各种肾病引起的器质性肾功能损害；②肾前性少尿；③蛋白质分解或摄入过多。

（二）评价肾小管再吸收功能的方法

评价肾小管再吸收功能的方法主要是尿钠浓度和钠排泄分数（fractional excretion of sodium，FENa）测定。FENa 是目前通常应用的肾功能检测中特异性、准确性和敏感性都较高的指标。在 FENa $<1\%$ 或 $>3\%$ 时，对肾前性和肾性肾衰有较肯定的鉴别诊断意义。自由水清除率（free water clearance，CH_2O）可判断肾性肾衰竭的发生与否，正常人尿不含自由水，CH_2O 为负值，在肾性肾衰竭时，CH_2O 趋于 0，甚至为正值。CH_2O 测定只在少尿时才有意义，否则结果不可靠。

第二节　肾脏常用治疗技术

危重病肾脏常用治疗技术主要是血液净化（肾脏替代治疗）。它是指利用净化装置通过体外循环方式清除体内代谢产物、异常血浆成分以及蓄积在体内的药物或毒物，以纠正体内环境紊乱的一组治疗技术。

血液净化治疗不仅广泛应用于肾衰竭或（和）心血管功能不全、脑水肿、严重的全身水肿等情况。而且已广泛用于治疗全身性感染、急性呼吸窘迫综合征（ARDS）、急性重症胰腺炎、高分解代谢状态、多器官功能衰竭等非肾脏疾病。

常用血液净化方式如下。

一、血液滤过

血液滤过指通过建立血管通路将血液引入滤器，使大部分体内的水分、电解质、中小分子物质通过滤过膜被清除，然后补充相似体积的与细胞外液成分相似的电解质溶液（称置换液），从而清除溶质和过多水分的治疗方法。

（一）适应证

（1）高血容量性心功能不全、急性肺水肿。

（2）严重酸碱失衡及电解质紊乱。

（3）药物中毒，尤其是多种药物的复合中毒。

（4）急、慢性肾衰竭伴有以下情况时：①低血压和血液透析时循环不稳定；②血流动力学不稳定；③需要实施全静脉营养；④伴有多器官功能衰竭。

（5）尿毒症性心包炎、皮肤瘙痒、周围神经病变等。病变与中分子毒素有关，可采用血液滤过清除中分子中毒。

（6）肝性脑病、肝肾综合征。

（7）感染性休克。

（8）急性呼吸窘迫综合征。

（9）多器官功能衰竭。

（二）并发症

1. 导管相关的并发症 穿刺部位出血、血肿；穿刺引起气胸、血气胸等；导管相关感染；导管异位。

2. 血液滤过器及管道相关的并发症 滤器内漏血，与滤器中空纤维中压力过高有关；滤器和管道内血栓堵塞，与血滤管路扭曲、导管贴壁或未应用肝素抗凝有关，泵管破裂，与泵管使用时间过长有关。

3. 与抗凝有关的并发症 肝素用量过大引起全身多个部位出血、滤器内凝血、血小板降低。

4. 全身并发症 超滤液过多，置换液补充不足，导致血容量不足和低血压；补液不当引起酸碱失衡及电解质紊乱；长期血液滤过的患者还应注意激素丢失引起的内分泌系统紊乱。

（三）注意事项

1. 对于不同病理生理状态的危重患者应根据具体情况选用不同治疗模式，随时调整治疗参数，保证患者水、电解质、酸碱平衡，避免出现血容量波动或严重电解质紊乱、酸碱失衡。

2. 根据患者凝血功能的变化采用适宜的抗凝方式，注意避免出血等并发症。

3. 保持体外循环管路密闭、通畅，避免受压、扭曲、管路内凝血；保持穿刺部位清洁、干燥。定期换药，减少感染机会；妥善固定体外循环管路，避免管路松动、脱落。

4. 监测穿刺肢体周径的变化，避免血栓形成。

5. 根据患者具体情况调整置换液配方，液体配制时严格遵循无菌操作原则。

6. 监测体外循环管路的各压力变化，发现管路或滤器凝血，及时更换。

7. 按规程操作，避免空气进入循环管路。

8. 治疗过程中严密监测患者生命体征及身体变化。

9. 注意对患者进行心理护理。

二、血液透析

血液透析（hemodialysis）是根据膜平衡的原理，将患者血液通过半透膜与含一定成分的透析液相接触，使两侧可透过半透膜的分子（如水、电解质和中小分子物质）做跨膜移动，达到动态平衡，从而使血液中的代谢产物，如尿素，肌酐等小分子物质和过多的电解质通过半透膜弥散到透析液中，而透析液中的物质如碳酸氢根和醋酸盐等也可以弥散到血液中，从而清除体内有害物质，补充体内所需物质的治疗过程。

1. 适应证 急性肾衰竭血液透析的指征如下：血肌酐大于 442μmol/L，血钾大于 6.5mmol/L，严重的代谢性酸中毒，尿毒症症状加重和水中毒。

2. 禁忌证 血液透析的相对禁忌证如下：①休克和低血压；②严重出血倾向；③心功能不全或严重心律失常而不能耐受体外循环；④恶性肿瘤晚期；⑤脑血管意外；⑥未控制的严重糖尿病；⑦精神失常、不合作的患者。

三、腹膜透析

腹膜透析（peritoneal dialysis，PD）简称腹透，是治疗急性或慢性肾衰竭和某些药物中毒的有效措施。

（一）适应证

腹膜透析适应证与血液透析相同，但与血液透析相比，以下患者更适合于行腹膜透析：①大于 65 岁的老年人；②原有心血管疾病；③糖尿病患者；④有明显出血性倾向的患者；⑤反复血管造瘘失败的患者。

（二）禁忌证

腹膜透析在几乎所有的临床条件下都能够应用，但有时选择血液透析更为适宜。

1. 绝对禁忌证

（1）腹腔感染或肿瘤等所致腹腔广泛粘连或纤维化。

（2）腹壁广泛感染，严重烧伤或皮肤病。

2. 相对禁忌证

（1）腹部手术后 3 天内，腹腔留置引流管。

（2）腹腔局限性炎性病灶。

（3）腹腔内容积严重减小，如高度肠梗阻、晚期妊娠、腹腔巨大肿瘤等。

（4）严重呼吸功能不全。

（5）精神病患者或不合作者。

（6）长期蛋白质及热量摄入不足者。

（7）疝气、腰椎间盘突出者。

（三）并发症

1. 插管并发症 伤口出血、腹腔少量出血、内脏穿孔、轻度肠梗阻、透析液外漏、隧道内透析管扭曲、透析液引流不畅、透析管堵塞、透析管移位等。

2. 腹膜炎 是持续非卧床腹膜透析（CAPD）中最为常见的并发症，包括细菌性、真菌性、结核性、化学性、嗜酸细胞性腹膜炎。

3. 营养缺失综合征 持续非卧床腹膜透析患者均有不同程度的蛋白质、氨基酸及水溶性维生素的丢失，故可以引起低蛋白血症、营养不良、水肿和抵抗力低下。

4. 水、电解质紊乱 透析液负平衡可以使水分进入血管内，增加血容量，引发肺水肿、脑水肿。

5. 高血糖、高脂血症与肥胖 连续使用高渗透析液时，由于葡萄糖的吸收使血糖升高，如果利用和处理糖的能力不佳（如糖尿病），可造成血糖过高。另外，由于患者长期自腹腔吸收大量的葡萄糖，可使体重增加、血脂升高。

6. 腹部感染 发生率为25%，由于横膈抬高及患者长期卧床，影响肺的换气功能而发生肺不张、肺炎、支气管炎及胸腔积液。

7. 腹痛 腹膜炎、腹部过度膨胀、高渗葡萄糖的刺激、透析液 pH 配置不当或温度太低、透析管位置不当或位移等，均可引起腹痛。

8. 腹胀 主要是由于不适应，在早期可以产生腹胀。另外，肠蠕动减少，肠腔积气也可以引起腹胀。

9. 其他 部分患者在输入或排除透析液时可以发生心动过缓、低血压、呼吸困难等迷走神经反射症状。另外，腰痛、肠粘连、痔疮加重、疝气等均为少见并发症。腹膜透析很少发生平衡综合征。

四、血液灌流

血液灌流（hemoperfusion，HP）是指将患者的血液从体内引出进行体外循环，利用体外循环灌流器中吸附剂的吸附作用清除外源性和内源性毒物、药物以及代谢产物等，从而达到净化血液目的的治疗方法，是重症中毒患者首选的血液净化方法。

（一）适应证

1. 急性药物和毒物中毒。
2. 尿毒症。
3. 暴发性肝衰竭。
4. 自身免疫性疾病，如系统性红斑狼疮等。
5. 其他疾病，如甲状腺危象、脓毒血症等，还有待进一步观察。

（二）并发症及不良反应

发热、出血、凝血、微粒肺栓塞、空气栓塞、血压下降。

（三）注意事项

1. 药物或毒物中毒 3 小时内行血液灌流治疗疗效最佳，12 小时后再行治疗效果较差。血液灌流以每次 2～3 小时为宜。若需要继续行血液灌流治疗，则应更换灌流器，以达到最佳治疗效果。

2. 巴比妥类等脂溶性高的药物或毒物中毒使用血液灌流后血中浓度下降，但在灌流进行几小时或 1 天后，由于脂肪组织中的药物或毒物不断释放入血，会出现血中浓度又重新升高的“反跳现象”。为此应严密观察病情变化，必要时可连续灌流 2～3 次或联用其他血液净化方式。

3. 环境温度会影响灌流效果及凝血，应注意保温。

4. 凝血将影响灌流效果，注意肝素用量及血流量，因肝素用量不足及血流量过低均易发生凝血。

扫码“练一练”

（张永平）

第五章　消化功能监测和治疗技术

扫码"学一学"

第一节　消化功能常用监测指标

一、肝功能监测

肝功能监测是重症诊疗的一项重要工作，通过肝功能的严密监测可以了解有无肝损伤和损伤程度，对肝功能做动态比较以观察病情的变化。常用监测指标包括酶学、蛋白、胆红素等检查。

1. 酶学监测　在肝功能不全早期，临床症状还不明显时，部分患者可能已有丙氨酸氨基转移酶（alanine aminotransferase，ALT）、乳酸脱氢酶（lactate dehydrogenase，LDH）的增高。随着黄疸的出现，其数值可能有所下降，说明肝细胞破坏停止。而与肝内胆汁淤滞有关的酶，如碱性磷酸酶（alkaline pHospHatase，AKP）、γ-谷酰胺转肽酶（γ-glutamine transpeptidase，γ-GT）升高。在肝功能恢复时，首先是LDH、GPT下降，而后γ-GT也趋于正常。

2. 胆红素监测　评估肝脏排泄功能。血清总胆红素、直接胆红素的升高和皮肤巩膜黄染的出现，提示肝功能障碍较严重。

3. 蛋白代谢监测　评估肝脏合成功能。肝功能受损时，白蛋白产生减少，其降低程度与肝功能损害的严重程度是相平行的。

需要指出的是，急性重症肝损伤患者，会出现黄疸进行性加重、酶活性进行性降低，即所谓的"胆酶分离现象"，提示肝细胞坏死严重，预后不佳。

肝功能监测多数指标的特异性和敏感性不强，同时，由于肝脏具有巨大的储备能力，在肝功能试验异常之前很可能已经存在一定程度的肝功能损害。某些非肝脏疾病亦可引起肝脏异常反应。因此对所采用的肝功能监测指标及所获得结果，应根据患者病情进行具体分析，以便能正确评估肝功能状况。

二、胃肠道黏膜内pH

在重症患者中，胃肠道缺血现象十分普遍。其细胞对缺血缺氧非常敏感，黏膜上皮的损伤导致黏膜通透性增加，并成为肠道内细菌和内毒素入侵机体的途径，胃肠道是一个巨大的和潜在的污染源，胃肠黏膜是一道分隔内、外环境，抵御细菌、细菌毒素和其他有害物质侵袭的重要的免疫学屏障。

胃肠道黏膜内pH（intramucosal pH，pHi）是反映全身低灌注的早期和灵敏指标，正常范围为7.35~7.45，缺血缺氧可以导致局部组织的乳酸蓄积和酸中毒。

第二节　消化系统常用治疗技术

一、经鼻胃管插管术

放置胃管是临床最常见的操作之一，对需要进行鼻饲、胃肠减压、观察胃液性质、洗胃的患者均应放置鼻胃管。

（一）适应证

1. 胃肠减压。
2. 洗胃。
3. 上消化道出血需观察出血量和速度时。
4. 严重创伤、烧伤、休克、脑出血等情况下判断有无应激性溃疡、上消化道出血。
5. 对不能经口进食且近端消化道功能良好的患者进行营养支持。

（二）禁忌证

1. 相对禁忌证

（1）食管胃底静脉曲张、溃疡或肿瘤者。

（2）鼻咽部或食管上端梗阻者。

（3）近期做过胃手术者。

（4）心脏疾病未稳定的患者，或对迷走刺激耐受差的其他患者。

（5）不能合作的患者。

2. 绝对禁忌证

（1）严重的上颌部外伤或颅底骨折，放置胃管时可能会误入脑室而增加颅内感染的机会。

（2）严重而未能控制的出血性疾病。

（3）食管黏膜大疱性疾病。

（三）操作方法

1. 患者准备

（1）患者取坐位、斜坡位或侧卧位于床边。

（2）插管前6小时禁食水，以防止误吸。

（3）嘱患者低头，尽量使下颌接近胸部，头部前倾可使气管关闭，方便导管进入食管中。

（4）可根据患者的情况使用2%利多卡因喷于咽部，或用含利多卡因的胶浆于咽部。

2. 器械准备

（1）鼻胃管　主要有橡胶胃管和硅胶胃管两种。硅胶胃管与橡胶胃管相比优点较多；质量轻、弹性好、无异味、组织相容性好；胃管头端较硬，便于顺利插入；管壁柔软，刺激性小；管道透明，便于观察管内情况；管前段侧孔较大，便于输注食物和引流；价格低廉。目前使用率最高，可用于病情较重、昏迷、留置胃管时间较长的患者。而橡胶胃管因其诸多缺点，目前只在部分中小医院仍有适用，可用于留置胃管时间短（7天以内）、清醒又无吞咽功能障碍的患者。

（2）其他　无菌生理盐水或灭菌水、胶布、石蜡油、50ml 注射器、纱布等。

3. 操作步骤

（1）确定无留置胃管的禁忌证。洗手，准备用物，向患者做好解释工作。

（2）清醒患者取坐位或半卧位；昏迷患者取平卧位、头后仰。

（3）检查胃管是否通畅。向鼻腔和口腔内喷入 2% 利多卡因，用石蜡油润滑胃管前段及鼻前庭。

（4）测量从鼻尖经耳垂到剑突的长度（成人为 15 ~ 55cm）。

（5）从较通畅的一侧鼻腔缓慢插入胃管，插到鼻咽部会遇到一定阻力（此时插入深度为 10 ~ 15cm）。

（6）对清醒患者，嘱其做吞咽动作，直到胃管达预先标记的刻度；对昏迷患者，操作者可左手托起患者头部，使下颌贴近胸骨柄。

（7）检查胃管有无盘在口腔中，判断胃管位置。

（8）妥善固定胃管。

4. 注意事项

（1）留置胃管前应先了解患者有无鼻咽、食管、胃部等疾病或手术史，有无食管胃底静脉曲张、颅底骨折史。

（2）使用前检查包装内是否有异物，是否完整，产品是否在灭菌有效期内。

（3）插管过程中如发生呛咳、呼吸困难、发绀等情况应立即拔出，然后重新插入。

（4）判断胃管是否在胃：有以下三种方法。

1）抽吸胃内容物观察，并做 pH 测定，分辨是气管内分泌物还是胃液，以测 pH 判断为准。

2）将胃管末端放入水中观察有无气泡：如观察到少量气泡冒出，应考虑腹胀或者是注射器打入太多空气造成的气体外排。如果胃管末端在水中出现随呼吸波动的水柱。即使水中无气泡、患者没有出现咳嗽，也可以断定胃管误插入气管，应立即拔出重插。

3）X 线正位拍片确认：若放置位置正确，则平片上可看到胃管头端在胃腔内，否则可能是在气管内或食管内盘绕。

（5）对反复重插胃管失败的患者，不要强行再插，应间隔 4 小时后再次操作，防止因反复插胃管而导致喉头水肿，增加插管失败率。

（6）对舌后坠的患者，插胃管时可能要使用拉舌钳，以保证插管顺利。

（7）脑出血、脑干损伤等颅内高压患者，若搬动不当或受到剧烈震动，可能造成意外再出血，插胃管时务必注意操作要柔和。

（8）普通方法置入失败时可考虑经导丝置入，但不要在已置入体内的管道中再插入，以免钢丝刺破食管。

（四）并发症

1. 插管时的并发症　①鼻或咽喉部的损伤或出血；②导管误插入气管；③食管或胃的损伤或穿孔；④呕吐；⑤气管痉挛；⑥激发三叉神经痛；⑦诱发或传播疾病。

2. 拔管时的并发症　①黏膜损伤；②导管被内脏包裹，无法拔出。

二、胃管洗胃术

胃管洗胃术是将胃管从鼻腔或口腔插入，经食管到达胃内后，通过胃管吸出毒物后注入洗胃液，将胃内容物排出，以达到排出毒物的目的。

（一）适应证

（1）口服毒物不超过6小时，或超过6小时，但病情危重，胃内仍滞留毒物者。

（2）需留取胃液标本送毒物分析者。

（二）禁忌证

腐蚀性胃炎（服入强酸或强碱）。石油制品如汽油、煤油中毒。伴有严重的食管或胃底静脉曲张，食管、贲门狭窄或梗阻，主动脉弓瘤，严重心肺疾病，新近上消化道出血者。

（三）操作方法

1. 用物准备

（1）洗胃包　洗胃盆、漏斗洗胃管或粗胃管、压舌板、治疗碗各一个。

（2）治疗盘　液状石蜡、弯盘、纸巾、胶布、棉签、治疗巾、橡皮围裙、注射器、量杯、开口器、舌钳、牙垫、检验标本容器、听诊器。

（3）洗胃溶液　洗胃液的温度一般为35～38℃，温度过高可使血管扩张，加速血液循环而促使毒物吸收。常用的洗胃液种类有：①温水或者生理盐水；②碳酸氢钠溶液；③高锰酸钾溶液。

2. 操作步骤

（1）人工洗胃

1）置入鼻胃管，方法见“经鼻胃管插管术”。

2）抽尽胃内容物，必要时留标本送检验。

3）开始洗胃，多采用漏斗洗胃法：将漏斗放置于低于胃部的位置，挤压橡皮球，抽尽胃内容。抬高漏斗至距口腔30～50cm处，徐徐倒入洗胃液300～500ml（小儿酌情）。当漏斗内尚有少量溶液时，迅速将漏斗倒转并使之低于胃部水平，利用虹吸作用引出胃内液体，使其流入污水桶内。如液体不能顺利流出，可用胃管中段的皮球加压吸引（先将皮球前端胃管反折，然后压闭皮球，再放开胃管）。胃内溶液流完后，再抬高漏斗。如此反复灌洗，直至洗出液与灌洗液相同为止。

（2）洗胃机　有条件者使用，包括控制台、溶液桶（瓶）、污水桶（瓶）。

三、三腔二囊管置入术

三腔二囊管压迫止血是抢救肝硬化门静脉高压出现食管、胃底静脉曲张破裂大出血患者生命的一项及时有效的治疗手段。

（一）适应证

肝硬化并食管下段、胃底静脉曲张破裂出血。

（二）禁忌证

（1）病情垂危或深昏迷不配合者。

（2）咽喉、食管肿瘤病变或曾进行局部手术者。

（3）合并胸腹主动脉瘤。

（三）操作方法

1. 患者准备

（1）使患者取仰卧位，向患者做好解释工作，稳定其情绪以取得充分配合，对烦躁不安或不合作者，可静脉注射异丙酚、咪达唑仑等镇静药物，注意在床边密切监测患者生命征。

（2）清除口鼻腔内的结痂及分泌物。

2. 器械准备

（1）三腔二囊管　选择气囊完整、质地柔软的三腔二囊管，头端有注水吸引孔。找到管壁约45cm、60cm、65cm三处标记及三腔通道出口。

（2）止血钳　3个止血钳，分别封闭三腔管口。

（3）50ml注射器　2个注射器，分干、湿使用。

（4）治疗碗　2个治疗碗，分别盛放石蜡油和水。

（5）其他　镊子、手套、测压计、听诊器、无菌碗、液体石蜡、重0.5kg的砂袋（或盐水瓶）、血压计、绷带及宽胶布等。

3. 操作步骤

（1）认真检查三腔二囊管气囊有无松脱、漏气，充气后膨胀是否均匀，通向食管囊、胃囊和胃腔的管道是否通畅。

（2）从体外向两气囊内注气，观察并记录胃囊和食管囊压力分别为40~60mmHg、20~40mmHg时的注气量：抽取双囊内气体，用止血钳封闭两囊管口。

（3）将三腔二囊管前端及气囊表面涂布液体石蜡。

（4）铺放治疗巾，嘱患者头部稍侧向操作者对侧。润滑鼻孔，缓缓插入三腔二囊管，入管12~15cm时检查口腔以防止三腔二囊管在口腔内折曲，同时嘱患者深呼吸并做吞咽动作（吞咽时即送管深入）。

（5）使三腔管顺利送入至45cm标记处，检查是否到达胃腔。检查方法如下：①由胃管腔抽出胃内容物，证明三腔管已入胃；②快速注射气体50ml，同时用听诊器听诊是否存在气过水音，若有，则三腔管已入胃；③置胃管口于水中，若有气泡随呼吸不断溢出，则说明三腔管可能已误入气管了。检查三腔管已进入胃内后，抽尽胃液，予3000ml以内的冰生理盐水反复灌洗，直至抽出液转清（为避免灌洗过程中发生再次呕血或管道脱出，再暂时简单冲洗，固定后再行反复灌洗）。

（6）用注射器先向管腔注入空气250~300ml（囊内压40~50mmHg），使胃气囊充气后用血管钳将此管腔钳住，然后将三腔二囊管向外牵拉。感觉有中等度弹性阻力时，表示胃气囊已压于胃底部，此时再以0.5kg重砂袋通过滑车持续牵引三腔二囊管，以达到充分压迫的目的。

（7）胃囊充气后观察5分钟仍未能压迫止血者，向食管囊内注入气体100~200ml（囊内压30~40mmHg）后钳住此管腔，以直接压迫食管下段的曲张静脉。胃囊注气后已止血者不需要食管囊注气。

（8）插入固定后，定时自胃管抽吸胃内容物，以观察是否继续出血，并可通过胃管进行有关治疗。

（9）出血停止24小时后，取下牵引砂袋，并将食管囊和胃囊放气，继续留管于胃内观察24小时，如未再出血，可嘱患者口服液体石蜡15～20ml以润滑食管壁数分钟，先后抽尽食管囊、胃囊气体并封闭管口，然后缓慢旋转拔出三腔管。

（四）注意事项

（1）置管后患者应侧卧或头部侧转，便于分泌物吐出，防止吸入性肺炎。

（2）干湿注射器使用要分开，不要向囊内注入液体或事物，以免导致拔管困难。

（3）注气时先注胃囊，后注食管囊；放气时先放食管囊，后放胃囊。

（4）使用三腔二囊管后禁止经口进食。

（5）使用三腔二囊管过程中注意观察患者有无心悸、胸闷、呼吸困难、窒息等表现。若有这些表现，可能是食管囊压力过大，或三腔管移位压迫心脏、气管、喉部所致。此时应将食管囊减压，或将二囊放气，调整所需位置后重新注气、测压、固定，并监测血氧饱和度。

（6）置三腔二囊管留置时间不宜超过3～5天，否则可能导致食管、胃底黏膜因压迫太久而发生溃疡、坏死。每2～3小时检查气囊内压力一次，如压力不足应及时增压注气。

（7）每8～12小时将食管囊放气并放松牵引一次，并使三腔二囊管再稍深入，使胃囊与胃底黏膜分离，同时口服液体石蜡15～20ml，以防胃底黏膜与气囊粘连而坏死。30分钟后再将气囊充气加压。

（五）并发症

（1）持续呃逆。

（2）心律失常。

（3）肺水肿，气囊滑出而压迫纵隔。

（4）气囊脱出造成气道堵塞：一旦发生，须立即放气并拔出导管。

（5）食管被压迫处糜烂、坏死、撕裂，甚至食管破裂。

扫码“练一练”

（袁维真）

第六章　神经功能监测和治疗技术

扫码“学一学”

第一节　神经功能常用监测指标

神经功能监测的主要目标是提供合适的细胞环境来保存神经功能完好和掌握最佳的恢复时机。最简单、最重要的监测方式是系列的神经学查体，但是在重症神经疾病患者受到限制，不同的监测技术可以弥补神经学检查方法的不足，包括全身监测和脑监测。

一、脑电图监测

目前脑电图（EEG）仍然是直接监测脑功能和监测癫痫活动的最佳手段。连续 EEG 监测应便于床旁使用，便于阅读分析，同时不干扰正常医疗和护理工作。脑电图监测的临床意义是多方面的，根据 EEG 对监测脑病理生理变化敏感的特点，将 EEG 的应用归纳为以下几点。

1. 监测脑代谢变化　EEG 对脑代谢变化异常敏感。

2. 细胞缺血缺氧状态　脑血流与 EEG 有极好的相关性，为 EEG 监测脑皮质细胞缺血缺氧变化提供了科学基础。临床常常以此作为依据确定治疗时间窗；监测手术（如颈动脉内膜剥脱术）过程，并给予指导。

3. 监测脑内局灶病变　EEG 电极监测部位与大脑半球解剖相关，当重症患者不能移动，不能进行脑 CT 和 MRI，床旁 EEG 检查可辅助脑疾病定位诊断。连续动态地监测病变演变过程是 EEG 床旁监测的另一优势。

4. 监测癫痫活动　惊厥性癫痫（NCS）患者占 29%，其中 65% 为非惊厥性癫痫持续状态（NCES）。这些癫痫活动，即便不伴运动系统，也是有害的，如增加颅内压，增加脑血流量和脑氧耗量等，最终导致死亡率的增加。

5. 监测脑功能损伤程度　根据 EEG 变化对昏迷进行了分级评价，从而可判断脑功能损伤程度（定量）。

6. 监测预后　应用 EEG 对重症患者脑功能状态进行预后预测。

7. 指导治疗和医疗决策　将持续或连续脑电图监测用于指导治疗和医疗决策的时代已经开始。

二、诱发电位监测

诱发电位（EP）技术包括脑干听觉诱发电位（BAEP）、体感诱发电位（SEP）、视觉诱发电位（VEP）和运动诱发电位（MEP）。

1. 脑干听觉诱发电位监测（BAEP）　BAEP 用于监测的主要作用有以下几个方面：①协助定位诊断，中脑以下听传导通路受累时，BAEP 变化与脑干功能一致；②判断病情，通过诱发电波形变化进行分级判断；③判断预后，心脏骤停复苏、脑外伤或中枢神经系统感染等原因昏迷时，如果Ⅲ～Ⅴ波缺失，几乎无一存活或处于植物状态。相反，如 BAEP 正常则 80%～90% 存活，多数预后良好；④评价脑干功能的完整性，判断脑死亡；⑤无创颅内压监测，当颅内压高达 30mmHg 时（正常 <15mmHg），BAEP 的Ⅴ波波幅下降，Ⅴ波绝对潜伏期延长，其他波的波峰间潜伏期延长，提示高颅压已导致中脑损伤；⑥指导治疗，BAEP变化出现脑疝以前，根据 BAEP 的变化，可提前做出处理，减少脑疝的危险性，治疗后，又可根据 BAEP 变化，调整干预措施。

2. 体感诱发电位监测 体感诱发电位（SEP）的基本原理是刺激躯体某一感觉神经，其特定传导通路的任何一点记录到诱发电位。SEP 用于监测的临床研究工作主要围绕以下几个方面进行：①判断病情，通过诱发电波变化进行分级判断；②判断预后；③判断脑死亡，脑死亡患者约 69% 存在 P/N13，而 P/N13 以后的波形消失，标志脑功能的丧失；④无创性颅内压监测；⑤指导治疗。

3. 视觉诱发电位（VEP）和运动诱发电位监测 在 ICU 的应用不多，一些临床观察和临床研究结果并不肯定。

三、颅内压监测

虽然临床上可观察到许多颅内压增高的征象，但作为敏感的、动态的监测指标尚有困难，以下介绍几种 ICU 常用的监测方法。

（1）监测意识状态变化 是颅内压监测中不可缺少的部分。

（2）监测瞳孔变化。

（3）监测颅内压 颅内压（ICP）持续监测为有创性技术，但监测的敏感性优于意识障碍、瞳孔变化和其他临床表现。由于颅内压持续监测可对不同程度的颅内压和动态变化的颅内压随时显示和记录，因此，具有诊断、治疗和判断预后等重要意义。监测的方法按部位不同分为脑室内压力监测、硬脑膜下或硬膜外压力监测。脑室内压力监测是将硅胶管插入侧脑室内、使用外界传感器和监测仪进行监测的方法，操作简便，准确可靠；同时还能监测脑脊液，或进行脑室造影、脑室引流和药物治疗，具有诊断和治疗双重价值。其缺点是可能发生颅内感染，监测时间不宜超过一周。硬膜下压力监测采用硬膜开放，中空螺栓置入蛛网膜表面的方法，因监测受多种因素干扰而准确性差，目前已多不使用。

颅内压监测的适应证如下。

（1）强适应证：①严重脑外伤（GCS 3～8 分）伴入院时头颅 CT 异常；②严重脑外伤（GCS 3～8 分）伴入院时头颅 CT 正常以及至少有下列中的 2 条：年龄 >40 岁，收缩压 < 90mmHg，对疼痛的异常运动姿势。

（2）可能的适应证：①蛛网膜下腔出血伴脑积水；②其他病因（GCS <9 分和 CT 存在脑水肿证据）；③代谢性，如肝性昏迷；④缺氧（缺血）如大面积脑梗死、心跳骤停后；⑤中枢神经系统感染。

四、脑血流监测

目前，临床上应用最多，并能够达到监测目的的是经颅多普勒超声显像（TCD）。TCD 的优点是无创性、费用低、可在床边操作，能定量测定血流速度、显示微栓子信号和了解脑血管的储备能力。可分为连续性和间断性两种方式，根据需要反复检查或较长时程监测，尤其适于手术期间脑血流的全程监测。TCD 可对任何原因引起的重症脑功能损伤，特别对影响到脑血管、脑血流、脑灌注的患者进行连续监测，并反馈治疗信息。此外，TCD 还可反映颅内压增高情况，指导降颅压治疗。当 TCD 显示颅内循环停止时，则提示预后不良。

第二节　神经系统常用治疗技术

一、腰椎穿刺术

腰椎穿刺术（lumbar puncture）是神经科临床常用的检查方法之一，对神经系统疾病的诊断和治疗有重要价值、简便易行，亦比较安全；但如适应证掌握不当，轻者可加重原有病情，重者甚至危及病员安全。

（一）适应证

1. 中枢神经系统炎症性疾病的诊断与鉴别诊断　包括化脓性脑膜炎、结核性脑膜炎、病毒性脑膜炎、霉菌性脑膜炎、乙型脑炎等。

2. 脑血管意外的诊断与鉴别诊断　包括脑出血、脑梗死、蛛网膜下腔出血等。

3. 肿瘤性疾病的诊断与治疗　用于诊断脑膜白血病，并通过腰椎穿刺鞘内注射化疗药物治疗脑膜白血病。

4. 测定颅内压力和了解蛛网膜下腔是否阻塞等

（二）禁忌证

（1）可疑颅高压、脑疝。

（2）可疑颅内占位病变。

（3）休克等危重症患者。

（4）穿刺部位有感染灶、脊柱结核或开放性损伤。

（三）腰椎穿刺术穿刺方法及步骤

（1）嘱患者侧卧于硬板床上，背部与床面垂直，头向前胸部屈曲，两手抱膝紧贴腹部，使躯干呈弓形；或由助手在术者对面用一手抱住患者头部，另一手挽住双下肢腘窝处并用力抱紧，使脊柱尽量后凸以增宽椎间隙，便于进针。

（2）确定穿刺点，以髂后上棘连线与后正中线的交会处为穿刺点，一般取第 3～4 腰椎棘突间隙，有时也可在上一或下一腰椎间隙进行。

（3）常规消毒皮肤后戴无菌手套与盖洞巾，用 2% 利多卡因自皮肤到椎间韧带逐层做局部浸润麻醉。

（4）术者用左手固定穿刺点皮肤，右手持穿刺针以垂直背部的方向缓慢刺入，成人进针深度为 4～6cm，儿童则为 2～4cm。当针头穿过韧带与硬脑膜时，可感到阻力突然消失有落空感。此时可将针芯慢慢抽出（以防脑脊液迅速流出，造成脑疝），即可见脑脊液流出。

（5）在放液前先接上测压管测量压力。正常侧卧位脑脊液压力为 80～180mmH_2O 或 40～50滴/分。若了解蛛网膜下腔有无阻塞，可做 Queckenstedt 试验。即在测定初压后，由助手先压迫一侧颈静脉约 10 秒，然后再压另一侧，最后同时按压双侧颈静脉；正常时压迫颈静脉后，脑脊液压力立即迅速升高一倍左右，解除压迫后 10～20 秒，迅速降至原来水平，称为梗阻试验阴性，示蛛网膜下腔通畅。若压迫颈静脉后，不能使脑脊液压力升高，则为梗阻试验阳性，示蛛网膜下腔完全阻塞；若施压后压力缓慢上升，放松后又缓慢下降，示有不完全阻塞。凡颅内压增高者，禁做此试验。

（6）撤去测压管，收集脑脊液2~5ml送检；如需做培养时，应用无菌操作法留标本。

（7）术毕，将针芯插入后一起拔出穿刺针，覆盖消毒纱布，用胶布固定。

（8）术后患者去枕俯卧（如有困难则平卧）4~6小时，以免引起术后低颅压头痛。

（四）注意事项

（1）严格掌握禁忌证，凡疑有颅内压升高者必须先做眼底检查，如有明显视乳头水肿或有脑疝先兆者，禁忌穿刺。凡患者处于休克、衰竭或濒危状态以及局部皮肤有炎症、颅后窝有占位性病变者均禁忌穿刺。

（2）穿刺时患者如出现呼吸、脉搏、面色异常等症状时，应立即停止操作，并做相应处理。

（3）鞘内给药时，应先放出等量脑脊液，然后再等量转换性注入药液。

二、颅内穿刺血肿引流术

（一）适应证

1. 高血压性脑出血

（1）脑叶出血≥30ml。

（2）基底节区出血≥30ml。

（3）丘脑出血≥10ml。

（4）小脑出血≥10ml。

（5）脑室内出血，引起阻塞性脑积水、铸型性脑室积血者。

（6）颅内血肿出血量虽然未达到手术指征的容量，但出现严重神经功能障碍者。

2. 外伤性颅内血肿

（1）急性硬脑膜外、硬膜下血肿，幕上血肿≥30ml，幕下血肿≥10ml，病性较稳定预计短期内不至于发生脑疝者。

（2）亚急性、慢性硬脑膜下血肿。

（3）脑内血肿参照对高血压脑出血的手术指征处理。

（4）颅脑损伤并发有脑室出血和阻塞性脑积水者。

3. 其他类型的颅内血肿 如新生儿自发性颅内血肿，抗凝治疗后脑内出血（严重凝血障碍除外）、Moyamoya病、不明原因的脑内血肿。

4. 其他 对各种脑血管病和外伤引起的颅内血肿导致脑疝、危及生命的，可立即手术，以解除或缓解脑疝。这种治疗也可作为急性颅内血肿开颅手术前的重要施救措施，为开颅手术赢得时机。

（二）禁忌证

1. 脑干功能衰竭。

2. 凝血机制障碍、有严重的出血倾向，如血友病。

3. 明确的颅内动脉瘤及动静脉畸形引起的血肿。

（三）操作方法

根据 CT 扫描定位，选择血肿量最大层面，测量血肿中心到颅表最近点的距离即为穿刺针长度，该点为穿刺点，穿刺点要避开头皮、硬膜、脑表面的大血管及重要脑功能区。应用 YL－1 型一次性使用颅内血肿粉碎穿刺针，在电钻驱动下钻进颅骨，拔除钻头，放入圆钝头针芯，推至血肿腔，拔除针芯，即见血液流出，拧上帽盖，连接侧管，并用注射器缓慢抽吸血肿液态部分，一般第一次清除血肿量为总出血量的 20%～50%，之后拧紧帽盖，插入针型粉碎器，用生理盐水冲洗并进行等量置换，至引流液清亮后注入尿激酶 20 000U 加生理盐水 2ml 夹闭引流管，4 小时后开放引流。之后每日 1～2 次的液化冲洗及引流。2～7 天后根据复查 CT 确认血肿清除 80%～90% 即可拔针。

（四）注意事项

1. 严格无菌操作：为防止颅内感染，针具使用必须严格坚持一次性使用的原则。
2. 术中抽吸量以降低颅内压为目的，只要颅内压下降到正常水平（侧管液面高度低于穿刺点 15cm），应停止抽吸，改用等量冲洗，原则上保持颅内压的平稳。

（五）术后处理

通常在术后 12 小时内复查 CT，了解穿刺针位置和残余血肿情况，确定下一步治疗方案。如术后患者情况不稳定，应立即复查 CT，调整穿刺针的位置或再次手术。

三、全脑血管造影术

脑血管造影是将造影剂直接注入血管内，使脑血管系统显影的一种 X 线投影检查技术。通过血管造影可以具体了解血管的形态学变化，如走行、分布、移位、粗细及循环时间的变化等。最终确定病灶是血管本身，还是颅内其他部位病变引起血管变化，为临床诊断治疗提供依据。

（一）适应证

1. 颅内血管性疾病，如颅内动脉瘤、动静脉畸形、动静脉瘘、动脉栓塞等。
2. 颅内占位性病变，如颅内肿瘤、脓肿、囊肿、血肿等。
3. 颅脑外伤引起的脑外血肿。
4. 手术后观察手术效果及脑血循环状态。

（二）禁忌证

1. 老年性动脉硬化者需慎重。
2. 有严重心、肾、肝功能不全者。
3. 造影剂过敏者。
4. 有严重出血倾向者。

（三）造影方法

先选入路动脉，一般选用右股动脉，通过右股动脉放置一动脉鞘，通过该动脉鞘管选用不同导管，在导丝引导下，选所要显示动脉，注入含碘造影剂。造影剂所经过的血管轨迹连续摄片，通过电子计算机辅助成像为脑血管数字减影造影（DSA）。

扫码"练一练"

（四）术后处置及注意事项

造影结束后，撤出选择性脑导管。拔出动脉鞘，双手于穿刺点及穿刺点上方股动脉搏动处压迫15分钟止血。穿刺点以无菌敷料覆盖，弹力绷带加压包扎，加1kg盐袋压迫，返回病房，穿刺侧下肢制动24小时，观察足背动脉搏动情况（24小时内），抗生素静脉滴注3天预防感染。

（虞红新）

第七章　麻醉与镇痛

扫码“学一学”

第一节　麻　醉

麻醉学在临床医学中发挥着重要作用，在医院里往往能见到麻醉医师忙碌的身影。他们为外科、妇产科、耳鼻喉科、眼科、口腔科等手术病人提供无痛、安全、肌松、无不良反应和术中知晓的手术条件以完成手术治疗。同时通过所掌握的复苏急救知识和技术，对各科病人，特别是危重症病人发生的循环、呼吸、肝肾等系统功能衰竭进行处理，并在加强治疗病房（ICU）、疼痛门诊以及病房等方面，也都发挥重要作用。

我国很早以前就有关于麻醉的传说和记载，例如：公元2世纪，我国伟大的医学家华佗发明了“麻沸散”，用全身麻醉进行腹腔手术。《神农本草经》所载药物中就有不少具有镇痛麻醉效果的药，如羊踯躅、大麻、乌头、附子、莨菪子、蜀椒等。1578年李时珍在《本草纲目》中，介绍了曼陀罗花的麻醉作用。关于针灸镇痛，早在战国时期（公元前475～221年）古典医书《黄帝内经》就在针灸方面从经络穴、针灸法到针灸理论做了比较系统的论述，有针刺治疗头痛、牙痛、耳痛、关节痛和胃痛等记载。总之，在我国历代的医药著述中，有关麻醉止痛、复苏急救等方面的记载，内容丰富，经验宝贵，说明在我国医学发展中，麻醉方面也有很大的成就和贡献。著名学者秦必光等在四川省内就对针刺麻醉研究有较高的造诣。

一、麻醉前病情估计

扫码“看一看”

麻醉科医师应在麻醉前1～2天访视患者，目的在于：

（1）获得有关病史、体检和精神状态等的资料，做出麻醉前病情估计。

（2）指导患者熟悉有关的麻醉问题，解决其焦虑心理。

（3）与外科医师和患者之间取得一致的处理意见。

美国麻醉医师协会（ASA）体格情况评估分级见表7－1。

表7－1　美国麻醉医师协会（ASA）体格情况评估分级

评估标准	
1级	全身情况良好，无脏器疾病，对麻醉手术耐受良好，正常情况下没有什么风险
2级	查体和化验有轻微变化，但代偿功能健全，对一般的麻醉手术可以耐受，风险较小
3级	有严重系统性疾病，重要脏器功能受损，但尚在代偿范围内，行动受限，但未丧失工作能力，麻醉和手术有一定顾虑和风险，需重视术前准备工作
4级	有重度系统性疾病、重要脏器病变受损，功能代偿不全，已丧失工作能力，经常面临生命安全的威胁，麻醉手术有相当的风险，终身需要不间断的治疗
5级	病情危重濒死，不论手术与否，在24小时内不太可能存活，手术是孤注一掷，麻醉手术异常危险
6级	临床脑死亡患者，可以作为器官移植供体

全面的麻醉前估计工作应包括以下几个方面：

1）充分了解病人的健康状况、特殊病情及其治疗用药情况。

2）明确全身状况和器官功能存在哪些不足，麻醉前需做哪些积极准备。

3）明确器官疾病和特殊病情的安危所在，术中可能发生哪些并发症，需采取哪些防治措施。

4）估计和评定病人接受麻醉和手术的耐受力。

5）选定相适应的麻醉药、麻醉方法和麻醉前用药，拟订麻醉具体实施方案。

实践证明，充分的麻醉前估计和准备，能提高麻醉手术安全性、减少并发症及加速康复。

二、麻醉选择

1. 麻醉的选择原则 取决于病情特点、手术性质和要求、麻醉方法本身的优缺点、麻醉者的理论水平和技术经验，以及设备条件等几方面因素，同时还要尽可能考虑手术者对麻醉的要求和病人自己的意愿。麻醉科医师在日常工作中，原则上应首先采用安全性最大和操作比较熟悉的麻醉方法。麻醉科医师选用自己最为熟悉的全身麻醉方法已为常态。今已确认，在某些临床情况下，单纯的局部麻醉在某种程度上无法超越全身麻醉，但局部麻醉仍有自身的优势。

2. 麻醉药和麻醉方法选择 各种麻醉药和麻醉方法都有各自的特点、适应证和禁忌证，选用前必须结合病情或手术加以全面考虑。原则上尽量采用简单的麻醉，确有指征时才采用较为复杂的麻醉和较完善的监测。

三、麻醉药与麻醉方法的选择

（一）局部麻醉和神经阻滞

局部浸润和神经阻滞麻醉操作简便，对全身影响小，适用于高危休克病人，但仅限于表浅外伤清创缝合或肢体手术。上肢手术最常用臂丛神经阻滞，下肢手术可在腰丛和坐骨神经阻滞下完成手术。循环状态不稳定或范围大、需时长的手术，不要勉强在局部麻醉下进行，避免术中病情加重从而处理不便。局部麻醉（包括神经阻滞）与全身麻醉联合应用，使病人有可能在较浅麻醉下完成手术，可显著减少麻醉药用量，减轻麻醉药对机体功能的影响，有利于保证病人麻醉期间循环呼吸管理，也有利于术后恢复。

（二）全身麻醉

1. 吸入麻醉 几乎所有的现代吸入麻醉药都有循环抑制作用，影响程度与吸入浓度有关。作用途径包括抑制心肌收缩力、改变外周血管张力和影响自主神经活动。在吸入性麻醉药中氟烷和安氟醚心肌抑制明显。异氟醚、地氟烷和七氟烷降低血压主要是由于外周血管扩张的结果。与其他吸入麻醉药相比，氧化亚氮心肌抑制作用最轻，吸入浓度25%有镇静作用，25%～50%有镇痛作用，麻醉维持浓度30%～70%。麻醉时倾向于小量联合应用，如氧化亚氮－氧－肌松药，辅以小量安氟烷或异氟烷，麻醉作用相加而循环抑制减轻。更多情况是吸入麻醉药与静脉药物配伍。

2. 静脉麻醉 氯胺酮用药后产生血压升高和心率加快，静脉注射后3～5分钟心率和平均动脉血压上升20%～25%，20分钟后逐渐恢复到用药前水平。这一特点使氯胺酮在休克病人麻醉中占有重要地位。

依托咪酯对循环影响小，不降低心肌收缩力也不阻断交感反应，适用于并存低血容量和循环状态不稳定的休克患者，由于降低脑代谢和脑血流，尤其适用于合并颅脑损伤的休克病人。

咪达唑仑是目前麻醉中最常应用的苯二氮䓬类药物。麻醉诱导剂量0.1～0.2mg/kg静脉注射，诱导前应基本纠正低血容量状态，危重症病人减小用量。

麻醉性镇痛药中以芬太尼对循环影响最小，不抑制心肌功能，也无组胺释放作用。目前倾向于将中等剂量（20～30μg/kg）芬太尼与低浓度吸入性麻醉药或小剂量苯二氮䓬类药物联合用于循环欠稳定病人的手术麻醉。

麻醉安全的关键是无论选择何种药物，均应小量分次用药，依据病人反应决定用药总量。

3. 肌肉松弛药 琥珀胆碱仍然是目前显效最快的肌肉松弛药，1～2mg/kg静脉注射，1分钟内即可提供满意肌松，循环影响轻微，是休克病人快速诱导插管的常用药物。

非去极化肌松药种类很多，可根据临床要求选择应用。米库氯铵作用快，维持时间短，适用于快速诱导插管。中短效药物维库溴铵循环稳定，但与大剂量芬太尼联合应用时可发生心动过缓，需静脉注射阿托品对抗。阿曲库铵不依赖肝肾代谢，无药物蓄积危险，用量大或注射速度快与米库氯铵有相似组胺释放作用，容易引起血压下降。顺阿曲库铵在保留阿曲库铵代谢优点同时避免了组胺释放作用。中长效药物中泮库溴铵用药后心率增快，可对抗芬太尼心率减慢作用，罗库溴铵和哌库溴铵在临床用量不阻断交感神经节，无组胺释放作用，都可用于休克病人。

常用镇静药物的负荷剂量与维持剂量，见表7－2。

表7－2 常用镇静药物的负荷剂量与维持剂量参考

药物名称	负荷剂量（mg/kg）	维持剂量（mg/（kg·hr））
咪达唑仑	0.03～0.3	0.04～0.2
劳拉西泮	0.02～0.06	0.01～0.1
地西泮	0.02～0.1	
丙泊酚	1～3	0.5～4

四、麻醉管理

（一）麻醉期间的监测

1. 心电图 ECG除监测心率变化外，还可分析有无心律失常、心肌缺血和电解质异常。

2. 动脉压 直接动脉压实时监测，对病情变化可立即发现，及时采取措施防止病情恶化。同时可很方便地采集动脉血样，了解血气变化。

3. 中心静脉压和肺动脉嵌压 只要病人条件允许，尽量通过中心静脉置管测定CVP。随时观察CVP变化有助于判断病情，指导治疗。中心静脉置管还为术中输液和用药提供了通路。另外CVP难以及时反映左心功能情况，对整体心功能迅速变化的反应迟缓，敏感程度也低，尤其在休克治疗和麻醉处理病人时常不能及时反馈治疗效果，此时放置肺动脉导管监测 PAP 和 PAWP 显然优于 CVP。

4. 尿量 尿量是反映肾脏血液灌注的可靠指标，也间接反映全身循环情况。

5. 体温 最方便的测温途径是经鼻咽腔，读取数值稍低于食管和直肠温度。

6. 红细胞计数和红细胞比容 休克病人术中监测红细胞计数和红细胞比容，维持红细胞比容不低于25%～30%有利于保证组织供氧，也有利于了解病情，指导治疗。

7. 血乳酸 血乳酸是反映组织灌注和代谢情况的灵敏指标，其升高程度与休克严重程度正相关。休克治疗期间乳酸浓度下降表明病情好转，持续升高提示预后不良。

8. 氧供需指标监测 休克病人为偿还氧债常表现为高代谢状态，保证足够的组织氧输送更为重要。组织供氧量（DO_2）表示为动脉氧含量和心脏指数的乘积，组织耗氧量（VO_2）表示为动静脉氧含量差和心脏指数乘积，氧摄取率 $ERO_2 = VO_2/DO_2$，正常为0.25，超过0.25说明供氧不足。逐渐增加供氧量至耗氧量不再增加时表明组织供氧已能满足代谢需要。测定氧供需指标需要通过肺动脉导管采血测混合静脉血氧，外周动脉取血测动脉血氧。结合心排血量计算结果。连续心排血量监测仪（CCO）在输入病人相关数据后可直接报出各种氧代谢指标。组织氧代谢障碍时 H^+ 浓度增加，需要消耗体内 HCO_3^- 来缓冲，导致产生大量 CO_2，使 $PvCO_2$ 升高。动物实验也发现随组织血流减少，静脉－动脉二氧化碳分压差（$Pv-aCO_2$）逐渐升高，$Pv-aCO_2$ 升高到15mmHg相当于 DO_2 降低达临界值，提示 $Pv-aCO_2$ 是反映组织氧代谢障碍的可靠指标之一。本指标测定方便，可用于评估心排血量能否满足组织代谢需要，休克病人应调节心排血量使 $Pv-aCO_2$ 维持在15mmHg以下。

（二）循环管理

麻醉前建立有创监测，麻醉诱导期间随时观察病人对药物的循环反应，术中依据循环耐受情况调节麻醉深度。

（三）呼吸管理

失血性休克病人当合并浅快呼吸时，由于通气/血流比例失常，其肺内分流可由正常的10%增加到30%。因此建议全麻病人应用肌松药控制通气。机械通气除保证病人有充分供氧外，还可节省病人呼吸作功，减少机体耗氧量。通气时吸氧浓度不要低于50%，以保证组织氧合。但长时间高浓度氧吸入可导致肺不张、氧中毒，术中宜根据动脉血气结果调节吸氧浓度和各项呼吸指标。严重低氧血症间歇正压通气方式难以纠正时可应用呼气末正压通气（PEEP）。

第二节 镇痛镇静治疗

术后病人可能经历不同程度的疼痛，对于某些病人来说，术后疼痛可能是他们一生中可能经历的最严重的疼痛。术后镇痛是提高围手术期病人生活质量的重要环节。

值得关注的是，目前许多病人的术后疼痛并未得到令人满意的控制，导致这种状况的原因可能包括：尽管使用阿片类药物是术后镇痛的主要方法，医师、护士及病人对于使用阿片类药物仍心存恐惧。研究证实：术后疼痛会对病人产生十分不利的影响，而完善的术后镇痛能使病人早期活动，减少下肢血栓形成及肺栓塞的发生可能，还可促进胃肠功能的早期恢复，从而减少了手术的并发症和死亡率。

一、镇痛与镇静治疗在ICU中的应用

重症医学的发生与发展旨在为多器官功能障碍的非终末期重症病人提供全面而有效的生命支持，以挽救病人的生命，并最大程度地恢复和保持病人的生活质量。

镇痛与镇静治疗是特指应用药物手段以消除病人疼痛、减轻病人焦虑和躁动、催眠并诱导顺行性遗忘的治疗。

ICU的重症病人处于强烈的应激环境之中，其常见原因包括：

1. 自身严重疾病的影响　病人因为病重而难以自理，各种有创诊治操作，自身伤病的疼痛。

2. 环境因素　病人被约束于床上，灯光长明，昼夜不分，各种噪音（机器声、报警声、呼喊声……），睡眠剥夺，邻床病人的抢救或去世等。

3. 隐匿性疼痛　气管插管及其他各种插管，长时间卧床。

4. 对未来命运的忧虑　对疾病预后的担心，死亡的恐惧，对家人的思念与担心等。

这一切都使得病人感觉到极度的“无助”和“恐惧”，构成对病人的恶性刺激，增加病人的痛苦，甚至使病人因为这种“无助与恐惧”而躁动挣扎，危及生命安全。我们在抢救生命、治疗疾病的过程中，必须同时注意尽可能减轻病人的痛苦与恐惧感，使病人不感知或者遗忘其在危重阶段的多种痛苦，并不使这些痛苦加重病人的病情或影响其接受治疗。故此，镇痛与镇静应作为ICU内病人的常规治疗。

镇痛与镇静治疗的目的和意义在于：

1. 消除或减轻病人的疼痛及躯体不适感，减少不良刺激及交感神经系统的过度兴奋。

2. 帮助和改善病人睡眠，诱导遗忘，减少或消除病人对在ICU治疗期间病痛的记忆。

3. 减轻或消除病人焦虑、躁动甚至谵妄，防止病人的无意识行为（挣扎…）干扰治疗，保护病人的生命安全。

4. 降低病人的代谢速率，减少其氧耗氧量，使得机体组织氧耗的需求变化尽可能适应受到损害的氧输送状态，并减轻各器官的代谢负担。

有少数报道还指出，对非常危重的病人，诱导并较长时间维持一种低代谢的“休眠”状态，可减少各种应激和炎性损伤，减轻器官损害。

镇痛与镇静治疗并不等同，对于同时存在疼痛因素的病人，应首先实施有效的镇痛治疗。镇静治疗则是在先已祛除疼痛因素的基础之上帮助病人克服焦虑，诱导睡眠和遗忘的进一步治疗。

二、疼痛评估

疼痛评估应包括疼痛的部位、特点、加重及减轻因素和强度，最可靠有效的评估指标是病人的自我描述。使用各种评分方法来评估疼痛程度和治疗反应，应该定期进行、完整记录。常用评分方法有：

1. 语言评分法（verbal rating scale，VRS）　按从疼痛最轻到最重的顺序以0分（不痛）至10分（疼痛难忍）的分值来代表不同的疼痛程度，由病人自己选择不同分值来量化疼痛程度。

2. 视觉模拟法（visual analogue scale，VAS）　用一条100mm的水平直线，两端分别

定为不痛到最痛。由被测试者在最接近自己疼痛程度的地方画垂线标记，以此量化其疼痛强度。VAS 已被证实是一种评价老年病人急、慢性疼痛的有效和可靠方法（图 7-1）。

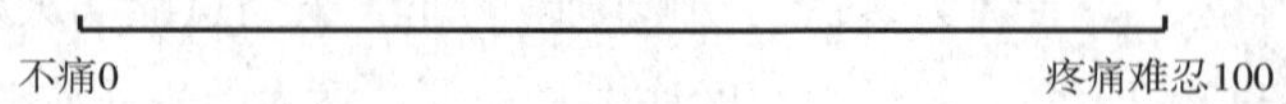

图 7-1　视觉模拟评分法（VAS）

3. 数字评分法（numeric rating scale，NRS）　NRS 是一个 0~10 的点状标尺，0 代表不疼，10 代表疼痛难忍，由病人从上面选一个数字描述疼痛（图 7-2）。其在评价老年急、慢性疼痛的有效性及可靠性上已获得证实。

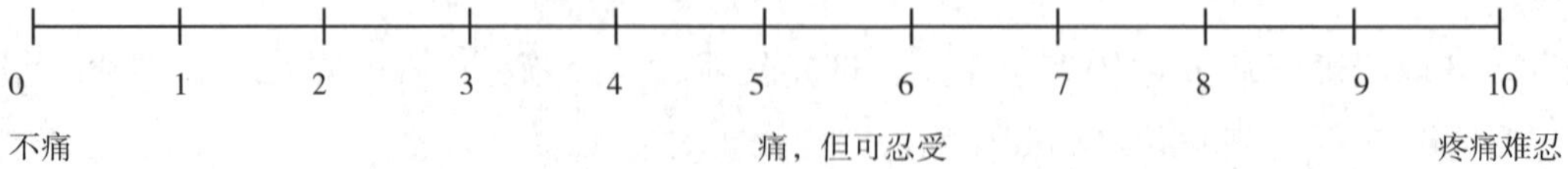

图 7-2　数字疼痛评分尺

4. 面部表情评分法：（faces Pain Scale，FPS）　由六种面部表情及 0~10 分（或 0~5 分）构成，程度从不痛到疼痛难忍。由病人选择图像或数字来反映最接近其疼痛的程度（图 7-3）。FPS 与 VAS、NRS 有很好的相关性，可重复性也较好。

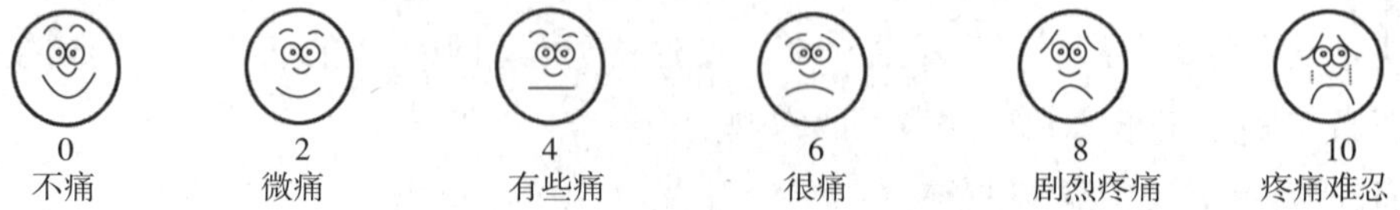

图 7-3　面部表情疼痛评分法

5. 术后疼痛评分法（Prince-Henry 评分法）　该方法主要用于胸腹部手术后疼痛的测量。从 0 分到 4 分共分为 5 级，评分方法见表 7-3：

表 7-3　术后疼痛评分法

分值	描述
0	咳嗽时无疼痛
1	咳嗽时有疼痛
2	安静时无疼痛，深呼吸时有疼痛
3	安静状态下有较轻疼痛，可以忍受
4	安静状态下有剧烈疼痛，难以忍受

对于术后因气管切开或保留气管导管不能说话的病人，可在术前训练病人用 5 个手指来表达自己从 0~4 的选择。

疼痛评估可以采用上述多种方法来进行，但最可靠的方法是病人的主诉。VAS 或 NRS 评分依赖于病人和医护人员之间的交流能力。当病人在较深镇静、麻醉或接受肌松剂情况下，常常不能主观表达疼痛的强度。在此情况下，病人的疼痛相关行为（运动、面部表情和姿势）与生理指标（心率、血压和呼吸频率）的变化也可反映疼痛的程度，需定时仔细观察来判断疼痛的程度及变化。但是，这些非特异性的指标容易被曲解或受观察者的主观影响。

6. 镇静和躁动的评估

（1）镇静和躁动的主观评估　Ramsay 评分：是临床上使用最为广泛的镇静评分标准，

分为六级，分别反映三个层次的清醒状态和三个层次的睡眠状态（表7－4）。Ramsay评分被认为是可靠的镇静评分标准，但缺乏特征性的指标来区分不同的镇静水平。

表7－4　Ramsay评分

分数状态	描述
1	病人焦虑、躁动不安
2	病人配合，有定向力、安静
3	病人对指令有反应
4	嗜睡，对轻叩眉间或大声听觉刺激反应敏捷
5	嗜睡，对轻叩眉间或大声听觉刺激反应迟钝
6	嗜睡，无任何反应

（2）Riker镇静、躁动评分（Sedation－Agitation Scale，SAS）　SAS根据病人七项不同的行为对其意识和躁动程度进行评分（表7－5）。

表7－5　Riker镇静和躁动评分

分值	描述	定义
7	危险躁动	拉拽气管内插管，试图拔除各种导管，翻越床栏，攻击医护人员，在床上辗转挣扎
6	非常躁动	需要保护性束缚并反复语言提示劝阻，咬气管插管
5	躁动	焦虑或身体躁动，经言语提示劝阻可安静
4	安静合作	安静，容易唤醒，服从指令
3	镇静	嗜睡，语言刺激或轻轻摇动可唤醒并能服从简单指令，但又迅即入睡
2	非常镇静	对躯体刺激有反应，不能交流及服从指令，有自主运动
1	不能唤醒	对恶性刺激无或仅有轻微反应，不能交流及服从指令

恶性刺激：指吸痰或用力按压眼眶、胸骨或甲床5秒钟。

三、镇痛治疗

疼痛治疗包括两方面：即药物治疗和非药物治疗。药物治疗主要包括阿片类镇痛药、非阿片类中枢性镇痛药、非甾体抗炎药（NSAIDS）及局麻药。非药物治疗主要包括心理治疗、物理治疗。

（一）镇痛药物治疗

1. 阿片类镇痛药　理想的阿片类药物应具有以下优点：起效快，易调控，用量少，较少的代谢产物蓄积及费用低廉。临床中应用的阿片类药物多为相对选择μ受体激动药。所有阿片受体激动药的镇痛作用机制相同，但某些作用，如组胺释放、用药后峰值效应时间、作用持续时间等存在较大的差异，所以在临床工作中，应根据病人特点、药理学特性及副作用考虑选择药物。

阿片类药物的副作用主要是引起呼吸抑制、血压下降和胃肠蠕动减弱；在老年人尤其明显。阿片类药诱导的意识抑制可干扰对重症病人的病情观察，在一些病人还可引起幻觉、加重烦躁。

治疗剂量的吗啡对血容量正常病人的心血管系统一般无明显影响。对低血容量病人则容易发生低血压，在肝、肾功能不全时其活性代谢产物可造成延时镇静及副作用加重。

芬太尼具有强效镇痛效应，其镇痛效价是吗啡的100～180倍，静脉注射后起效快，作用时间短，对循环的抑制较吗啡轻。但重复用药后可导致明显的蓄积和延时效应。快速静脉注射芬太尼可引起胸壁、腹壁肌肉僵硬而影响通气。

瑞芬太尼是新的短效 μ 受体激动剂，在 ICU 可用于短时间镇痛的病人，多采用持续输注。瑞芬太尼代谢途径是被组织和血浆中非特异性酯酶迅速水解。代谢产物经肾排出，清除率不依赖于肝肾功能。在部分肾功不全病人的持续输注中，没有发生蓄积作用。对呼吸有抑制作用，但停药后 3~5 分钟恢复自主呼吸。

舒芬太尼的镇痛作用为芬太尼的 5~10 倍，作用持续时间为芬太尼的两倍。一项与瑞芬太尼的比较研究证实，舒芬太尼在持续输注过程中随时间剂量减少，但唤醒时间延长。

哌替啶（杜冷丁）镇痛效价约为吗啡的 1/10，大剂量使用时，可导致神经兴奋症状（如欣快、谵妄、震颤、抽搐），肾功能障碍者发生率高，可能与其代谢产物去甲哌替啶大量蓄积有关。哌替啶禁止和单胺氧化酶抑制剂合用，两药联合使用，可出现严重副反应。所以在 ICU 不推荐重复使用哌替啶。

阿片类药间断肌内注射是一种传统的术后镇痛方法，但临床上需反复注射给药、病人的退缩心理以及药物起效所需时间等综合因素使镇痛效果不尽人意。这种方法从根本上说不可能消除病人的药效和药代动力学的个体差异，尤其在血流动力学不稳定的病人不推荐使用肌内注射。持续静脉用药常比肌肉用药量少，对血流动力学影响相对稳定，对一些短效镇痛药更符合药效学和药代动力学的特点，但需根据镇痛效果的评估不断调整用药剂量，以达到满意镇痛的目的。

推荐意见：

（1）应考虑病人对镇痛药耐受性的个体差异，为每个病人制定治疗计划和镇痛目标。

（2）对血流动力学稳定病人，镇痛应首先考虑选择吗啡；对血流动力学不稳定和肾功不全病人，可考虑选择芬太尼或瑞芬太尼。

（3）急性疼痛病人的短期镇痛可选用芬太尼。

（4）瑞芬太尼是新的短效镇痛药，可用于短时间镇痛或持续输注的病人，也可用在肝肾功不全病人。

（5）持续静脉注射阿片类镇痛药物是 ICU 常用的方法，但需根据镇痛效果的评估不断调整用药剂量，以达到满意镇痛的目的。

2. 非阿片类中枢性镇痛药 近年来合成的镇痛药曲马多属于非阿片类中枢性镇痛药。曲马多可与阿片受体结合，但亲和力很弱，对 μ 受体的亲和力相当于吗啡的 1/6000，对 κ 和 δ 受体的亲和力则仅为对 μ 受体的 1/25。临床上此药的镇痛强度约为吗啡的 1/10。治疗剂量不抑制呼吸，大剂量则可使呼吸频率减慢，但程度较吗啡轻，可用于老年人。主要用于术后轻度和中度的急性疼痛治疗。

3. 非甾体类抗炎镇痛药（NSAIDs） NSAIDs 的作用机制是通过非选择性、竞争性抑制前列腺素合成过程中的关键酶——环氧化酶（COX）达到镇痛效果。代表药物如对乙酰氨基酚等。

对乙酰氨基酚可用于治疗轻度至中度疼痛，它和阿片类联合使用时有协同作用，可减少阿片类药物的用量。该药可用于缓解长期卧床的轻度疼痛和不适。该药对肝衰竭或营养不良造成的谷胱甘肽储备枯竭的病人易产生肝毒性，应予警惕。对于那些有明显饮酒史或营养不良的病人使用对乙酰氨基酚剂量应小于 2g/d，其他情况小于 4g/d。

非甾体类抗炎镇痛药用于急性疼痛治疗已有多年历史。虽然有不同的新型 NSAIDs 问世，但其镇痛效果和不良反应并无明显改善。其主要不良反应，包括胃肠道出血、血小板抑制后继发出血和肾功能不全。在低血容量或低灌注病人、老年人和既往有肾功能不全的病人，更易引发肾功能损害。

4. 局麻药物　局麻药物主要用于术后硬膜外镇痛，其优点是药物剂量小、镇痛时间长及镇痛效果好。目前常用药物为布比卡因和罗哌卡因。

布比卡因的镇痛时间比利多卡因长 2～3 倍，比丁卡因长 25%。但其高浓度会导致肌肉无力、麻痹，从而延迟运动恢复。降低布比卡因的浓度可大大降低这些并发症。

罗哌卡因的心脏和神经系统的安全性比布比卡因高，小剂量时，对痛觉神经纤维具有选择性，对痛觉神经纤维的阻断优于运动神经纤维。

大量资料证实，局麻药联合阿片类用于硬膜外镇痛，不但降低了局麻药的浓度及剂量，镇痛效果也得到增强，同时镇痛时间延长。但应注意吗啡和芬太尼在脑脊液中的长时间停留可能导致延迟性呼吸抑制。

除此之外，临床上还应关注硬膜外镇痛带来的恶心、呕吐、皮肤瘙痒、血压下降及可能发生的神经并发症。合理选择药物、适时调整剂量及加强监测，是降低并发症发生率的保证。

推荐意见：局麻药物联合阿片类药物经硬膜外镇痛可作为 ICU 术后病人的镇痛方法，但应合理选择药物、适时调整剂量并加强监测。

（二）非药物治疗

非药物治疗包括心理治疗、物理治疗等手段。研究证实，疼痛既包括生理因素，又包括心理因素。在疼痛治疗中，应首先尽量设法祛除疼痛诱因，并积极采用非药物治疗；非药物治疗能降低病人疼痛的评分及其所需镇痛药的剂量。

四、镇静治疗

镇静药物的应用可减轻应激反应，辅助治疗病人的紧张焦虑及躁动，提高病人对机械通气、各种 ICU 日常诊疗操作的耐受能力，使病人获得良好睡眠等。使病人保持安全和舒适是 ICU 综合治疗的基础。

目前 ICU 最常用的镇静药物为苯二氮䓬类和丙泊酚。

1. 苯二氮䓬类药物　是较理想的镇静、催眠药物。它通过与中枢神经系统内 GABA 受体的相互作用，产生剂量相关的催眠、抗焦虑和顺行性遗忘作用；其本身无镇痛作用，但与阿片类镇痛药有协同作用，可明显减少阿片类药物的用量。

咪达唑仑适用于治疗急性躁动病人。

劳拉西泮是 ICU 病人长期镇静治疗的首选药物，不适于治疗急性躁动。

地西泮具有抗焦虑和抗惊厥作用，可用于急性躁动病人的治疗。

2. 丙泊酚（又称异丙酚）　丙泊酚是一种广泛使用的静脉镇静药物；特点是起效快，作用时间短，撤药后迅速清醒，且镇静深度呈剂量依赖性，镇静深度容易控制。丙泊酚亦可产生遗忘作用和抗惊厥作用。丙泊酚半衰期短，停药后清醒快，利于进行神经系统评估。此外，丙泊酚还有直接扩张支气管平滑肌的作用。

3. 镇静药物的给予 镇静药的给药方式应以持续静脉输注为主，首先应给予负荷剂量以尽快达到镇静目标。经肠道（口服、胃管、空肠造瘘管等）、肌内注射则多用于辅助改善病人的睡眠。间断静脉注射一般用于负荷剂量的给予，以及短时间镇静且无需频繁用药的病人。

为避免药物蓄积和药效延长，可在镇静过程中实施每日唤醒计划。

4. α_2受体激动剂 α_2受体激动剂有很强的镇静、抗焦虑作用，且同时具有镇痛作用，可减少阿片类药物的用量，其亦具有抗交感神经作用，可导致心动过缓和（或）低血压。

右美托咪定：由于其对 α_2 受体的高选择性，是目前唯一兼具良好镇静与镇痛作用的药物，同时它没有明显心血管抑制及停药后反跳的副作用。

推荐意见：

（1）对急性躁动病人可以使用咪达唑仑、地西泮或丙泊酚来获得快速的镇静。

（2）需要快速苏醒的镇静，可选择丙泊酚。

（3）短期的镇静可选用咪达唑仑或丙泊酚。

（4）长期镇静治疗如使用丙泊酚，应监测血三酰甘油水平，并将丙泊酚的热卡计入营养支持的总热量中。

（5）对接受镇静治疗的病人，应提倡实施每日唤醒计划。

（6）镇静药长期（>7 天）或大剂量使用后，停药过程应逐渐减量以防戒断症状出现。

五、外周神经阻滞用于四肢手术麻醉和术后镇痛

外周神经阻滞技术可为术后病人提供安全有效的镇痛，这包括采用长效局麻药进行手术切口局部浸润、外周神经或神经丛阻滞等。超声引导 + 神经刺激仪定位下外周神经阻滞技术通常用于四肢手术的麻醉和术后镇痛，外周神经置管和连续给药技术将外周神经阻滞演变为术后镇痛的有效方法，术后经臂丛神经鞘、股神经鞘、腰丛神经丛和坐骨神经连续输注局麻药或病人自行给药镇痛等方法已成功地用于术后病人的镇痛。

（一）重视外周神经阻滞在临床麻醉和术后镇痛中的价值

手术创伤和术后疼痛不仅取决于中枢敏化的程度，也取决于组织损伤的外周伤害性刺激的传入过程，因此，围术期疼痛的防治不仅应针对中枢敏化（如采用阿片类镇痛药物），还需重视对外周伤害性刺激传入途径的阻断。

外周神经阻滞（peripheral nerve block，PNB）可有效阻止疼痛刺激的传入，防止中枢敏化和神经可塑性的发生。大量研究证据表明：区域麻醉在临床麻醉和术后镇痛方面的价值理应得到充分的重视。完善的 PNB 可为四肢手术提供满意的麻醉，近年来，经外周神经鞘置管和连续给药技术的应用将 PNB 演变为术后镇痛的有效方法之一，PNB 在临床麻醉和术后镇痛方面的价值已经引起人们的普遍关注。

（二）经外周神经阻滞和病人自控区域镇痛（patient－controlled nerve analgesia，PCNA）在术后镇痛中的应用

区域镇痛技术在提供满意镇痛的同时，可避免阿片类药物的使用，从而避免恶心等不良反应。外周神经阻滞的全身副作用少，病人可早期下床活动，有利于病人尽快恢复出院，此外，外周神经阻滞（如臂丛、坐骨神经、股神经等）采用长效局麻药（如罗哌卡因或布

比卡因）可提供12小时以上的镇痛。外周神经阻滞可采用单次给药，但对于长时间手术后镇痛仍需反复注药，而外周神经置管技术可满足临床长时间镇痛给药的需求。通过留置导管持续输注局麻药可以达到长期神经阻滞的目的。通常外周神经阻滞易于操作、安全、价廉，但用于术后病人的镇痛尚有待普及。

PNB用于手术麻醉和术后镇痛普及的原因：

1. 高龄重危病人（ASA Ⅲ ~ Ⅳ级）接受四肢手术量的逐渐增加。

2. 门诊手术比例增加，医院加快临床周转的需要。

3. PNB对机体病理生理影响小，无需严密监测，病人偏爱。

4. 便于有效的术后镇痛，尽早功能恢复，无需特殊监测。

5. 减少了严重神经根损伤、尿潴留，以及对凝血机制异常病人麻醉的担忧。

6. 减少了围手术期病人对阿片类药物的需求及其相关的副作用；适应医疗费用紧缩的需要。

六、其他镇痛方法

（一）经皮电神经刺激

经皮电神经刺激（TENS）可以用于某些术后病人的镇痛。将电极贴在疼痛部位（可以是切口的任一边），施以低压电刺激达到镇痛目的。TENS原理的基础是Melzack和Wall的疼痛门控理论。随机对照研究已经证实，使用TENS的病人镇痛效果明显优于未用TENS的对照组。

（二）心理和行为治疗

心理和行为治疗可为病人提供一种疼痛已被控制的感觉。所有病人都应做好面临手术及术后疼痛的准备。简单的方法如：放松下颌、听听音乐、回忆美好事物都有利于减轻焦虑并减少镇痛用药。

手术后病人可能存在与手术创伤本身无关的伤害，如头痛，手术后胃管，手术引流管和静脉输液管等产生的不适。此外，病人可能常常存在心理上的“异常”，如焦虑、害怕、或失眠等。因此，重视全面改善病人的生活质量包括心理康复，将有效地减轻术后病人的痛苦。改善医院环境，创造一种温馨的就医氛围，适当让病人参与一些力所能及的医护活动，对其心理和生理方面的康复都将十分有益。

（刘琉）

扫码“练一练”

扫码“学一学”

第八章　营　养

住院患者营养不良的发生率很高，据不完全统计，有30%～50%的住院患者合并不同程度的营养不良，而ICU患者营养不良的发生率几乎高达100%。营养不良已经成为影响危重症患者康复甚至导致死亡的常见原因。合理的营养不但可以缓解病情、防止并发症的发生，而且能够缩短病程、减少患者费用，降低死亡率，是临床治疗的重要组成部分。

一、营养支持概念

营养是指人体摄取、消化、吸收食物，利用食物中营养物质以满足机体生理需要的生物学过程。营养支持是危重症患者治疗的重要措施，包括肠外营养（parenteral nutrition，PN）与肠内营养（enteral nutrition，EN）。这两种营养支持的内容，包括脂肪、糖类、蛋白质、平衡的多种维生素、平衡的多种微量元素等成分，与一般食物有根本的区别。支持方式的选择主要依靠患者病情和疾病状态，特别是肠功能状态。现代临床营养支持已经超越了以往提供能量，恢复“正氮平衡”的范畴，而通过代谢调理和免疫功能调节，从结构支持向功能支持发展，发挥着“药理学营养”的重要作用，成为现代危重病治疗的重要组成部分。

二、危重症患者应激状态下的代谢改变

应激反应（stress reaction）是指机体对外界环境或内在的、躯体或精神或情绪上的任何有害刺激的生物学反应的总称，是危重病发生、发展过程中的重要阶段，常迅速引起代谢性营养不良。机体遭受创伤、烧伤、感染及大手术的打击后，会发生一系列病理生理反应及代谢改变，这种生理变化发生在两个显著不同阶段，即代谢抑制期与代谢亢进期。在创伤后12～24小时，常常发生代谢抑制，主要与低氧耗、低体温、低心排血量、低灌注及乳酸酸中毒有关。随着病情发展，发热、呼吸频率增快、心排血量增加、氧耗增加、外周血白细胞增加等表现，代谢抑制逐渐让位于代谢亢进。其生理与代谢变化的特点主要包括：①能量消耗迅速增加；②葡萄糖需要量增加，但氧化利用障碍，血糖升高；③蛋白质合成降低，分解加速；④脂肪动员与氧化加速；⑤净氮丢失增加及负氮平衡；⑥机体免疫功能下降；⑦胃肠功能损害等。应激反应的高峰发生在损伤数日后，而后随着机体康复逐渐消失。

三、危重症患者营养支持目的

供给细胞代谢所需要的能量与营养底物，维持组织器官结构与功能；通过营养素的药理作用调理代谢紊乱，调节免疫功能，增强机体抗病能力，从而影响疾病的发展与转归，这是实现危重症患者营养支持的总目标。营养支持并不能完全阻止和逆转重症患者严重应激的分解代谢状态和人体组成改变。患者对于补充的蛋白质的保存能力很差。但合理的营养支持，可减少净蛋白的分解及增加合成，改善潜在和已发生的营养不良状态，防止并发症的发生。

四、危重症患者营养支持原则

严重应激后机体代谢率明显增高，出现一系列代谢紊乱，体重丢失平均0.5～1.0kg/d，机体营养状况迅速下降及发生营养不良（体重丢失≥10%）是危重症患者普遍存在的现象。并成为独立因素影响危重症预后。临床研究表明，延迟的营养支持将导致危重症患者迅速出现营养不良，并难以为后期的营养治疗所纠正。此外，营养摄入不足（underfeeding）和蛋白质能量负平衡与发生营养不良及血源性感染相关，并直接影响ICU患者的预后。对危重症患者来说，维持机体水、电解质平衡为第一需要。在复苏早期、血流动力学尚未稳定或存在严重的代谢性酸中毒阶段，均不是开始营养支持的安全时机。此外还需考虑不同原发疾病、不同阶段的代谢改变与器官功能的特点。存在严重肝功能障碍、肝性脑病、严重氮质血症、严重高血糖未得到有效控制等情况下，营养支持很难有效实施。

应激性高糖血症是ICU患者普遍存在的问题。任何形式的营养支持（EN、PN），均应配合应用胰岛素控制血糖。严格控制血糖水平（≤110～150mg/dl）可明显改善危重症患者的预后，使机械通气时间、住ICU时间、MODS发生率及病死率明显下降。

对于入住ICU的危重症患者，应根据其各自的代谢特点给予个体化的营养支持，表8－1为《2006年美国成人重症营养指南》中对不同危重症营养支持原则的推荐意见。

表8－1 不同危重症营养支持原则的推荐意见

病症	对不同危重需养支持原则的推荐意见
脓毒症（Sepsis）	根据专家共识，一旦复苏完成且血流动力学稳定，建议应当在诊断严重全身性感染或感染性休克后24～48小时内给予EN治疗。建议在全身性感染早期给予滋养型喂养策略（定义为10～20 kcal/h或不超过500 kcal/d），如果耐受良好，则24～48小时后开始增加喂养量，第一周内达到80%目标量。我们建议蛋白质供给量为1.2～2.0 g/（kg·d）。建议严重全身性感染患者不常规使用免疫调节配方的EN制剂
呼吸衰竭	建议急性呼吸衰竭患者考虑使用限制液体入量的高能量密度EN配方（尤其在液体负荷过多时）；密切监测血磷浓度，必要时应适当给予补充
肾衰竭	建议患急性肾衰竭（ARF）或急性肾损伤（AKI）的ICU患者使用标准肠内营养配方，并摄入ICU推荐的标准剂量蛋白质［1.2～2.0g/(kg·d)］与能量［25～30kcal/(kg·d)］。如果发生电解质明显异常，应考虑应用肾衰的特殊配方制剂（恰当的电解质和蛋白比例）。推荐接受血液透析或CRRT的患者增加蛋白质补充，最大剂量可达2.5 g/（kg·d）。肾功能不全的患者不应为避免或延迟透析治疗而限制蛋白质摄入量
肝衰竭	由于肝硬化及肝衰竭患者有腹水、血管内容量不足、水肿、门静脉高压及低蛋白血症等并发症，建议使用能量及蛋白需要量的预测公式时，应采用干重或平时体重而非实际体重。与其他危重病患者相同，我们建议肝衰竭患者不应限制蛋白质摄入。建议罹患急性和（或）慢性肝病的ICU患者优先选择肠内营养治疗方式。对于已经接受肠腔内作用抗生素及乳果糖一线治疗的肝性脑病患者，没有证据表明支链氨基酸（BCAA）型肠内营养配方能够改善昏迷的严重程度
急性胰腺炎	建议需要营养治疗的重症急性胰腺炎患者优先选择EN而非PN。重症急性胰腺炎患者可经胃或经空肠接受EN，建议当重症急性胰腺炎患者不能给予EN时，应在胰腺炎发病一周后考虑使用PN。对于喂养不耐受的中重度胰腺炎患者，建议应采取相应措施改善EN耐受性。接受早期EN的重症急性胰腺炎患者可考虑使用益生菌
腹腔开放	建议没有肠道损伤的开放腹腔患者应尽早（伤后24～48小时）开始EN，建议开放腹腔患者按照15～30 g/L渗液丢失量额外增加蛋白质补充，能量需求与其他ICU患者相同
烧伤	对于保留胃肠道功能且口服饮食不能达到预计能量需求的烧伤患者，应当给予EN。不能实施EN或EN不能耐受时考虑给予PN。建议可能时使用IC每周重复测定以评估烧伤患者的能量需要。建议烧伤患者蛋白质补充量为1.5～2.0g/（kg·d）。建议烧伤患者尽早开始EN（如果可能，应在损伤后4～6小时内开始）

续表

病症	对不同危重需养支持原则的推荐意见
外科大手术	建议对所有 ICU 术后患者评估营养风险（例如，NRS-2002 或 NUTRIC 评分）；传统指标即内脏蛋白水平（血浆白蛋白、前白蛋白与转铁蛋白）不应作为营养状态评价指标。如有可能，术后 24 小时内应给予 EN，因为 EN 的预后较 PN 或 STD（标准补液治疗）更好。对于需要 EN 治疗的 SICU 术后患者，建议常规给予免疫调节配方肠内营养制剂（含精氨酸与鱼油）。对许多术后病情复杂的患者（如长期肠梗阻、肠吻合，开放腹腔，需要血管活性药维持血流动力学），建议应当在保证安全及临床判断的基础上进行个体化治疗。对于上消化道大手术且不能接受 EN 的患者，建议开始使用 PN（仅当预计 PN 治疗≥7 天时）。除非患者存在高营养风险，PN 不应在术后立即开始，而应延迟至 5～7 天后开始。如果术后可以进食，只要患者可以耐受，我们建议进食固体食物，而无需将清流食作为第一餐
慢性危重病	建议慢性危重病患者（定义为因持续存在器官功能不全需要住 ICU ＞21 天的患者）给予积极高蛋白质 EN 治疗，且如有可能，应制订抗阻力功能锻炼计划
肥胖	肥胖患者不能经口摄食时，在收入 ICU 24～48 小时内即开始早期 EN。对 ICU 肥胖患者进行营养评估时，除所有 ICU 患者的常规指标外，重视代谢综合征的生物标志物，评价合并症，并确定炎症反应状态。ICU 肥胖患者的营养评估应注重中心型肥胖、代谢综合征、少肌症的表现，以及 BMI＞40，SIRS 或与肥胖相关的心血管疾病与死亡高风险的其他合并症。建议对 ICU 肥胖患者给予高蛋白-低热卡喂养，以保存瘦体组织，动员储备的脂肪，最大限度降低过度喂养导致的代谢并发症。对于不同程度的肥胖患者，建议 EN 处方能量供给目标：BMI 30～50 者，11～14kcal/（kg 实际体重·d）；BMI ＞50 者，22～25kcal/（kg 理想体重·d）。建议蛋白质供给量：BMI 30～40 者，2.0g/（kg 理想体重·d）；BMI ≥40 者，2.5g/（kg 理想体重·d）。建议如有可能，成年 ICU 肥胖患者应选用低能量密度、低非蛋白质热氮比（NPC∶N）配方的肠内营养制剂。肥胖的危重病患者接受早期 EN 时，建议加强监测，评估高血糖、高脂血症、高碳酸血症、液体负荷过多/肝脏脂肪堆积等是否恶化。对于曾接受减肥手术治疗的 ICU 肥胖患者，开始静脉输注含葡萄糖液体或营养治疗前，建议应补充维生素 B_1（硫胺素）。此外，应考虑评价与治疗微营养素缺乏［包括钙、维生素 B_1、维生素 B_{12}、脂溶性维生素（A、D、E、K）与叶酸，以及微量元素铁、硒、锌、铜］
人工营养与水化治疗（ANH）	在无效治疗或临终情况下，建议不应强制提供 ANH。有关进行 ANH 的决定应基于循证依据、最佳临床实践、临床经验与判断，并与患者、亲属和（或）代理决策人进行充分有效的沟通，同时尊重患者本人的选择与尊严

五、营养支持途径与选择原则

临床营养支持途径分为肠外营养支持（通过外周或中心静脉途径）与肠内营养支持（通过喂养管经胃肠道途径）。随着临床营养支持的发展，营养支持方式已由 PN 为主要的营养供给方式，转变为通过鼻胃/鼻空肠导管或胃/肠造口途径为主的肠内营养支持。经胃肠道途径供给营养应是危重症患者首先考虑的营养支持途径。因为它可获得与肠外营养相似的营养支持效果，并且在全身性感染等并发症发生及费用方面较全肠外营养更具有优势。

六、危重症患者能量补充原则

合理的热量供给是实现危重症患者有效的营养支持的保障。应激早期，合并有全身炎症反应的急性危重症患者，能量供给在 20～25 kcal/(kg·d)，被认为是大多数危重症患者能够接受并可实现的能量供给目标。即所谓“允许性”低热卡喂养。其目的在于：避免营养支持相关的并发症，如高血糖、高碳酸血症、胆汁淤积与脂肪沉积等。对 ICU 患者来说，营养供给时应考虑危重机体的器官功能、代谢状态及其对补充营养底物的代谢、利用能力。

对于病程较长、合并感染和创伤的危重症患者，病情稳定后的能量补充需要适当的增加，目标喂养可达 30～35kcal/(kg·d)，否则将难以纠正患者的低蛋白血症。

七、肠外营养支持

肠外营养是指由胃肠外途径（通常是静脉）供给机体足够的蛋白质（氨基酸）、脂肪、糖类、维生素、微量元素、电解质和水分。即使在不进食的情况下，患者也能获得正常生长。

（一）适应证

不能耐受肠内营养和肠内营养禁忌的危重症患者，应选择完全肠外营养支持（total parenteral nutrition，TPN）的途径。主要指：①胃肠道功能障碍的危重症患者；②由于手术或解剖问题胃肠道禁止使用的危重症患者；③存在有尚未控制的腹部情况，如腹腔感染、肠梗阻、肠瘘等。对于肠内营养禁忌的危重症患者，如不及时有效地给予 PN，将使其死亡的风险增加 3 倍。

胃肠道仅能接受部分的营养物质的补充的危重症患者，可采用部分肠内与部分肠外营养（partial parenteral nutrition，PPN）相结合的联合营养支持方式，目的在于支持肠功能。一旦患者胃肠道可以安全使用时，则逐渐减少及至停止肠外营养支持，联合肠道喂养或开始经口摄食。

（二）禁忌证

①早期复苏阶段、血流动力学尚未稳定或存在严重水电介质与酸碱失衡；②严重肝衰竭，肝性脑病；③急性肾衰竭存在严重氮质血症；④严重高血糖尚未控制。

（三）肠外营养支持途径与选择原则

肠外营养支持途径可选择经中心静脉和经外周静脉营养支持，如提供完整充分营养供给，多选择经中心静脉途径。营养液容量、浓度不高，和接受部分肠外营养支持的患者，可采取经外周静脉途径。

经中心静脉途径包括经锁骨下静脉、经颈内静脉、经股静脉和经外周中心静脉导管（peripherally inserted central venous catheter，PICC）途径。锁骨下静脉感染及血栓性并发症均低于股静脉和颈内静脉途径，随着穿刺技术和管材的提高，机械性损伤的发生并不比经股静脉高。PICC 并不能减少中心静脉导管相关性感染（catheter related blood infection，CRBI）的发生。对于全身脏器功能状态趋于稳定，但由于疾病难以脱离或完全脱离肠外营养的 ICU 患者，可选择此途径给予 PN 支持。

八、肠内营养支持

肠内营养是指经口摄入或经鼻胃管、鼻肠管或胃肠造瘘管滴入肠内营养要素饮食以提供各种必需的营养素来满足患者的代谢需要的临床治疗方法。

（一）适应证

胃肠道功能存在（或部分存在），但不能经口正常摄食的危重症患者，应优先考虑给予肠内营养。

肠外营养会增加感染并发症，肠内营养无论是在支持效果、花费、安全性还是可行性上都要明显优于肠外营养。危重症患者在条件允许情况下，应尽早使用肠内营养。早期肠内营养是指：“进入 ICU 24 ~48 小时内”，并且血流动力学稳定、无肠内营养禁忌证的情况下开始肠道喂养。

（二）禁忌证

1. 小肠广泛切除后早期 1 个月内。

2. 处于严重应激状态者。

3. 空肠瘘的患者如缺乏足够的小肠吸收面积，无论从上端或下端喂养均有困难时。

4. 年龄小于 3 个月的婴儿。

5. 症状明显的糖尿病、接受大剂量类固醇药物治疗及糖耐量异常的患者。

6. 严重吸收不良综合征及长期少食衰弱患者，在经肠营养以前应先给予一段时间的肠外营养，以改善其小肠酶的活力及肠黏膜细胞的状态。

7. 急性完全性肠梗阻或胃肠蠕动严重减慢的患者。

8. 急性重症胰腺炎急性期患者。

9. 没有明显肠内营养适应证的患者。

10. 休克患者。

（三）肠内营养途径选择与营养管放置

1. 经鼻胃管途径 常用于胃肠功能正常，非昏迷以及经短时间管饲即可过渡到口服饮食的患者。优点是简单、易行，缺点是反流、误吸、鼻窦炎、上呼吸道感染的发生率增加。

2. 经鼻空肠置管喂养 优点在于因导管通过幽门进入十二指肠或空肠，使反流与误吸的发生率降低，患者对肠内营养的耐受性增加。但要求在喂养的开始阶段，营养液的渗透压不宜过高。

3. 经皮内镜下胃造口（PEG） PEG 是指在纤维胃镜引导下行经皮胃造口，将营养管置入胃腔。优点是去除了鼻管，减少了鼻咽与上呼吸道的感染并发症，可长期留置营养管。适用于昏迷、食管梗阻等长时间不能进食，但胃排空良好的危重症患者。

4. 经皮内镜下空肠造口术（PEJ） PEJ 在内镜引导下行经皮胃造口，并在内镜引导下，将营养管置入空肠上段，可以在空肠营养的同时行胃腔减压，可长期留置。其优点除减少了鼻咽与上呼吸道的感染并发症外，减少了反流与误吸风险，并在喂养的同时可行胃十二指肠减压。尤其适合于有误吸风险、胃动力障碍、十二指肠淤滞等需要胃十二指肠减压的危重症患者。

（四）肠内营养的管理与肠道喂养安全性评估

危重症患者往往合并胃肠动力障碍，头高位可以减少误吸及其相关肺部感染的可能性。经胃营养患者应严密检查胃腔残留量，避免误吸的危险，在肠内营养输注过程中，以下措施有助于增加对肠内营养的耐受性：对肠内营养耐受不良（胃潴留 >200ml、呕吐）的患者，可使用促胃肠动力药物；肠内营养开始营养液浓度应由稀到浓；使用动力泵控制速度，输注速度逐渐递增；在喂养管末端夹加温器，有助于患者肠内营养的耐受。

扫码“练一练”

（王政林）

下篇

常见危重病症

扫码“学一学”

第九章　休　克

休克（shock）是各种严重致病因素作用于机体，引起有效循环血容量减少，组织灌注不足，细胞代谢紊乱和功能受损，以及脏器功能障碍或衰竭的病理生理过程，它是一个由多种病因引起的综合征。氧供给不足或需求增加是休克的本质，产生炎症介质是休克的特征。现代的观点将休克视为一个序贯性事件，是一个从亚临床阶段的组织灌注不足向多器官功能障碍或衰竭发展的连续过程。

中医无“休克”的病名，但对休克的临床表现早在《内经》中就有记载，其他古代医籍中亦有不少论述。休克属于中医的“厥证”“脱证”等病证范畴，是指邪毒内陷，或内伤脏腑，或亡津失血所致的气血逆乱、正气耗脱的一类病证。

【病因病机】

一、西医病因和分类

休克有多种分类方法，可根据病因、休克的起始环节及血流动力学变异等分类，常用的是根据病因或血流动力学进行分类（表9－1）。休克的分类是相对的，临床上往往表现为复合型休克。

（一）按病因分类

按病因可分为五类：即低血容量性、感染性、心源性、过敏性与神经源性休克。

（二）根据血流动力学变异分类

表9－1　休克的病因和分类

原因	分类	常见原发病举例
低血容量性休克	失血性休克	创伤失血、消化道出血、异位妊娠破裂、产后大出血、肿瘤出血、动脉瘤及血管畸形破裂
	失液性休克	严重烧伤、肠梗阻、消化道瘘、严重呕吐及腹泻等
心源性休克	心泵作用降低	急性心肌梗死、急性重症心肌炎、心肌病、急性心力衰竭、严重心律失常
	心肌机械运动障碍	严重二尖瓣狭窄、主动脉瓣关闭不全、室间隔穿孔、室壁瘤
分布异常性休克	感染性休克、过敏性休克	重症肺炎、泌尿道感染、中毒性菌痢、化脓性胆管炎、腹腔感染等 应用抗生素、生物制剂、造影剂、抗过敏药物以及食物、血清
	神经源性休克、内分泌性休克	创伤，剧烈疼痛，高位脊髓麻醉或损伤，神经节阻滞剂氰化物、杀虫剂、生物毒素中毒，缺氧、低血糖
梗阻性休克	心内梗阻性休克	大量心包积液、心包内出血 、急性瓣膜功能不全
	心外梗阻性休克	腔静脉梗阻、主动脉夹层、肺栓塞、急性肺动脉高压、张力性气胸

1. 低血容量性休克　低血容量休克是指各种原因引起的外源性和（或）内源性容量丢失而导致的有效循环血量减少、组织灌注不足、细胞代谢紊乱和功能受损的病理生理过程。

2. 心源性休克　心源性休克的基本机制为心脏功能衰竭，心排血量下降导致的组织低灌注。

3. 分布性休克 分布性休克的特点是血管收缩舒张功能调节异常，容量血管扩张，循环血容量相对不足导致组织低灌注。从病因上分类主要包括感染性休克、过敏性休克和神经源性休克。

4. 梗阻性休克 梗阻性休克基本机制为血流的主要通道受阻。如腔静脉梗阻、心包缩窄、肺动脉栓塞等。根据梗阻部位的不同再将其分为心内梗阻性休克和心外梗阻性休克。

二、西医病理生理

休克共同的病理生理基础是有效循环血容量锐减及组织灌注不足，以及产生炎症介质是各类型休克的病理生理基础。

（一）微循环功能变化

休克根据微循环改变的特点可分为三期，但有些休克不一定都经历这三个过程，如过敏性休克发病后可直接进入微循环淤血期；而严重烧伤或严重败血症时，休克早期的表现不明显，一开始即以晚期表现为主。

1. 休克早期（微循环缺血期）

（1）微循环的变化特点是 ①毛细血管前后阻力增加，以前阻力增加为主；②真毛细血管网关闭；③微循环灌流减少；④动－静脉吻合支开放。

（2）微循环障碍的机制 引起休克早期微循环变化的主要机制是：交感－肾上腺髓质系统兴奋和血中儿茶酚胺、血管紧张素Ⅱ、抗利尿激素等缩血管物质的增多。

（3）休克早期微循环变化的代偿意义 主要表现为自我输血、自我输液、血液重新分布和稳压效应四个方面。

2. 休克中期（微循环淤血期）

（1）微循环的变化 ①毛细血管前阻力降低，后阻力降低不明显；②真毛细血管网开放；③微循环灌多于流；④血细胞（白细胞、红细胞和血小板）的黏附或聚集。

（2）微循环障碍的机制 乳酸、组胺、激肽、腺苷等扩血管的物质增多，使血管扩张，血流缓慢；白细胞的贴壁、嵌塞也可使血黏度增大，血流更加缓慢。

（3）休克期微循环变化失代偿的后果 ①心输出量降低；②动脉血压急剧下降；③心脑供血减少。

3. 休克晚期（DIC 期）

（1）微循环的变化 ①毛细血管前后阻力均降低；②真毛细血管内血液淤滞；③微循环麻痹（不灌不流）；④广泛的微血栓形成。

（2）微循环障碍的机制 主要是由于血液高凝状态，内源性与外源性凝血系统激活，导致 DIC 发生。

（3）微循环变化的后果 休克晚期的主要后果是：出血、多器官功能衰竭。

（二）休克时的细胞损伤与代谢障碍

1. 细胞损伤

（1）细胞膜的变化 当休克发生时，由于缺氧、代谢酸中毒及溶酶体释放、氧自由基增加等，引起细胞膜脂质过氧化、离子泵功能障碍，水、钠和钙内流，细胞内水肿。

（2）线粒体的变化　线粒体早期出现功能损害，ATP 合成减少，细胞能量不足；后期，线粒体肿胀，致密结构和嵴消失，钙盐沉积，直至崩解。

（3）溶酶体的变化　缺血、缺氧和酸中毒导致溶酶体酶释放，溶酶体肿胀，空泡形成，最后导致细胞自溶，消化基底膜，激活激肽系统，形成心肌抑制因子等毒性多肽。休克时细胞损伤最终可导致细胞死亡，主要形式是坏死，也存在凋亡。

2. 代谢障碍

（1）物质代谢变化　代谢变化总趋势是氧耗减少，糖酵解加强，脂肪和蛋白分解增加，合成减少，临床表现一过性的高血糖和尿糖，血中游离脂肪酸和酮体增多，蛋白质分解增加，血清尿素氮水平增高，尿氮排泄增多，出现负氮平衡。

（2）电解质、酸碱平衡紊乱　由于 ATP 生成不足，钠泵失灵，导致细胞内 Na^+ 增多，胞外 K^+ 增多，从而引起细胞水肿和高钾血症。休克早期可出现二氧化碳分压下降和呼吸性碱中毒，随着病情发展，由于无氧代谢增加，临床常见为代谢性酸中毒或混合酸碱失衡。

（三）体液因子和炎症介质的释放

各种有害因素侵袭机体时，立即引起神经体液反应，产生多种体液因子及炎症介质，体液因子如儿茶酚胺、抗利尿激素、血管紧张素、一氧化氮等，炎症介质如白介素、肿瘤坏死因子、集落刺激因子、干扰素、活性氧代谢产物以及内源性阿片肽、心肌抑制因子等。这些体液因子和炎症介质过高或过低释放，引起严重炎症反应，或免疫失衡，使血管张力失常，内皮损伤，心肌抑制，心室扩张，从而影响循环以及心脏功能，导致急性心血管功能障碍引发休克。

（四）内脏脏器的继发性损害

休克发生时，机体各脏器均可出现继发损害。

1. 肺　当休克发生时，肺血管痉挛、肺内微循环障碍、肺泡表面活性物质减少，出现呼吸急促、过度通气和肺内分流量增加，肺血管阻力持续增加，患者可发生急性肺损伤（ALI），病情进一步恶化可发展为急性呼吸窘迫综合征（ARDS），这种肺损伤以往称为“休克肺”，多见于脓毒性和创伤性休克。

2. 肾　由于有效循环容量减少，血压下降，儿茶酚胺分泌增加，使肾的入球血管痉挛和肾滤过率明显下降而发生少尿，甚至无尿。而且可出现皮质区的肾小管缺血坏死，即发生急性肾衰竭。

3. 心　在休克早期，心脏的血液供应并无明显减少，当休克进入失代偿期，心脏冠状动脉的血流减少，心肌血流灌注减少，出现缺血缺氧性损害；此外，低氧血症、代谢性酸中毒、高钾血症和心肌抑制因子等可加重心肌的损害，终致严重心功能衰竭发生，晚期可出现各种心律失常甚至心跳骤停。

4. 脑　休克早期，可不出现明显的脑功能障碍，当平均动脉压（MAP）低于 50mmHg 或出现 DIC 时，将出现明显的脑血液循环障碍、脑组织缺氧，缺氧还可导致脑血管壁通透性增高，发生脑水肿，导致一系列神经功能损害症状，患者出现神志淡漠、烦躁，最后出现昏迷。

5. 胃肠道　在发生低血压和低灌注时，机体为了保证心、脑等重要生命器官的灌注，首先牺牲内脏和皮肤等部位的灌注而表现该部血管收缩，可导致胃肠道黏膜的糜烂、溃疡、出血、坏死和细菌、毒素移位。

6. 肝　休克时，当心排血量下降至基础值50%时，肝动脉和门静脉的血流量分别减少30%，这种变化主要是由于肝前血管阻力增加的结果。肝脏除受缺血和缺氧的损害，还会被来自胃肠道的有害物质，如细菌、毒素首先攻击的靶器官。在此过程中，网状内皮细胞（库普弗细胞）可被大量激活，由此所释放的炎性介质对脓毒症的形成有重要影响。

7. 凝血－纤溶系统　休克时由于血小板活性增高、纤溶受抑制及白细胞与内皮细胞黏附并形成微血栓，导致微循环血流淤滞、血细胞聚集，同时血小板释出多种促凝因子，此时机体处于高凝状态，此后由于大量凝血因子的消耗以及继发性纤溶亢进，可出现难以纠正的出血倾向或出血，甚至发生DIC。

三、中医病因、病机

厥脱之起因，历代多有论述。概而论之，凡邪毒内侵，陷入营血；或失血、失精、中毒、剧痛惊恐等耗气伤阴，损及五脏，气血衰败；或素体羸弱，久病不愈，元气耗竭，阴损及阳，或阳损及阴，阴阳不相顺接，气机逆乱，甚则阴阳离决，是为厥脱证之主要病机。

1. 外感六淫之邪或疫疠毒邪，由表入里，郁而不解，皆能化火蕴结成毒，毒热过盛，耗气伤阴，邪闭正衰，或阴寒之邪直中，阳气欲绝，阴阳不相顺接，发为厥脱。

2. 外伤与汗、吐、下、利，突然大量失血伤津，阴精亏损，阳无所依，孤阳浮越，阴竭阳脱，成为失血亡阴的厥脱之证。

3. 素体羸弱，久患心病，心阳暴脱，阴阳互损，而成厥脱。

4. 剧烈疼痛，药物过敏，中毒，损伤阴阳，气机逆乱，阴阳不相顺接，阴阳离决而成厥脱。

总之，本病证发生，不外热、毒、瘀、虚，虚有气血阴阳之不同，热毒瘀互结，损伤气血阴阳，络脉阻滞，终致阴阳不相维系，阳气欲绝，而发为厥脱。

【诊断】

1. 临床表现　休克的临床表现如表9－2。

表9－2　休克的临床表现

分期	程度	神志	口渴	皮肤色泽	皮肤温度	脉搏	血压	体表血管	尿量
休克代偿期	轻度	清楚，表情痛苦	口渴	开始苍白	发凉	＞100次/分	收缩压正常或稍升高，脉压缩小	正常	正常
休克失代偿期	中度	尚清，表情淡漠	很口渴	苍白	发冷	100～200次/分	收缩压为90～70mmHg，脉压小	表浅静脉塌陷，毛细血管充盈迟缓	尿少
	重度	意识模糊，甚至昏迷	极度口渴，可能无主诉	显著苍白，肢体青紫	厥冷	速而弱或摸不清	收缩压在70mmHg以下或测不到	毛细血管充盈非常迟缓	尿少或无尿

2. 实验室及辅助检查

（1）血常规中的红细胞计数、血小板计数及血红蛋白测定　有助于对失血性休克的诊断，以及对休克过程中血液浓缩和治疗效果的判断，白细胞计数及分类则是感染性休克诊断的重要依据；休克时尿中出现蛋白质、红细胞和多种管型，尿比重增高可作为容量不足的参考指标。

（2）凝血功能监测　凝血时间、凝血酶原时间、纤维蛋白原及纤维蛋白降解产物（FDP）的测定有助于判断休克的进展及 DIC 的发生。

（3）动脉血气分析　可鉴别体液酸碱紊乱性质，及时纠正酸碱平衡，调节呼吸机参数。

（4）生化检查　丙酮酸、乳酸及二氧化碳结合力有助于了解休克时酸中毒的程度；尿素氮及肌酐则有助于了解休克时肾功能的情况，判断是否有上消化道出血；肝功能检查有助于了解休克对肝功能的影响；心肌标记物检测有助于判断休克对心肌代谢的影响及心源性休克的诊断；电解质检测有助于了解休克时电解质平衡紊乱。

（5）降钙素原、C 反应蛋白检查　有助于了解炎症反应及感染程度。

（6）心电图　可鉴别是否心肌缺血、心肌梗死、心律失常等。

（7）放射线检查　可判断是否呼吸道感染，是否有骨折等创伤，帮助鉴别休克病因。

（8）腹部 B 超及心脏彩超　可了解是否有腹腔脏器出血及心脏结构改变。

（9）血流动力学监测

1）动脉压与脉压：分为有创、无创血压监测，有创动脉血压（IBP）较无创动脉血压（NIBP）高 5～20mmHg，持续低血压状态时，NIBP 测压难以准确反映实际大动脉压力，而 IBP 测压较为可靠，可保证连续观察血压和及时变化。

2）中心静脉压（CVP）和肺动脉楔压（PAWP）：CVP 正常为 6～12mmHg，主要反映回心血量和右心室搏血功能。PAWP 正常为 8～12mmHg，能较好的反映左心室搏血功能。PAWP 升高提示肺淤血，大于 18 mmHg 时应限制输液。

3）CO（心输出量）和 SV（每搏心输出量）监测：休克时，CO 与 SV 可有不同程度降低，连续监测 CO 与 SV，有助于动态判断容量复苏的临床效果与心功能状态。

除上述指标之外，目前的一些研究也显示，通过对休克患者收缩压变化率（SPV）、每搏输出量变化率（SVV）、脉压变化率（PPV）、血管外肺水（EVLW）、胸腔内总血容量（ITBV）的监测进行液体管理，可能比传统方法更为可靠和有效。

（10）氧代谢监测　持续不断的氧气供给是机体细胞可以正常活动的必要条件，心、肺及血液系统功能的共同调节，确保了全身组织合适的氧供给。在机体氧代谢过程中，氧摄取、氧输送（DO_2）、氧消耗（VO_2）三个环节是重要的组成部分。休克时氧代谢监测手段可以分为全身氧代谢监测及器官氧代谢监测两部分。

全身氧代谢监测包括：氧输送（DO_2）、氧消耗（VO_2）、氧摄取率（ERO_2）、混合静脉氧饱和度、中心静脉氧饱和度、乳酸及乳酸清除率等。

器官氧代谢监测包括：组织氧饱和度、局部微循环监测、胃黏膜 pH 值（pHi）、胃黏膜二氧化碳分压（$PgCO_2$）及黏膜－动脉血二氧化碳分压差值（$Pr-aCO_2$）等。

1）DO_2、VO_2及 ERO_2：DO_2是指单位时间内（每分钟）心脏通过血液向外周组织提供的氧输送量，它由心排血量（CO）及动脉血氧含量（CaO_2）共同决定。VO_2 是指机体单位时间内（每分钟）的实际耗氧量。正常情况下，VO_2反映的是机体对氧的需求量，与CO、CaO_2及混合静脉血氧含量（CvO_2）有关，它们之间的关系为$VO_2 = CO \times (CaO_2 - CvO_2)$。$VO_2$不能达到组织实际需要量水平，与病死率呈正相关。对于危重症患者，不仅需要提高DO_2，适当降低氧需亦有益于改善组织缺氧。ERO_2是指机体每分钟对氧的利用率，即组织从血液中摄取氧的能力，反映的是组织细胞内的呼吸功能，与微循环灌注及细胞内线粒体功能密切相关，其正常参考值为20%～25%，最高可达60%～70%。ERO_2也可作为判断患者预后的指标。

2）SvO_2及$ScvO_2$：SvO_2即肺动脉血氧饱和度，通过漂浮导管取血测得，能反映组织的氧合程度，受氧供及氧耗的影响，可动态反映氧平衡变化和组织缺氧状态，是组织利用氧的一个综合指标，其正常参考值为0.70～0.75。$ScvO_2$通过中心静脉导管取血测得，主要反映上半身氧平衡情况，而SvO_2反映的是包括腹部及下肢的氧供需状况。由于机体各部位对氧的需要不同，腹部及下肢的血氧饱和度要高于上腔静脉。因此在正常人中测得的SvO_2比$ScvO_2$的绝对值要高。

3）乳酸及乳酸清除率（LCR）：乳酸是机体重要的代谢指标之一，可用于评估机体组织灌注和氧代谢情况。对于严重全身性感染和感染性休克患者，在复苏早期动态监测血乳酸浓度变化并计算LCR可判断早期液体复苏终点。已有大量研究证实，血乳酸水平与危重患者的疾病严重程度及预后密切相关，持续48小时以上乳酸水平>4mmol/L预示患者预后不佳。

4）组织氧饱和度（StO_2）：休克早期，局部组织器官即出现低灌注表现，StO_2是反映局部组织灌注的重要指标。监测StO_2，了解局部组织灌注情况，可指导休克复苏。

5）局部微循环监测：微循环是组织进行氧合、营养废物交换的重要场所，微循环功能障碍将导致组织的氧供需失衡。将微循环的功能恢复作为复苏的目标可能是休克复苏全身血流动力学目标的有益补充。微循环的改变也是反映器官功能障碍和感染严重程度的重要指标之一。近年来随着正交光谱成像技术（OPS）和侧流暗视野显微镜（SDF）等监测技术的发展，使床旁微循环监测成为可能。

6）胃黏膜pH值（pHi）、胃黏膜二氧化碳分压（$PgCO_2$）及黏膜－动脉血二氧化碳分压差值（$Pr-aCO_2$）的监测：pHi监测是近年来发展起来的一种评价肠道黏膜并提示内脏血流灌注与氧合状态的新的监测手段，其灵敏度和可靠性均较高。通过了解$PgCO_2$，可获得局部组织的灌注情况，反映局部代谢情况。$PgCO_2$主要反映的是局部组织酸碱状况，动脉血二氧化碳分压（$PaCO_2$）是物理溶解在血浆中的CO_2张力，它的改变可直接影响血中pH，反映了全身组织的酸碱状况。$Pr-aCO_2$增大说明组织CO_2产生与清除不平衡，局部组织发生缺氧或低灌注。当肠道黏膜灌注受损时，CO_2在肠道内蓄积，因其具有很高的扩散性，可以很快使$PgCO_2$获得平衡。在舌下放置传感器就能以方便、无创的方式获取$PgCO_2$。研究表明，严重创伤的危重患者，$PgCO_2$升高与其不良预后是显著相关的。但若休克未得到有效复苏时，$PgCO_2$不能评价预后。

3. 诊断要点 休克的诊断，常以低血压、微循环灌注不良、交感神经代偿性亢进等方面的临床表现为依据。诊断关键是应早期及时发现休克。凡遇到严重损伤、大量出血、重度感染以及过敏患者和有心脏病史者，应考虑并发休克的可能。临床观察中，对于有出汗、兴奋、心率加快、脉压差小或尿少等症状者，应疑有休克。若患者出现神志淡漠、反应迟钝、皮肤苍白、呼吸浅快、收缩压降至 90mmHg 以下及尿少者，则标志患者已进入休克失代偿期。

诊断条件：

（1）具有休克的诱因。

（2）意识障碍。

（3）脉搏 >100 次/分或不能触及。

（4）四肢湿冷、胸骨部位皮肤指压阳性（再充盈时间 >2 秒）；皮肤花斑、黏膜苍白或发绀；尿量 <0.5ml/（kg·h）或无尿。

（5）收缩压 <90mmHg。

（6）脉压 <30mmHg。

（7）原有高血压者收缩压较基础水平下降 30% 以上。

凡符合（1），以及（2）、（3）、（4）中的两项，和（5）、（6）、（7）中的一项者，即可成立诊断。

【鉴别诊断】

1. 低血压与休克的鉴别 低血压是休克的重要临床表现之一，但低血压的患者并非都是休克。一般认为正常成年人肱动脉血压 <90/60mmHg 为低血压。低血压是一种没有休克病理变化的良性生理状态，与休克有着本质的区别，常见的良性低血压主要包括：

（1）体质性低血压 又称原发性低血压，常见于体质瘦弱患者，女性居多，可有家族倾向，一般无自觉症状，多在体检中发现，收缩血压可仅为 80mmHg，少数患者可出现疲倦、健忘、头昏、头痛，甚至晕厥；也有出现心前区压迫感、心悸等表现。上述症状也可由于慢性疾病或营养不良引起，无器质性病变表现，心率不快，微循环充盈良好，无苍白和冷汗，尿量正常。

（2）直立性低血压 是由于体位改变引起的低血压，常见从平卧位突然转变为直立位，或长久站立所致。严重的直立性低血压可以引起晕厥。直立性低血压可以是特发性的，也可以为继发性的。前者可能为自主神经功能失调，后者可继发于某些慢性疾病或某些药物的影响。

2. 临床各类休克的鉴别 见表 9－3。

表 9－3 休克的鉴别

类别	鉴别要点
心源性休克	有原发病的症状和体征，急性心肌梗死时有动态心电图及心肌酶学改变，临床上可见心脏泵功能衰竭与周围循环衰竭并存。血流动力学改变以 CVP、PAWP 增高，CO 下降为特点
分布性休克	有感染、过敏、麻醉等病史，感染性休克常并发于肺部、胆管等感染，有发热、畏寒等感染征象，血常规白细胞总数及中性粒细胞数升高；血培养有助于确诊
低血容量性休克	有明确的内、外出血或失液因素，有明显的脱水征，血常规可见血细胞比容升高，大出血时尚伴有红细胞计数及血红蛋白迅速下降，血流动力学改变可见 CVP、PAWP 和 CO 均下降，外周阻力升高
梗阻性休克	有心包积液，肺栓塞等病史，临床辅助检查及血流动力学监测可发现病因

扫码“看一看”

【治疗】

一、西医治疗

针对引起休克的原因和休克不同发展阶段的重要生理紊乱采取相应的治疗。休克治疗重点是恢复组织灌注和氧供。治疗包括：一般紧急治疗；容量复苏；积极处理原发病；纠正酸碱平衡失调；血管活性药物的应用；治疗 DIC 改善微循环；皮质类固醇和其他药物的应用等。

（一）一般处理

1. 一般措施 各型休克均可采取平卧位，但可略有不同。如失血失液性休克可采取 Trendelenburg 位（头和躯干抬高 20°～30°，下肢抬高 15°～20°），心源性休克伴肺水肿者可采取半卧位等。暂禁食，保持安静，避免搬动，有创伤或疼痛时给予镇痛剂，但剂量不宜过大。根据患者具体病情和室温采取降温或保温措施，感染性休克的高温患者，采用物理降温，慎用药物降温。

2. 维持通气功能 检查并使呼吸道畅通，若出现明显的呼吸困难、喘鸣、三凹征，提示存在严重通气障碍，应及时经口或鼻气管插管，必要时气管切开进行机械通气。

3. 氧疗 氧疗是休克的重要治疗措施，通常患者需要低至中流量吸氧，必要时予以面罩吸氧，直至休克好转，避免长时间高流量吸氧。

（二）原发病治疗

针对不同病因的治疗是休克治疗的基本手段。如失血性休克应积极有效、及时地控制活动性出血；感染性休克中控制感染是关键环节，尽早清除感染病灶，在此基础上联合应用足量抗生素；以及早期的液体复苏十分重要。“2018 年拯救脓毒症运动指南”提出了感染性休克 1 小时集束化管理目标：①检测乳酸水平，如初始乳酸 >2mmol/L，重复监测；②在给予抗菌药物前获取血培养；③给予广谱抗菌药物；④低血压或乳酸 >4mmol/L，开始快速给予 30ml/kg 晶体液；⑤如患者在液体复苏及液体复苏后仍存在低血压，给予血管升压药以维持平均动脉压≥65mmHg。如为心肌梗死导致的心源性休克，应积极开通血管，恢复冠脉血液灌流；梗阻性休克应及早有效解除梗阻、改善心功能。

（三）补充血容量

1. 液体复苏目标 及时补充血容量是纠正休克引起的组织低灌注和缺氧的关键。感染性休克诊疗指南中要求一旦临床诊断严重感染或感染性休克，应尽快积极液体复苏，6 小时内达到复苏目标：①中心静脉压（CVP）8～12mmHg；②平均动脉压 >65mmHg；③尿量 >0.5ml/（kg·h）；④$ScvO_2$ 或 SvO_2 >70%。若液体复苏后 CVP 达8～12mmHg，而 $ScvO_2$ 或 SvO_2 未达到 70%，需输注浓缩红细胞使血细胞比容达到 30% 以上，或输注多巴酚丁胺以争取达到复苏目标。

2. 补充血容量应注意的问题

（1）关于补液的种类、盐水与糖水、胶体与晶体的比例，应按休克类型和临床表现而有所不同，当红细胞比容 <25%，或血红蛋白 <70g/L 时宜补红细胞悬液，血液浓缩宜补等渗晶体液，血液稀释宜补胶体，晶体液与胶体液之比例常为 3∶1，也有用3%～7.5% 高渗盐

溶液行休克复苏治疗。

（2）补液量及补液速度　原则上是先快后慢，以能维持血流动力学和组织灌注为标准。然后再根据 CVP 或 PAWP 与血压关系，以确定输液量及速度（表 9－4）。

表 9－4　PAWP、CVP、MAP 与治疗的关系

CVP	PAWP	MAP	原因判断	处理原则
低	低	低	血容量严重不足	充分补液
低	低	正常	血容量不足	适当补液
高	高	低	心功能不全或血容量相对过多	给正性肌力药物，纠酸、给予血管扩张剂
高	高	正常	容量血管过度收缩	扩张血管
正常	正常	低	心功能不全或血容量不足	补液试验

3. 常用的复苏液体

（1）晶体液　晶体液可满足补充血容量和细胞外液的治疗要求。输注后在血管内半衰期不足 15 分钟，扩容量为输注量的 1/4～1/3，维持 1 小时左右，因此在初期复苏时用量较大，需输注缺失量的 3～4 倍，才能获得满意的治疗效果，但必须在严密监测血流动力学的条件下进行。临床常用的晶体液包括乳酸林格液、生理盐水及其他复方平衡盐液，它们均为等渗液，不良反应少。

（2）胶体液　提高血浆胶体渗透压，将组织间隙水分回吸入血管内，可迅速、有效、长时的维持有效血容量及心排血量，降低血管阻力，改善和恢复组织器官及微循环的灌注和氧运输。

1）人工胶体：临床常用的有右旋糖酐、羟乙基淀粉氯化钠注射液及明胶多肽。前两者扩容效果好，临床应用广泛，有效作用时间可持续 6～14 小时，但 24 小时用量不能超过 1.5L，以免产生凝血功能障碍、脱水、肾功能损害和过敏反应等不良反应。明胶多肽近年来在临床使用日益增多，其不仅具有一般胶体液的特性，且容量效应好，能恢复血管内外间的液体平衡，改善组织灌注并促进利尿，对凝血系统影响小，不引起组织脱水及单核巨噬系统蓄积，且不受用量限制的特点。

2）血制品：包括全血、成分血、血浆和白蛋白。血浆主要用于烧伤等因血浆大量丢失的休克患者，对其他类型休克者不宜使用。白蛋白适用于存在明显低蛋白血症和胶体渗透压下降时。失血性休克时，当血红蛋白≤70g/L 时，可考虑输血。

（3）高渗溶液　是指高渗氯化钠溶液（HS）及 HS 与中分子右旋糖酐伍用的溶液（HSD）。临床一般应用 7.5% 氯化钠加 6% 右旋糖酐－70，剂量为 4mg/kg 或出血量的 1/10 静脉滴注，一次用量不超过 250ml。

（四）血管活性药与正性肌力药

在纠正血容量和酸中毒并进行适当的病因治疗后血压仍未稳定时，应及时采用血管活性药与正性肌力药。血流分布异常性休克属低排高阻型时宜选用扩血管药物，神经性、过敏性休克时为保证心脑等主要脏器的供血则以血管收缩剂较妥，在感染、心源性休克时常两者同时合用。

1. 血管收缩剂

（1）去甲肾上腺素（noradrenaline）　主要兴奋肾上腺能 α_1 受体，使血管强烈收缩，

升高血压，也可兴奋 β_1 受体，增强心肌力收缩和增快心率，但较肾上腺素弱。适用于周围血管明显扩张的休克，如感染性休克、过敏性休克和神经源性休克等。用法：2～10mg 加入生理盐水或葡萄糖液内，滴速为0.1～0.5 μg/(kg·min)。渗出血管外常可引起局部组织损伤及坏死，此时可采用酚妥拉明 5～10mg 局部浸润注射，去甲肾上腺素也可收缩冠状动脉。

（2）多巴胺（dopamine）　是人工合成的去甲肾上腺素前体，适用于各类型休克。药效有剂量依赖性，小剂量［2～5μg/(kg·min)］兴奋多巴胺受体，使肾、脑、冠状动脉扩张；中等剂量［6～10μg/(kg·min)］兴奋心脏 β_1 受体，增强心肌收缩力，增加心排血量；大剂量时［>10μg/(kg·min)］α_1 体兴奋占优势，血管收缩。多巴胺使肢体血管中血液流向心脑等重要器官，强心作用较去甲肾上腺素强，加快心率的副反应较异丙肾上腺素弱，对氧耗作用也弱。用法：50～200 mg 加入生理盐水或葡萄糖液中静脉滴注，从 1～10μg/(kg·min) 开始，视病情变化加以调节。

（3）多巴酚丁胺（dobutamine）　多巴胺衍生物，兴奋肾上腺能β受体（以 β_1 受体为主）。对心脏正性肌力作用较多巴胺强，可增强心排血量和升高收缩压、降低肺毛细血管楔压、改善心脏泵功能，对周围血管的收缩作用不明显，主要适用于心源性休克。用法：40～100mg加入生理盐水或葡萄糖液中静脉滴注，滴速为2.5～10μg/(kg·min)，最大剂量可达20μg/(kg·min)。

2. 血管扩张剂

（1）肾上腺α受体阻滞剂　降低小动脉张力以及增加周围静脉容量，解除内源性去甲肾上腺素所引起的微血管痉挛和微循环淤滞；使肺循环内的血液流向体循环而防治肺水肿。此类药物适用于严重周围血管痉挛、心排血量降低而 CVP 正常或增高的低排高阻型休克患者。代表性药物为酚妥拉明（苄胺唑啉）：作用较快，持续时间短，容易控制，用法：紧急时5mg 加入生理盐水 20ml 中缓慢静脉推注，然后 10～30mg 加入生理盐水或葡萄糖液中静脉滴注，滴速为0.1～0.3mg/min，根据血压调整滴速。

（2）硝酸酯类　松弛静脉血管平滑肌，大剂量时降低小动脉的张力，以降低心脏前、后负荷。在心衰伴左室充盈压升高时，可增加心输出量，适用于心源性休克尤其是心脏泵衰竭时。用法：硝酸甘油 5～10mg 加入生理盐水或葡萄糖液中静脉滴注，5～10μg/min。二硝酸异山梨酯 10～20mg 加入生理盐水或葡萄糖液中静脉滴注，10～20μg/min。硝普钠：扩张动脉，降低动脉血压和周围总血管阻力，扩张静脉降低心脏前负荷。适应证：低心排血量和左心收缩功能低下造成的高充盈压、急性心肌梗死、主动脉瓣或二尖瓣关闭不全。用法：50～100mg 加入生理盐水或葡萄糖液中静脉滴注，滴速为0.5～5μg/(kg·min)。应从小剂量开始，避免严重低血压，避光以防硫氰酸盐聚积造成肾、肝及神经系统症状。

（五）调整心功能

休克时由于冠脉供血不足、酸中毒以及一些细胞因子（如心肌抑制因子等）等原因，常引起心脏损害导致心功能不全，尤其是感染性休克以及烧伤休克，但很少需要正性肌力药物的支持。可选用多巴胺、多巴酚丁胺等胺类药物或磷酸二酯酶抑制剂甲氰吡啶酮等。正性肌力药物应用的指征是患者存在心力衰竭或氧输送不足。

（六）纠正酸碱失衡

休克时常见的酸碱失衡为代谢性酸中毒，休克时的代谢性酸中毒往往在扩容和氧疗后得到纠正。但如果血 pH <7.20，或休克短期内难以纠正，即应该补充5 %碳酸氢钠。

（七）激素

严重的感染性休克和过敏性休克可应用。感染性休克时如经充分的液体复苏，血压仍不稳定，可应用小剂量糖皮质激素，一般宜选择琥珀酸氢化可的松，每日补充量不超过300mg，分为3～4次给予，持续输注不超过3～5天。当患者不再需要血管升压药时，建议停用糖皮质激素治疗。

（八）防治并发症

并发症常常是严重休克患者死亡原因，其中急性心力衰竭、急性呼吸窘迫综合征（ARDS）、急性肾损伤是最常见的死原因。

1. 急性心力衰竭 合理控制入量，应用血管活性药物及正性肌力药物，有条件者可应用主动脉球囊反搏或心脏机械辅助循环装置。

2. 呼吸衰竭 包括持续氧疗，必要时机械通气；加强感染预防和控制等。

3. 急性肾损伤 尽量保证肾灌注压，酌情使用利尿剂如呋塞米20～40mg静脉注射以预防肾衰竭，出现急性肾损伤后有条件者积极进行肾替代治疗。

4. 保护脑功能 合理地进行液体复苏及使用升压药物以保证脑的灌注压。

5. 防治弥散性血管内凝血（DIC） 休克早期应积极应用低分子右旋糖酐等抗血小板及改善微循环的药物，有DIC早期征象时应尽早使用肝素抗凝，后期适当补充消耗的凝血因子。

（九）其他治疗

1. 营养与代谢支持 对于一般患者应予营养支持，确保热量平衡；对危重患者，则应予代谢支持，确保正氮平衡。针对体内出现的高代谢状态，应提高患者蛋白质和氨基酸的摄入量，限制糖的摄入，控制血糖水平，使血糖控制在8.3mmol/L以下，使热:氮比值维持在100:1左右，特别是提高支链氨基酸的比例，促使蛋白质的合成，并借支链氨基酸与芳香氨基酸、含硫氨基酸之间的竞争，减轻后者对器官的损害，为维持和保护肠黏膜的屏障功能，应缩短患者禁食时间，及早尽可能鼓励经口摄食。

2. 重组人类激活蛋白C（rh－APC）的应用 蛋白C是肝脏合成的内源性抗凝物质，它与凝血酶和内皮细胞血栓调节蛋白结合后转变为活性形式的蛋白C。APC具有抗凝和促纤溶的作用；具有抗炎症作用；还可抑制细胞凋亡的发生。目前，rh－APC已被推荐用于高度死亡危险（APACHE >25、脓毒症导致MOF、脓毒性休克）且无出血绝对禁忌证的患者。

3. 抗休克裤的应用 抗休克裤的适应证为：收缩压 <80mmHg的低血容量性休克、神经源性休克、过敏性休克以及感染性休克；抗休克裤可使远端主动脉血流量减少3/4，血压约增加10%，穿休克裤前和穿休克裤中应积极补充血容量。肾功能不全时不宜用抗休克裤治疗，心源性休克以及有脑和横膈以上活动性出血者为禁忌。

4. 不同类型的休克治疗 不同类型的休克治疗具有特殊性，应以血流动力学变化为治疗依据。低血容量性休克以前负荷降低为主要特点，应积极容量复苏，纠正病因；分布性休克为血管阻力降低，在保证容量负荷前提下，应强调病因治疗和血管活性药物的应用，如感染性休克可采用血液净化清除炎症介质；心源性休克可为心功能低下，应强调病因治疗，同时控制前负荷，降低后负荷，必要时可用主动脉球囊反搏辅助循环；梗阻性休克应解除梗阻原因。具体治疗参照图9－1。

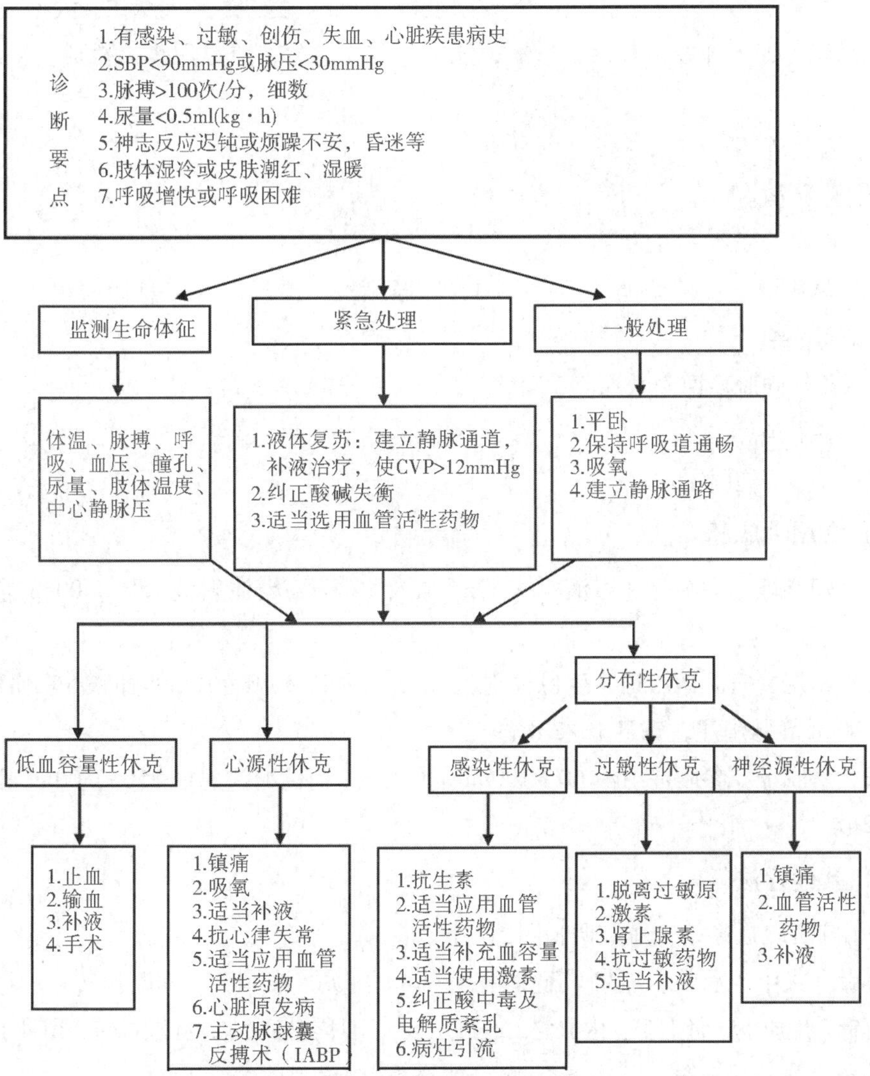

图9－1　休克抢救程序

二、中医治疗

（一）辨证论治

本证“气血逆乱，阴阳耗脱”为其基本病机，根据中医“急则治其标”的原则，应以救阴、回阳、固脱为先，随之审因而治或病因同治。

1. 热毒炽盛证　胸腹灼热，四肢不温，面赤汗出，烦渴躁妄，溲赤便秘，舌燥，苔黄，脉沉细而数者。

治法：清热生津，通腑宣窍。

方选：白虎加人参汤。

组成：知母　石膏　炙甘草　粳米　人参。

2. 心气不足证　神萎倦怠，面色苍白，四肢厥冷，时出冷汗，胸闷痞塞，怔忡不安或喘促不宁，舌质淡，脉细而促或结代。

治法：温阳补气，健脾养心。

方选：炙甘草汤。

组成：炙甘草　生姜　桂枝　人参　生地黄　阿胶　麦门冬　火麻仁　大枣。

3. 气阴两亏证　神萎，气短，口渴，汗出，肢凉倦怠，兼见尿少，微烦，舌淡红，脉细数。

治法：益气养阴。

方选：生脉散。

组成：人参　麦冬　五味子。

4. 阳气暴脱证　神情淡漠，面色苍白，四肢厥冷，冷汗淋漓，息微唇绀，心悸不宁，舌淡，脉微弱欲绝。

治法：益气固脱，回阳救逆。

方选：参附汤。

组成：红参　炮附子。

（二）常用中成药

1. 热毒炽盛证　醒脑静注射液 40～60ml 加入 5% 葡萄糖注射液 250～500ml 静脉滴注，每日 1～2 次。

2. 心气不足、气阴两亏证　生脉注射液或参麦注射液 40～100ml 加入 5% 葡萄糖注射液 250～500ml 静脉滴注，每日 1～2 次。

3. 阳气暴脱证　参附注射液 60～100ml，加入 5% 葡萄糖注射液 250～500ml 静脉滴注，每日 1～2 次。

（三）其他疗法

针灸治疗可疏通经络气血，调整阴阳平衡。

1. 体针　人中、承浆、涌泉，配少冲、素髎、内关，强刺激，间断捻转。

2. 耳针　皮质下、肾上腺、内分泌、心升压区，两耳交替取穴，间歇捻转，留针 1 小时。

3. 艾灸　关元、气海，以艾条灸 15 分钟，适用于气阳脱厥。

（高培阳　王春霞）

扫码“练一练”

第十章　多器官功能障碍综合征

扫码“学一学”

多器官功能障碍综合征（multiple organ dysfunction syndrome，MODS）是指机体器官功能正常或相对正常的情况下受到严重感染、创伤、烧伤等打击后，同时或序贯发生两个或两个以上器官功能障碍以致衰竭的临床综合征。具有高发病率、高死亡率、高耗资的特点，是当前重症患者中后期死亡的主要原因。对于那些慢性疾患引起的各器官功能衰竭不应称为 MODS。

我国目前尚缺乏系统、详细的临床流行病学统计资料。据统计 1991～1996 年，1056 例入住 ICU 患者中 MODS 的患病率 32.1%，其中严重感染（severe sepsis）、大手术、创伤等是主要发病原因；入住北京协和医院 ICU214 例 ARDS 患者发生 MODS 的病死率为 57.2%，衰竭器官数目越多，病死率越高。若据欧美资料进行推测，中国每年约有 300 万例脓毒症患者，其中有近 1/3 患者死于 MODS，因此本综合征是国内临床急诊医学和危重症医学的常见病、多发病，是危重症医学研究持续的热点问题。邱海波等报道 MODS 病死率为 49.3%，其中 2 个器官衰竭者病死率 17.8%，3 个器官衰竭者病死 47.1%，而 4 个器官衰竭者病死率达 77.0%。近年来 MODS 的患病率、死亡人数呈持续增加趋势，主要致病菌在发生变迁，真菌感染率上升了 2 倍，与革兰阳性菌共同成为主要致病菌。近年来 MODS 的患病率、死亡人数呈持续增加趋势，主要致病菌在发生变迁，真菌感染率上升了 2 倍，与革兰阳性菌共同成为主要致病菌。

本病在中医学中无相应病名，多数学者称 MODS 为“脏衰证”，可参照中医“厥脱、喘促、关格、血证、虚劳、急黄”等病证辨证论治。

【病因病机】

一、西医病因、病理生理

扫码“看一看”

病因有：①严重感染；②严重创伤、烧伤；③各型休克；④超量输血（>3L/d）；⑤急性药物或毒物中毒等。

MODS 的发病机制非常复杂，至今尚未完全阐明。下列学说从不同的侧面解释了 MODS 的发病机制。

（一）促炎（SIRS）/抗炎（CARS）平衡失调

全身炎症反应综合征（SIRS）和代偿性抗炎反应综合征（CARS）正常时两者处于平衡状态，一旦失衡，任何一方占优势均可导致机体免疫炎症反应紊乱，引起内环境失去稳定性导致组织器官损伤，而且造成远隔器官损伤，发生 MODS。其过程可分为三个阶段。

1. 局部炎症反应阶段　局部的损伤或感染导致炎症介质如肿瘤坏死因子（TNF－α）、白介素 IL－1、IL－6、血小板活化因子（PAF）等在局部组织释放，炎性细胞向局部聚集，有利于组织修复和保护。

2. 有限的全身反应炎症阶段　少量的炎症介质进入循环诱发 SIRS，抗炎反应被同时启动，内源性抗炎介质如 IL－10 释放导致 CARS，使 SIRS/CARS 处于平衡状态，增强局部防御功能。

3. SIRS/CARS 失衡阶段　表现为两个极端，一是诸多的炎性物质、氧自由基等造成多核白细胞延缓凋亡，大量炎性介质释放入循环，刺激炎症介质瀑布样释放，使炎症反应难以缓解，而内源性抗炎介质不足以抵消其作用导致 SIRS；另一个极端是病损打击后 T 淋巴细胞反应性降低，导致促炎反应介质分泌减少，而抗炎反应介质分泌增加，导致 CARS；SIRS/CARS 失衡的结果是导致炎症反应失控，导致 MODS。

（二）肠道细菌/毒素移位

目前许多临床与实验研究证实，肠道是 MODS 发生的始动器官，肠道对缺血和再灌注损伤最为敏感，肠道不仅是消化器官，肠黏膜分布有大量的淋巴细胞，因此肠道又是免疫器官。在感染、创伤、休克时，即使没有细菌的移位，肠道内毒素的移位也将激活肠道及相关免疫炎症细胞，导致大量炎症细胞释放，参与 MODS 发病。

（三）缺血再灌注自由基损伤

缺血缺氧导致组织细胞受损和氧利用障碍，促发自由基大量释放，血管内皮细胞与中性粒细胞的相互作用，促进免疫炎症反应；缺血缺氧引起组织器官的损伤是 MODS 的重要原因，也是 MODS 的主要机制，其中再灌注和自由基的损害比缺血更为严重。

（四）细胞凋亡，基因多态性

细胞凋亡又称细胞程序性死亡，是一种不同于坏死的细胞死亡形式，是一个主动的、高度有序的、基因控制的由一系列酶参与的过程，MODS 时多种器官和组织内细胞凋亡明显增加。基因多态性是决定个体对应激打击的易感性、耐受性、临床表现多样性，对治疗反应差异性的重要因素。

（五）二次打击学说

1985 年 Dietch 提出的二次打击学说，将创伤、感染、休克等早期直接损伤作为第一次打击，所造成的组织器官损伤是轻微的；继发感染、休克等情况构成第二、三次打击，使机体免疫系统爆发性激活，导致炎症反应失控，造成组织器官致命性损害发生 MODS，第一次打击导致的 MODS 是原发性，第二次打击所致的 MODS 是继发性。

从本质上讲，感染、创伤等是 MODS 的病因，炎症反应失调、SIRS/CARS 失衡是产生 MODS 的根本机制；缺血缺氧，内皮细胞和再灌注损伤，肠道屏障功能破坏和细菌/毒素移位是炎症反应失控的表现和结果；同时又是促炎反应的重要因素；而组织缺血、内皮损伤即是肠道毒素细菌移位的基础，又是细菌毒素移位后产生损伤的因素，构成了 MODS 炎症反应失控相互重叠的发病机制学说，细胞凋亡、基因多态性、二次打击参与 MODS 的发病。

二、中医病因、病机

MODS 的病因主要是感受六淫邪毒，疫疠之气；毒瘀痰热内生；外伤、失治误治等耗伤气血，损伤阳气，造成气虚阴虚阳伤，而毒、瘀、痰邪进一步加重脏气虚损，最终导致脏腑功能紊乱，脏真受损，阴竭阳脱。病机特点为脏气衰败、正虚邪实、虚实夹杂。

【诊断】

1. 临床表现　MODS 的临床表现复杂，个体差异很大，一般情况下，MODS 的病程为 14 ~21 天，并经历四个阶段，表 10 - 1。每个阶段有其典型的临床特征，发展迅速，患者可能死于任何一个阶段。机体出现以下特点：①高分解代谢为特征的代谢紊乱，同时并存能源利用障碍，导致 MODS 的进展、恶化；②组织细胞的缺氧表现为“氧供依赖”和“高乳酸性酸中毒”；③MODS 各器官功能障碍的始发时间不一致，但临床以呼吸系统常见。

表 10 - 1　MODS 的临床分期和特征

	第一阶段	第二阶段	第三阶段	第四阶段
一般情况	正常或轻度烦躁	急性病容，烦躁	一般情况差	濒死感
循环系统	容量需要增加	高动力状态，容量依赖	休克，心输出量下降，水肿	血管活性药物维持血压，SvO_2 下降
呼吸系统	轻度呼碱	呼吸急促，呼碱，低氧血症	严重低氧血症，ARDS	高碳酸血症，气压伤
肾脏	少尿，利尿剂反应差	肌酐清除率下降，轻度氮质血症	氮质血症，有血液透析指征	少尿，血液透析时循环不稳定
胃肠道	胃肠胀气	不能耐受食物	肠梗阻，应激性溃疡	腹泻，缺血性肠炎
肝脏	正常或轻度胆汁淤积	高胆红素血症，PT 延长	黄疸	氨基转移酶升高，严重黄疸
代谢	高血糖，胰岛素需要量增加	高分解代谢	代酸，高血糖	骨骼肌萎缩，乳酸酸中毒
中枢神经系统	意识模糊	嗜睡	昏迷	昏迷
血液系统	正常或轻度异常	血小板降低，白细胞增多或减少	凝血功能异常	不能纠正的凝血障碍

2. 诊断要点

（1）修正的 Fry - MODS 的标准　1997 年提出的，有临床实用性，表 10 - 2。

（2）反映 MODS 病理生理过程的诊断标准　1995 年 Marshall 和 Sibbaid 提出的标准，表 10 - 3。

（3）疾病特异性 MODS 评分和诊断系统　1996 年 Vincent 提出的全身性感染相关性器官功能衰竭评分（SOFA），表 10 - 4。

每一个评分标准均难以全面反映 MODS 器官衰竭的病理生理内涵。

表 10 - 2　MODS 诊断标准

系统或器官	诊断标准
循环系统	收缩压低于 90mmHg（12kPa），并持续 1 小时以上，或需要药物支持才能使循环稳定
呼吸系统	急性起病，动脉血氧分压/吸入氧浓度（PaO_2/FiO_2）≤200（无论有否应用 PEEP），X 线正位胸片见双肺浸润，肺动脉嵌顿压≤18mmHg 或无左心房压力升高的证据
肾脏	血肌酐 >177.3μmol/L 伴有少尿或多尿，或需要血液净化治疗
肝脏	血胆红素 >35mmol/L，并伴有氨基转移酶升高，并大于正常值 2 倍以上，或已出现肝性脑病
胃肠	上消化道出血，24 小时出血量超过 400ml，或胃肠蠕动消失不能耐受食物，或出现消化道坏死或穿孔
血液	血小板 $<50\times10^9$/L 或降低 25%，或出现 DIC
代谢	不能为机体提供所需的能量，糖耐量降低，需要用胰岛素；或出现骨骼肌萎缩、无力等表现
中枢神经系统	格拉斯哥昏迷评分 <7 分

表 10-3　MODS 计分法评估系统

器官或系统	器官评分				
	0 分	1 分	2 分	3 分	4 分
肺（PaO_2 /FiO_2）	>300	226~300	151~225	76~150	≤ 75
肾（血清肌酐，μmol/l）	≤ 100	101~200	201~350	351~500	>500
肝（血清胆红素，μmol/l）	≤20	21~60	61~120	121~240	>240
心脏（PAR，mmHg）	≤10	10.1~15	15.1~20	20.1~30	>30
血液（血小板，$\times 10^9$/L）	>120	81~120	51~80	21~50	≤20
脑（格拉斯哥昏迷评分）	15	13~14	1 0~12	7~9	≤6

PAR：压力校正心率＝心率×右心房压（或中心静脉压）/平均动脉压；如应用镇静剂、肌松剂，除非有神经功能障碍的证据，否则视为正常积分。

表 10-4　全身性感染相关性器官功能衰竭评分标准（SOFA）

SOFA 评分	1	2	3	4
PaO_2/FiO_2（mmHg）	<400	<300	<200（机械通气）	<100（机械通气）
血小板（10^9/L）	<150	<100	<50	<20
胆红素（μmol/L）	21~32	34~101	103~209	>210
低血压	MAP<70mmHg	Dopa ≤ 5 或 Dobu（无论剂量如何）	Dopa > 5 或 Epi ≤ 0.1 或 NE≤0.1	Dopa>15 或 Epi>0.1 或 NE>0.1
格拉斯哥昏迷评分	13~14	10~12	6~9	<6
肌酐（μmol/L）或尿量（ml/d）	106.1~168	177~301	309~433 或<500	<422 或<200

注：MAP 为平均动脉压，Dopa 为多巴胺，Dobu 为多巴酚丁胺，Epi 为肾上腺素，NE 为去甲肾上腺素。

【治疗】

一、西医治疗

（一）控制原发病

控制和治疗原发病是 MODS 治疗的关键。

1. 控制感染　严重感染者应积极引流感染灶和抗感染治疗。

2. 积极清创　创伤、烧伤患者积极清创并预防感染。

3. 积极抗休克　休克患者积极复苏。

4. 积极肠道保护治疗　腹胀不能进食者保持肠道通畅，应用选择性肠道去污染（SDD），避免肠源性感染。

一旦明确诊断为严重全身感染，应尽快查找感染部位，并在症状出现 6 小时内确认；当感染灶明确，应尽可能在液体复苏治疗开始的同时控制感染源；ICU 应在 1 小时内应用广谱抗生素，并寻找病原学依据。常规治疗 7~10 天。

（二）改善氧代谢，纠正组织缺氧

纠正缺氧是治疗 MODS 主要治疗目标。

1. 增加氧气输送　氧气输送是单位时间内心脏泵出的血液所携带的氧量，由心脏泵功

能、动脉氧分压、血氧饱和度和血红蛋白的浓度决定，因此提高氧气输送也就是通过心脏、血液、肺交换来实现。

（1）改善动脉氧合　氧疗、呼吸机辅助通气和控制通气等为常用手段。

（2）增加心输出量　保持适当的前负荷，应用正性肌力药物和降低心脏后负荷是主要方法。

（3）提高血液携氧能力　维持适当的血红蛋白浓度，目标 80～100g/L 或 HCT 30%～55%，对于全身性感染患者，应遵循早期目标指导治疗（EGDT），详见相关章节。

2. 降低氧气需要　导致重症患者氧需求的原因很多，针对不同原因进行治疗是防治 MODS 的主要手段，如高热患者的降温措施；有效的镇静镇痛；通过机械通气改善呼吸困难等措施。

3. 改善内脏器官血流灌注　MODS 和休克可导致全身血流的重新分布，肠道、肾常处于缺血状态，改善内脏灌注是 MODS 治疗的主要方向。最近研究显示：去甲肾上腺素是有效治疗感染性休克的血管活性药物，可提升血压，改善组织灌注，在合并心功能障碍时联合多巴酚丁胺。

（三）代谢支持和调理

1. 代谢支持　是 Cerra 1988 年提出的，为机体提供适当的营养底物，以维持细胞代谢的需要，而不是提供较多的营养底物，以满足机体营养的需求（与营养支持有区别）。其具体实施方法：

（1）非蛋白质热卡 <35kcal/(kg·d)，一般 25～30 kcal/(kg·d)，其中 40%～50% 的热卡由脂肪提供。

（2）提高氮供应量［0.25～0.35/（kg·d）］，以减少体内蛋白质的分解和供给急性反应蛋白合成的需要。

（3）非蛋白热卡与氮的比例降低到 100kcal∶1g。

（4）严格控制血糖 4.4～6.1mmol/L 或 <8.3mmol/L。

2. 代谢调理　1989 年 Shaw 提出从降低代谢率或促进蛋白质合成的角度，使用药物和生物制剂，以调理机体的代谢。主要方法如下。

（1）使用布洛芬等环氧化酶抑制剂，降低分解代谢率，降低蛋白质分解。

（2）使用重组人生长激素和生长因子，促进蛋白质合成。

（四）抗凝治疗

MODS 易合并凝血功能的紊乱，凝血功能的紊乱进一步促进 MODS 的进展，因此抗凝治疗十分必要。人体活化蛋白 C（APC）是一种内源性抗凝物质，同时具有抗凝特征。rhAPC 以 24μg/（kg·h）滴注可显著降低病死率，但有出血风险。可选用普通肝素及低分子肝素。

（五）器官功能支持疗法

器官功能的支持治疗非常重要，避免任何可能对器官功能有损害的治疗措施（具体措施见相关章节）。

（六）免疫调节治疗

基于炎症反应失控是导致 MODS 的本质性原因，免疫调控实际上是 MODS 病因治疗的重要方面。

炎症反应的失控评估，虽然目前尚无快速、准确的指标应用于临床，但有关外周血单核细胞表面 HLA－DR 表达量及 T 辅助细胞（Th1/Th2）功能的研究，可判断 SIRS/SARS 的失衡方向。有研究认为，HLA－DR 表达量 <30% 可诊断为 CARS，Th1 向 Th2 漂移说明机体免疫功能低下，CARS 占优势，可应用 IFN2 或 IL－10q 抗炎介质。

1. 内毒素血症的治疗 拮抗内毒素可阻止其诱发的 SIRS，防止 MODS 的发生。①拮抗内毒素的单克隆抗体（McAB）及多克隆抗体，已在实验和临床应用；②药物，多黏菌素 B（PMB）和多黏菌素结合纤维（PMXF）可中和内毒素，半乳糖有直接对抗内毒素的作用，均已用于临床；③重组杀菌通透性增加蛋白具有强大的抗脂多糖作用，尚处于实验阶段。

2. 细胞因子治疗 细胞因子治疗须在早期应用可阻断炎症介质释放，联合使用好于单一使用。①白细胞介素－1 受体阻断剂（IL－1）；②抗 TNF 抗体；③可溶性 TNA 受体Ⅰ及Ⅱ。

3. 抗氧化剂及自由基清除剂 维生素 C、维生素 E、维生素 A、谷胱甘肽、超氧化物歧化酶（SOD）等。

4. 糖皮质激素 目前认为小剂量糖皮质激素明显抑制 TNF－α 释放，宜在早期抗生素应用的同时使用。

5. 连续血液净化（CRRT） CRRT 可清除血循环中炎症介质、内毒素、应激激素，但也清除抗炎介质，酌情应用。CVVH 在 ICU 使用方便。

二、中医治疗

（一）辨证论治

据 MODS 病程中的证候表现不同可分为血瘀证、毒热证、急虚证、腑气不通证四型，且各证型常常同时并见。辨证要分清虚实，虚证辨阳脱阴竭两端，实证辨明毒、瘀、热之不同，治则以“扶正祛邪”为大法。

1. 实证

（1）血瘀证 固定性压痛，瘀血腹证，发绀，皮肤、黏膜瘀斑或脉络异常，肌肤甲错，偏瘫麻木，瘀血躁狂，舌质紫暗或有瘀斑、瘀点，脉涩。

治法：活血化瘀。

方选：血府逐瘀汤合桃核承气汤。

组成：桃仁 红花 生地 赤芍 当归 川芎 柴胡 枳实 牛膝 大黄 芒硝 桂枝 甘草。

（2）毒热证 高热，恶热喜冷，面红目赤，四肢温热，烦躁多言，甚则神昏谵语，痰涎壅盛、痰涕黄稠，口干欲饮，舌红苔黄厚，脉洪数或细数。

治法：清热解毒。

方选：清瘟败毒饮。

组成：生石膏 生地黄 水牛角 黄连 栀子 桔梗 黄芩 知母 赤芍 玄参 连翘 竹叶 丹皮 甘草。

（3）腑气不通证 腹胀、呕吐、无排便、排气，肠鸣音减弱或消失等。

治法：通里攻下。

方选：大承气汤。

组成：大黄　芒硝　枳实　厚朴。

2. 急虚证　面色苍白、四肢湿冷、大汗、尿少、脉细数或欲绝、血压下降等。

治法：扶正固脱。

方选：气脱阴竭者，生脉散加减；阳脱者，参附汤合急救回阳汤加减。

组成：生脉散：人参　麦冬　五味子；参附汤：人参　制附片；急救回阳汤：人参　制附子　干姜　白术　甘草　桃仁　红花。

（二）专方专药治疗

血必净注射液100ml加0.9%氯化钠注射液100ml静脉滴注，每天2次，在30～40分钟滴完，病情重者可每天3～4次。

（三）常用中成药

1. 瘀血证　丹红注射液20～40ml加5%葡萄糖注射液100～500ml静脉滴注，每日1次。

2. 毒热证　伴神昏者安宫牛黄丸1丸鼻饲或灌服，每日2次。

3. 急虚证　可选参麦注射液20～100ml，或参附注射液20～100ml加入5%葡萄糖注射液250～500ml静脉滴注，每日1～2次。

（曹得胜）

扫码“练一练”

扫码“学一学”

扫码“看一看”

第十一章　脓毒症

脓毒症（sepsis）是指宿主对感染的反应失调而致的危及生命的器官功能障碍，也就是说当机体对感染的反应损伤了自身组织和器官进而危及生命。脓毒性休克是指脓毒症引发了严重的循环、细胞和代谢异常，并足以使病死率显著增加。

据统计，全球每年脓毒症患病人数超过1900万，其中有600万患者死亡，病死率超过1/4，是急危重症医学面临的重要临床问题。

本症在中医学中无相应的病名，根据脓毒症的症状和发病机制，可将其归为“外感热病”“厥证”“暴喘”“血证”“脱证”、“脏竭证”等范畴，大多数学者认为脓毒症是邪热炽盛，深入营血所致，还有小部分的“急性虚证”，故临床可参照“外感热病”“温热病”或“脱证”进行论治。

【病因病机】

一、西医病因、病理生理

脓毒症常并发于严重创（烧、战）伤、休克、感染、外科大手术后，如重症肺炎、感染性心内膜炎、化脓性胆管炎、化脓性脑膜炎、坏死性胰腺炎、弥漫性腹膜炎、蜂窝织炎、多发性脓肿等均可。

脓毒症涉及复杂的全身炎症网络效应、基因多态性、免疫功能障碍、凝血功能异常、组织损伤以及宿主对不同感染病原微生物及其毒素的异常反应等多个方面，与机体多系统、多器官病理生理改变密切相关，脓毒症的发病机制仍需进一步阐明。目前可能与下列过程有关。

1. 细菌内毒素　研究表明细菌的内毒素可以诱发脓毒症，脓毒症病理生理过程中出现的失控的炎性反应、免疫功能紊乱、高代谢状态及多器官功能损害均可由内毒素直接或间接触发。

2. 炎症介质　脓毒症中感染因素激活机体单核巨噬细胞系统及其他炎症反应细胞，产生并释放大量炎性介质所致。脓毒症时，内源性炎性介质，包括血管活性物质、细胞因子、趋化因子、氧自由基、急性期反应物质、生物活性脂质、血浆酶系统产物及血纤维蛋白溶解途径等相互作用形成网络效应并引起全身各系统、器官的广泛损伤。同时某些细胞因子，如肿瘤坏死因子（TNF）-α等可能在脓毒症的发生、发展中起到重要作用。

3. 免疫功能紊乱　脓毒症免疫障碍特征主要为丧失迟发性过敏反应、不能清除病原体、易感医源性感染。脓毒症免疫功能紊乱的机制，一方面是作为免疫系统的重要调节细胞T细胞功能失调，炎症介质向抗炎反应漂移，致炎因子减少，抗炎因子增多；另一方面则表现为免疫麻痹，即细胞凋亡与免疫无反应性，T细胞对特异性抗原刺激不发生反应性增殖或分泌细胞因子。

4. 肠道细菌/内毒素移位 20世纪80年代以来，人们注意到应激发生时导致的机体最大的细菌及内毒素储存库——肠道发生功能失调，进而引起的肠道细菌/内毒素移位所致感染与随后发生的脓毒症及多器官功能不全密切相关。研究表明，严重损伤后的应激反应可造成肠黏膜屏障破坏，肠道菌群生态失调及机体免疫功能下降，从而发生肠道细菌/内毒素移位，触发机体过度炎症反应与器官功能损害。

5. 凝血功能紊乱 凝血系统在脓毒症的发病过程中起着重要作用，它与炎症反应相互促进，共同构成脓毒症发生、发展中的关键因素。内毒素和TNF通过诱发巨噬细胞和内皮细胞释放组织因子，可激活外源性凝血途径，被内毒素激活的凝血因子Ⅻ也可进一步激活内源性凝血途径，最终导致弥漫性血管内凝血（DIC）。

6. 基因多态性 临床上常见受到同一致病菌感染的不同个体的临床表现和预后截然不同，提示基因多态性等遗传因素也是影响人体对应激打击易感性与耐受性、临床表现多样性及药物治疗反应差异性的重要因素。

二、中医病因、病机

脓毒症的发生病因不外乎内因（正气不足）和外因（邪毒侵入）。①内因：正气虚弱，抗邪无力，正虚邪恋，邪毒阻滞，气机逆乱，脏腑功能失调。②外因：外感六淫、戾气、虫兽、金刃、毒物等侵袭机体，正邪交争，耗伤正气，邪毒阻滞，正虚邪实，气机逆乱，脏腑功能失调。

脓毒症的发生主要责之于正气虚弱，邪毒入侵，正邪相争，入里化热，热毒炽盛，耗气伤阴；正气不足，毒邪内蕴，内陷营血，络脉气血营卫运行不畅，导致毒热、瘀血、痰浊内阻，瘀滞脉络，进而令各器官受邪而损伤，引发本病，甚至出现亡阴亡阳。其基本病机是正虚毒损，毒热、瘀血、痰浊瘀滞脉络，气机逆乱，脏腑功能失调，邪实未去、正气已虚；病机特点为本虚标实。

【诊断】

1. 临床表现 脓毒症的临床表现呈多样化，个体差异大，无特异性的症状、体征及实验室指标，主要有以下几个方面的改变。

（1）发热、寒战、心率加速、呼吸加快。

（2）感染依据 血清C反应蛋白和降钙素原增高、白细胞计数和分类改变。

（3）血流动力学改变 心排血量增多、全身血管阻力降低、氧摄取率降低。

（4）代谢变化 胰岛素需求量增多，血糖升高。

（5）组织灌注不足 尿量减少。

（6）器官功能障碍 尿素氮或肌酐增高、血小板减少、高胆红素血症等。

2. 诊断要点 推荐采用“第三版脓毒症与感染性休克定义的国际共识”诊断标准。对于感染或疑似感染的患者，当序贯性器官功能衰竭评分（SOFA评分）较基线上升≥2分，可诊断为脓毒症。见表11－1。

表 11-1　序贯性器官功能衰竭评分（SOFA 评分）

器官系统	指标	得分（分）
呼吸系统 PaO_2/FiO_2 mmHg（kPa）	<400（53.3）	1
	<300（40）	2
	<200（26.7）+机械通气	3
	<100（13.3）+机械通气	4
神经系统 Glasgow 昏迷评分	13～14	1
	10～12	2
	6～9	3
	<6	4
心血管系统药物 剂量 μg/（kg·min）	平均动脉压（MAP）<70mmHg	1
	多巴酚丁胺（任何剂量）OR 多巴胺≤5	2
	多巴胺>5 或（去甲）肾上腺素≤0.1	3
	多巴胺>15 或（去甲）肾上腺素>0.1	4
肝脏胆红素 mg/dl（μmol/L）	1.2～1.9（20～30）	1
	2.0～5.9（33～101）	2
	6.0～11.9（102～204）	3
	>12（>204）	4
凝血系统血小板 （$\times 10^9$/L）	<150	1
	<100	2
	<50	3
	<20	4
肾脏肌酐 mg/dl（μmol/L）或尿量 ml/d	1.2～1.9（110～170）	1
	2.0～3.4（171～299）	2
	3.5～4.9（300～440）或<500ml/d	3
	>5（>440）或<200ml/d	4

由于 SOFA 评分操作起来比较复杂，临床上也可以使用床旁快速 SOFA（qSOFA）标准识别重症患者。qSOFA 由意识状态改变、收缩压≤100mmHg 和呼吸频率≥22 次/分共 3 项组成，如果符合 qSOFA 标准中的至少 2 项时，则为疑似脓毒症，应进一步评估患者是否存在脏器功能障碍。

脓毒性休克为在脓毒症的基础上，出现持续性低血压，经充分容量复苏后仍需血管活性药来维持平均动脉压 MAP≥65mmHg 以及血乳酸浓度>2mmol/L。

【鉴别诊断】

本病当与以下疾病鉴别。

1. 毒血症（toxemia）　致病菌侵入宿主后，只在机体局部生长繁殖，不进入血循环，但其产生的外毒素入血，并经血液到达并损伤易感的细胞和组织，引起特殊的临床症状。如白喉、破伤风等。

2. 内毒素血症（endotoxemia）　革兰阴性菌侵入血液，并在其中大量繁殖，死亡崩解后释放大量内毒素；也可由病灶内大量革兰阴性菌死亡、释放的内毒素入血所致。在严重革兰阴性菌感染时，常发生内毒素血症，严重者可出现内毒素休克、DIC 等症状，甚至死亡，如小儿急性中毒性细菌性痢疾。

3. 菌血症（bacteremia） 致病菌由局部侵入血液，但未在其中生长繁殖，只是短暂的一时性或间断性侵入血循环，到达体内适宜部位后再进行繁殖而致病。例如伤寒早期有菌血症。

4. 败血症（septicemia） 致病菌侵入血液并在其中大量繁殖，产生毒性产物，造成机体严重损害，出现全身性中毒症状，例如高热、皮肤和黏膜瘀血、肝脾肿大等。例如鼠疫耶氏菌、炭疽芽孢杆菌等可引起败血症。

5. 脓毒血症（pyemia） 化脓性致病菌从感染部位侵入血液，并在其中大量繁殖，通过血液扩散至宿主的其他组织或器官，产生新的化脓性病灶。例如金黄色葡萄球菌的脓毒血症常导致多发性肝脓肿、皮下脓肿和肾脓肿等。

【治疗】

一、西医治疗

脓毒症的治疗方案参照 2016 年“第三版脓毒症与感染性休克定义的国际共识”及“中国脓毒症/脓毒性休克急诊治疗指南（2018）”的相关内容制定。

（一）病情评估与监测

评估患者病情严重程度和针对性监测。

1. 病情评估 对患者进行原发病种和急性生理学与慢性健康状况（APACHEⅡ）评分、MODS 评分。

2. 生命体征监护 体温（T）、脉搏（P）、呼吸频率（R）、血压（BP）、24 小时尿量、意识的变化。

3. 器官功能监护 血常规、肝肾功能、电解质、凝血功能、代谢功能（血糖、血脂）等。

4. 血流动力学监护 心功能不全、血压不稳定者可进行血流动力学监护。

（二）防治休克

1. 液体复苏 脓毒性休克确诊后尽早开始液体复苏，在拟诊为脓毒性休克起 3 小时内至少输注 30ml/kg 的晶体溶液进行初始复苏，不推荐羟乙基淀粉进行容量替代治疗，当需要大量晶体液时，可以加用白蛋白。最初 6 小时达到如下目标：①使 CVP 达到 8 ~ 12mmHg；②平均动脉压≥65mmHg；③尿量≥0.5ml/（kg·h）；④中心静脉或混合静脉氧饱和度（SvO_2或 $ScvO_2$）≥70%。只有当 Hb＜70g/L 才输注红细胞，不推荐使用促红细胞生成素来治疗脓毒症相关的贫血。血小板＜10×10^9/L 时而无明显出血倾向，或血小板＜20×10^9/L 而存在出血高风险，均可预防性输注血小板治疗；对于活动性出血、外科手术或侵入性操作，血小板计数需要达到 50×10^9/L。在没有出血或计划侵入性操作时，不建议使用新鲜冰冻血浆纠正凝血功能异常。血乳酸升高是组织低灌注的标志，检测血乳酸以指导复苏。

2. 血管活性药物 在液体复苏后仍不能改善动脉血压和组织灌注，应考虑使用血管活性药物，首选去甲肾上腺素（具体用量用法参见休克章节）使平均动脉压达到65mmHg，可以加用血管加压素（最大剂量0.03U/min）以减少去甲肾上腺素的用量。快速型心律失常低风险、绝对和相对心动过缓的患者，才使用多巴胺替代去甲肾上腺素。另外不可以低剂量的多巴胺用于保护肾脏。在充分的液体复苏及使用血管活性药物后，如果仍存在持续的低灌注，建议使用多巴酚丁胺。

（三）积极控制感染

1. 抗生素的应用 脓毒症一经诊断，在病原学检查（血培养在内的合适的微生物培养）尚未及时回报时，应根据情况给予抗生素经验治疗，抗菌治疗应该在1小时内，延迟不超过3小时。以后依据菌种及药敏试验结果调整治疗方案。对于脓毒性休克的治疗，应联合使用抗生素；中性粒细胞减少的脓毒症和无休克的脓毒症不推荐联合使用抗生素。抗生素应采用降阶梯治疗方案，即开始就要使用广谱、强效抗生素，同时采取标本做微生物培养和药敏试验，应于72小时后判断其疗效，及时根据菌种及药敏试验结果改用敏感的窄谱抗生素。检测降钙素原（PCT）水平，有助于决定抗生素的使用疗程。临床常用的广谱抗生素包括碳青霉烯类抗生素如亚胺培南/西司他丁钠、美罗培南等。

2. 病灶的控制

引流：腹腔内脓肿，脓胸，腐败性关节炎，肾盂肾炎，胆管炎等。

清创：感染性坏死性胰腺炎，肠梗死，纵隔炎等。

移除装置：受感染的血管导管、尿管、受感染的子宫内避孕装置等。

其他：憩室需要乙状结肠切除术，坏疽性胆囊炎需要胆囊切除术等。

（四）糖皮质激素

对于脓毒性休克，如果充分的液体复苏及血管活性药物治疗能够使血流动力学稳定，则不建议静脉使用氢化可的松。如果无法达到血流动力学稳定，建议静脉使用氢化可的松200mg/d。

（五）呼吸功能支持

呼吸功能支持包括氧疗和机械通气：对低氧血症患者应给予氧疗。机械通气需用镇静剂时，应连续或间断使用最小剂量，尽可能避免使用神经肌肉阻滞剂（一般≤48小时）。若病情允许，机械通气的患者应维持床头抬高30°～45°，以防止呼吸机相关肺炎的发生。计划脱机时，推荐进行自主呼吸试验。

如脓毒症患者出现急性呼吸窘迫综合征（ARDS）时，应及早使用机械通气。现在提倡小潮气量通气，即潮气量6ml/kg，平台压<30cmH$_2$O，PEEP 5～18cmH$_2$O，如果中到重度ARDS则使用较高的PEEP。不推荐常规进行肺动脉置管。推荐使用限制性液体治疗策略，可减少机械通气时间。若无支气管痉挛，不推荐使用β_2受体激动剂。脓毒症导致的ARDS，可使用肺复张手法，如果氧合指数<150mmHg，可尝试俯卧位通气。

（六）肾脏功能支持

肾脏是严重脓毒症发展过程中最容易受损的脏器之一，如患者出现小便减少，可在充足液体复苏的基础上应用利尿剂，如呋塞米每日20～200mg。随着医疗技术的发展，目前主张出现肾功能损伤时，应尽快采用血液净化治疗。血液净化治疗除了可以模仿肾脏，稳定内环境外，还可以通过有效清除血浆中的炎性介质。对于血流动力学不稳定的患者，可以选用连续性肾脏替代治疗（CRRT）。

（七）维持水、电解质及酸碱平衡

根据患者的临床表现，判断患者的水平衡情况，如液体负荷过重，可适当选用利尿剂，如呋塞米、氢氯噻嗪等，并限制入量，可使每日液体负平衡500～1000ml；如存在失水的情况，可根据患者体重减少的情况或根据血钠水平，判断高渗性、等渗性或低渗性失水，并予适当补液。电解质尤应注意血钠和血钾的失衡情况，可参考电解质失衡的治疗。对于酸碱失衡，要判断是单纯性的酸碱失衡还是混合型的酸碱失衡；对于低灌注时，较容易出现酸中毒的情况，当pH＞7.15时，暂可不予补碱治疗，可以治疗原发病为主。

（八）控制血糖

高血糖可抑制免疫反应，导致感染难以控制。早期每隔1～2小时测1次血糖，在两次血糖＞180mg/dl（10mmol/L）时，启用胰岛素治疗，目标是控制血糖在＜180mg/dl（10mmol/L）。稳定后每4小时测定1次。另外也要防止出现低血糖。

（九）营养支持

脓毒症处于高代谢状态，营养支持治疗对调节患者免疫功能、改善代谢通路、支持器官结构和功能具有重要意义。在严重脓毒症患者血流动力学稳定、无严重的内环境紊乱的情况下，当尽早开始营养支持治疗，但也应充分考虑受损器官的耐受能力。在应激早期，可予“允许性”低热量喂养，即能量在20～25kcal/(kg·d)；在应激与代谢稳定后的能量补充要适当增加至25～35kcal/(kg·d)。在热量供应中，葡萄糖是肠外营养的主要糖类来源，一般占非蛋白质热量的50%～60%；以脂肪提供40%～50%的非蛋白热量是安全的，葡萄糖∶脂肪应保持在3∶2～1∶1；蛋白质的需要量应达到1.2～1.5g/（kg·d），非蛋白热量与氮比值可进一步降低至（335～554）kJ∶1g；除此之外，还须补充人体每日的维生素及微量元素。营养支持的途径包括肠内营养及肠外营养，前者对维持胃肠道黏膜屏障功能有益，如条件允许，应尽可能使用肠内营养支持。

（十）抗凝治疗

炎症介质可以抑制抗凝物质并激活外源性凝血系统，早期使其处于高凝状态，后期甚至会出现DIC。处理原则主要是抗凝，补充抗凝物质和加强纤溶。在抗凝方面，不推荐抗凝血酶及血栓调节蛋白，应首选低分子肝素，也可使用肝素，另外其还可以防止深静脉血栓形成。

（十一）恢复胃肠道功能

如果存在消化道出血风险，可以应用胃黏膜保护剂，如H_2受体拮抗剂、质子泵抑制剂；尽早进行肠内营养，有助于恢复胃肠道功能，可以应用多潘立酮、莫沙必利等胃肠道动力药物；可联合应用谷氨酰胺，防止肠道菌群移位；积极纠正休克，改善胃肠道缺血情况。

二、中医治疗

（一）辨证论治

脓毒症的发展与六经、卫气营血传变规律相类同，六经辨证是其基本辨证体系，卫气营血是六经辨证的补充。结合脓毒症主要呈现“毒”“瘀”“虚”的病机特点，现临床诊治普遍采用天津市急救医学研究所所长王今达教授提出的“三证三法”，即把脓毒症分为三大证：毒热内盛证（严重感染）、瘀热内阻证（凝血功能障碍）、急性虚证（急性营养衰竭和急性免疫功能低下），其辨证要点主要是辨虚实，虚主要分清是否出现急性虚证即亡阳、亡阴，实主要辨毒热和瘀血主次；治疗原则为清热解毒、活血化瘀、扶正固脱。现代学者更注重早期诊断，早期截断；扶正、解毒、通络并举。

1. 实证

（1）毒热内盛证　高热持续不退，烦躁，神昏，恶心呕吐，舌质红绛，脉数。

治法：清热解毒。

方选：清瘟败毒饮。

组成：生石膏　生地黄　水牛角　黄连　栀子　桔梗　黄芩　知母　赤芍　玄参　连翘　竹叶　丹皮　甘草。

根据病情邪毒袭肺可选用普济消毒饮、热毒炽盛可选用凉膈煎、阳明经热可选用白虎汤、热结肠腑可选用大承气汤、热入营血可选用清营汤、热入心包可选用安宫牛黄丸、血热动风可选用羚角钩藤汤、热盛迫血可选用犀角地黄汤。

（2）瘀热内阻证　高热，或神昏，或疼痛状如针刺刀割，痛处固定不移，常在夜间加重，肿块，出血，舌质紫暗或有瘀斑，脉沉迟或沉弦。

治法：清热化瘀。

方选：白虎汤合血府逐瘀汤。

组成：生石膏　知母　柴胡　赤芍　枳壳　甘草　桃仁　红花　熟地　当归　川芎　桔梗　川牛膝。

根据病情也可辨证选用清营汤等。

（3）腑气不通证　腹胀、呕吐、无排便排气、肠鸣音减弱或消失，舌苔黄腻，脉弦。

治法：通里攻下。

方选：大承气汤。

组成：生大黄　芒硝　枳实　厚朴。

2. 虚证

急性虚证：面色苍白、四肢湿冷、大汗淋漓、尿少、血压下降、脉细数或欲绝。

治法：扶正固脱

方选：气脱者，生脉散；阳脱者，四逆汤。

组成：生脉散：人参　麦冬　五味子。

四逆汤：熟附片　干姜　炙甘草。

3. 虚实夹杂　邪毒内蕴，败血损络证：神昏谵语，意识障碍或淡漠，胸闷喘促，心胸刺痛，咳嗽气逆，腹痛，胁肋胀痛，泄泻或黄疸，小便短赤，涩痛不畅甚或癃闭，皮肤四肢瘀紫，表浅静脉萎陷，发热或有红斑结节，肢体麻木、疼痛，活动不利，甚或瘫痪。舌紫暗，脉虚无力。

治法：清热解毒，活血化瘀，益气养阴，通阳活血。

方选：2013 脓毒症中西医结合诊治专家共识推荐方。

组成：黄芪　当归　麦冬　丹参　西洋参　金银花　连翘　桃仁　红花　川芎　赤芍

生地。

（二）专方专药治疗

1. 脓毒症　血必净注射液50ml加0.9%生理盐水100ml静脉滴注，每次滴注时间在30～40分钟，每日2次。病情重者可每日3次。

2. 脓毒症并发ALI/ARDS

方选：宣白承气汤合生脉散。

组成：红参　麦冬　五味子　全瓜蒌　麻黄　杏仁　生大黄　桑白皮　生甘草。

（三）常用中成药

1. 毒热内盛证　清开灵或痰热清注射液加入葡萄糖注射液250ml静脉滴注，每日1次。神昏者，以醒脑静注射液20～40ml用葡萄糖稀释后静脉滴注或安宫牛黄丸1丸鼻饲或灌服，每日2次。伴有腑气不通者，四磨汤口服液，一次20ml，每日3次或用防风通圣丸。

2. 瘀血内阻证　丹红注射液20～40ml或注射用血塞通200～400mg加入5%葡萄糖注射液250～500ml静脉滴注，每日1次。

3. 急性虚证　参麦注射液或生脉注射液60～100ml，加入5%葡萄糖注射液250～500ml静脉滴注，每日1～2次。参附注射液60～100ml，加入5%葡萄糖注射液250～500ml静脉滴注，每日1～2次。

（四）其他疗法

腑气不通见腹胀、呕吐、无排便排气、肠鸣音减弱或消失，可选用如意散贴敷。如意散适量，鸡蛋清或醋调敷神阙穴，每日1次，或大黄甘草汤类方灌肠或针灸：取穴足三里、气海、天枢、太冲、支沟，实证用泻法，虚证用补法。

（苏玉杰）

扫码“练一练”

扫码“学一学”

扫码“看一看”

第十二章　弥散性血管内凝血

弥散性血管内凝血（disseminated intravascular coagulation，DIC）是一种在严重原发病基础上，以血管内凝血为特征，机体广泛的微血栓形成，伴随继发性纤维蛋白溶解亢进的获得性全身性血栓－出血综合征。DIC 的始动环节是机体凝血系统的激活，DIC 时血液凝固功能异常表现为血液凝固性先增高后降低。急性 DIC 起病急骤、病情发展迅速、病死率高、预后差，及时诊断和正确治疗是临床迫切需要解决的问题。

本症在中医学中无相应的病名，根据其临床表现，可将其归于“瘀血证”“血证”“厥脱”等范畴。本病瘀血与出血相互影响，互为因果，进一步发展则气血阴阳虚损，病情恶化，甚至死亡。临床可参照“瘀血证”“血证”“厥脱”等进行论治。

【病因病机】

一、西医病因、病理生理

（一）病因

引起 DIC 的基础疾病或病理过程称为 DIC 的病因。DIC 作出临床诊断时必须考虑有无能引起 DIC 的基础疾病，当存在易发 DIC 的疾病，且出现其临床证据无法解释的出血症状时，应高度怀疑 DIC 的可能。表 12－1 为引起 DIC 的常见原发病，其中以感染、恶性肿瘤、急性早幼粒白血病并发 DIC 为多见。产科并发 DIC 时病情常十分凶险。

表 12－1　弥散性血管内凝血的病因及诱因

病因及诱因	举例
感染	脓毒症、立克次体病、疟疾、结核
创伤	大面积组织损伤、头部创伤、脂肪栓塞、烧伤
产科并发症	羊水栓塞、胎盘早剥、宫内死胎滞留、感染流产、前置胎盘、子痫
恶性肿瘤	腺癌、急性白血病
休克	失血性、感染性休克多见
代谢失调	低血压、低氧血症、高热、低体温、心脏骤停
中毒	蛇毒、药物
免疫紊乱	严重过敏反应，输血的溶血反应，移植排异反应

（二）病理生理

上述原发疾病条件下，DIC 往往通过以下一个或几个因素使凝血系统激活，促发、促进 DIC 的发生、发展，这些因素都成为 DIC 的促发因素。促发因素包括：组织损伤、血管内皮损伤、血小板活化、严重细胞因子作用等。

1. 凝血途径的激活　凝血途径的激活是 DIC 发病机制中最重要的一环。组织损伤、内毒素血症、感染等可使组织因子及其类似物释放入血而与凝血因子Ⅶ结合启动外源性凝血过程；血管内皮受损，因子Ⅻ和内皮下胶原组织发生接触激活而启动内源性凝血过程；细菌内毒素、血浆中游离饱和脂肪酸、抗原抗体复合物等可直接激活因子Ⅻ。

2. 血管壁损伤　严重感染、炎症反应、变态反应、缺血缺氧等导致血管内皮损伤，激活内源性凝血途径。

3. 血小板活化　炎症反应、缺氧、药物等导致血小板损伤，血小板黏附、聚集并释放一系列内容物及代谢产物，加速凝血系统并激活纤溶系统。

4. 抗凝系统受损　抗凝血酶（antithrombin，AT）由于一方面受到中性粒细胞释放弹性蛋白的水解作用，另一方面 AT 的生成受到干扰，从而导致了 AT 的在血浆中水平下降，而 AT 是最主要的凝血抑制物。

5. 纤维蛋白溶解系统功能紊乱　DIC 早期凝血系统被激活，血管内皮细胞持续高表达 PAI－1，同时缺氧使 t－PA 合成减少，PAI－1 释放增加导致纤溶系统极度受抑，晚期 DIC 可产生继发性纤溶亢进。

总之，损伤的组织、单核细胞、血管内皮细胞及癌细胞过度表达和释放 TF（或 TF 类似物）是 DIC 最重要的始动机制，凝血酶和纤溶酶的形成是 DIC 发生过程的两个关键机制，炎症细胞因子激活内皮细胞是凝血功能障碍发生非常重要的一个环节。

二、中医病因、病机

1. 感受外邪　外感风热、疫毒之邪，煎熬津液，使血液黏滞而脉络瘀阻；外感寒邪，寒性收引，遇寒则血脉拘挛而血液凝滞不通成瘀；外感燥邪，耗损阴液，血脉枯涩，瘀血阻滞。瘀血阻络，血不循常道而溢脉外，可引起紫斑、呕血、咯血、便血、尿血等出血证。

2. 外伤　闪挫跌扑、坠落撞击等可使脉络损伤，出血致瘀，瘀血阻络，血溢脉外，可引起出血。

3. 久病入络，正气受损，气虚血滞；或热病津伤，血行不畅；瘀血内生，阻滞脉络，血不循经而致出血。

外邪、外伤，久病、热病均可致瘀血内生，阻滞脉络，血溢脉外，而见出血。瘀血与出血互为因果，严重者可致气随血脱、亡阴亡阳。其主要病理因素为瘀血。

【诊断】

（一）临床表现

1. 症状与体征　除原发病的征象外，主要有出血、休克、微血栓栓塞及脏器功能衰竭、溶血四方面的表现。

（1）出血　出血是 DIC 最常见的症状。特点是自发性、多发性出血，常出血不止。最常见的是皮肤、黏膜出血，部位广泛，可有瘀点、瘀斑，甚至血肿。注射区周围可见瘀斑，创口可渗血不止。产后阴道出血且血液不凝；其次为内脏出血，如胃肠道出血、血尿、咯血等，甚至颅内出血。

（2）休克　原发病及 DIC 均可发生休克，表现为血压下降，肢体湿冷，少尿，呼吸困难，发绀及神志改变等，休克与出血量不成比例，可与 DIC 形成恶性循环。

（3）微血栓栓塞及脏器功能衰竭　表现为皮肤坏死性瘀斑，多见于眼睑、四肢、胸背、会阴等以及黏膜坏死或溃疡多见于口腔、消化道、肛门等部位。深部器官微血栓以肺、肾最为常见，也可累及脑、心、肾及胃肠等，表现为早期出现的器官功能障碍及衰竭。

（4）溶血　血流通过小血管时红细胞受损，发生微血管病性溶血，可表现为进行性贫血，贫血的程度与出血量不成比例，一般黄疸较轻微，外周血检查可见畸形或破碎红细胞。

2. 临床分期

（1）早期 DIC　又称高凝期。血液处于高凝状态，微血栓广泛形成，纤溶过程尚未开始，出血不明显。皮肤黏膜可有栓塞性损害。休克及器官功能衰竭表现较轻，常表现为采血易凝固。PT、APTT、TT 可缩短，而 PLT、纤维蛋白原，3P 试验、FDP、D－二聚体多正常。此期持续时间短，治疗以抗凝为主。

（2）中期 DIC　又称消耗性低凝期。出血明显，血液采出后不易凝固，PT、APTT、TT 延长，PLT 下降，多种凝血因子水平下降，FDP 增高，临床诊断 DIC 约 70% 处于此期。治疗以抗凝、血小板、凝血因子补充及适度抗纤溶等综合措施为主。

（3）后期 DIC　又称继发性纤溶期。血栓形成过程趋缓至完全停止，纤溶过程进一步加剧，并成为此期主要病理过程。临床出血突出。FDP、D－二聚体及可溶性纤维蛋白单体复合物（SFMC）显著增高。3P 试验可阴性。DIC 诊断成立时，约 20% 处于此期。治疗以抗纤溶、补充血小板、凝血因子为主。

3. 临床分型　根据血管内凝血发病快慢可分为两型。

（1）急性型　多起因于感染、手术、创伤、病理产科、医源性感染等因素，病情凶险，可在数小时至 1～2 天内发病，往往很快进展到消耗性低凝期和纤溶亢进期，可有广泛、严重的出血，常伴短暂或持续性血压下降，死亡率较高。

（2）慢性型　多起因于肿瘤、变态反应、妊娠过程、死胎滞留等，于数天甚至数周后发病，临床以血栓栓塞为多见，早期较少有出血表现。

（二）实验室检查

鉴于 DIC 的危重性，对化验要求简单适用，先易后难。超过 90% 的患者可通过血小板计数、活化部分凝血活酶时间、凝血酶原时间、纤维蛋白原定量、3P 试验及 D－二聚体确定。由于 DIC 病情发展快，变化大，必要时需反复检查，动态观察。当检验结果与临床表现不一致时，要恰当评价检验结果的意义，有时临床表现可能比阳性的检验结果更为重要，各检验项目的具体值详见实验室诊断标准。

（三）诊断依据及诊断要点

1. ISTH/SSC 推荐的诊断积分系统

（1）风险评估　患者是否存在与 DIC 发病相关的基础疾病，包括：①严重感染（任何微生物）。②创伤（多发性创伤、神经损伤、脂肪栓塞）。③器官损伤（重症胰腺炎）。④恶性肿瘤（实体瘤、骨髓/淋巴组织恶性增殖性疾病）。⑤产科意外（羊水栓塞、胎盘早剥）。⑥血管异常（大血管动脉瘤、Kasabach－Merritt 综合征）。⑦严重肝衰竭。⑧严重中毒或免疫反应（毒蛇咬伤、输血反应、移植排斥）。

如果存在，则进入下一步评估。

1）进行实验室检查，包括：①血小板计数。②凝血酶原时间。③纤维蛋白原。④可溶性纤维蛋白单体，或纤维蛋白降解产物等。

2）评分：①血小板计数（$\times 10^9/L$）：>100 =0，50 ~100 =1，<50 =2。②纤维蛋白相关标志物升高：不升高 =0，轻度升高 =1，显著增高 =2。③凝血酶原时间延长：<3 秒 =0，3 ~6 秒 =1，>6 秒 =2。④纤维蛋白原水平：>1g/L =0，<1g/L =1。

3）结果判定：将以上各分数相加后，若≥5 分，符合显性 DIC，每天重复积分；如果 <5 分，提示（非肯定）非显性 DIC，随后 1 ~2 天重复积分。

（2）非显性 DIC 诊断积分系统

1）风险评估：同上。

2）实验室检查：①血小板计数。②凝血酶原时间。③纤维蛋白降解产物。④蛋白 C 活性。⑤抗凝血酶活性等。

3）评分

血小板计数（$\times 10^9/L$）：增加 = -1，减少 =1。

凝血酶原时间延长：增加 = -1，减少 =1。

D -二聚体：不升高 = -1，增高 =1。

蛋白 C 活性（%）：正常 = -1，降低 =1。

抗凝血酶活性（%）：正常 = -1，降低 =1。

4）结果判定：将以上各分数相加后，若≥5 分，符合显性 DIC，随后 1 ~2 天重复积分。

该积分系统以基础疾病为前提，检测项目简单易行，对诊断 DIC 敏感性为 91%，特异性为 97%，评分 >5 分时诊断 DIC 阳性预测值为 96%，评分 <5 分时排除 DIC 的阴性预测值为 96%。适用范围广，目前其诊断价值已经得到广泛的认同。

2. 诊断依据和诊断要点

中国 DIC 诊断标准修订方案（第八届全国血栓与止血学术会议，2001 年，武汉。

【鉴别诊断】

本病当与以下疾病鉴别：

1. 原发性纤维蛋白溶解症　本病罕见，主要是大量的纤溶酶原被活化素激活转化为纤溶酶引起的出血。临床特点为出血严重、血液不凝固，但脏器功能障碍不明显，一般不引起肾衰竭及休克等。实验室检查血小板数正常或轻度减少，3P 试验及乙醇胶试验始终阴性，优球蛋白溶解时间明显缩短，这是主要的鉴别之处。

2. 不伴 DIC 的重症肝炎　临床所发生的出血倾向与 DIC 相似，但有肝病史，最大特点是在出现凝血因子缺乏症时凝血因子Ⅷ不降低同时不伴纤维蛋白降解产物增加。红细胞形态正常。

【治疗】

一、西医治疗

（一）治疗基础疾病和消除诱因

如控制感染，治疗肿瘤，产科及外伤处理，纠正缺氧、缺血及酸中毒等。

（二）抗凝治疗

常用肝素（UFH）、低分子肝素（LMWH）及其他抗凝、抗血小板药物。

1. 肝素（UFH）

（1）适应证

1）DIC 早期（高凝期）。

2）血小板计数和凝血因子呈进行性下降，微血管栓塞（如脏器功能衰竭）明显的患者。

3）消耗性低凝期但病因短期内不能去除者，在补充凝血因子情况下使用。

由于肝素的抗凝机制是增强 AT－Ⅲ的抗凝活性，故肝素发挥有效抗凝的先决条件是血浆中有足够量的 AT－Ⅲ，因此，肝素抗凝治疗必须结合血浆凝血成分的补充治疗。有效的肝素治疗应持续到 DIC 的原发疾病得到控制或原发病因得以去除。

（2）推荐剂量

1）现在对肝素的用量已趋向于小剂量用药。多数学者认为，①首剂 50～100U/kg，一般 5000U，静脉滴注；以后每 6～8 小时半量重复，皮下注射，以 APTT 调整剂量，根据病情连续使用 3～5 天，适用于急性 DIC 患者。②每日总量 10～15U/(kg·h)，持续静脉滴注可逆转 DIC 的病理过程而无严重出血危险，无须血液学监测，适用于急性 DIC 患者。③每日总量 200U/kg，分 3～4 次给药，皮下注射，每疗程为 8 天，适用于慢性 DIC 患者。④每日总量 50U/kg 小剂量应用，分 3～4 次给药，皮下注射，连续 5～8 天，适用于 DIC 预防。

2）在血栓与出血危险共存的患者，连续输注 UFH 推荐剂量：UFH 以 10U/(kg·d) 为初始剂量持续静脉输注，每 4 小时进行一次实验室监测，如果 FDP、D－二聚体降低，纤维蛋白原增高，延长的 APTT 缩短，说明抗凝治疗有效。若上述指标无改善，需加大 UFH 量，增幅为每次将每小时 UFH 量增加 100～150U，直到达到满意的抗凝效果。但如果抗凝治疗后出血加重，APTT 较抗凝前更趋延长，提示抗凝过量，应减少肝素量。也可能需要加大抗凝成分的补充量。其实在临床中往往以是否出血作为肝素剂量是否合适的客观指标。

（3）禁忌证　一般认为 DIC 合并下列情况者应作为标准肝素治疗禁忌证处理。

1）既往有严重遗传性或获得性出血病，如血友病等。

2）手术后 24 小时以内或大面积创伤、开放性创口未经良好止血。

3）严重肝病、多种凝血因子合成障碍，如纤维蛋白原 <0.5g/L。

4）近期有咯血的活动性肺结核、有呕血或黑便的活动性溃疡或已疑有颅内出血者。

5）DIC 后期以纤溶亢进为主的 DIC。

6）蛇毒所致的 DIC，因蛇毒的促凝作用一般不能被标准肝素拮抗。

（4）肝素应用的血流学监测　最常用者为 APTT，正常值为（40±5）秒，肝素治疗使其延长 60%～100% 为最佳剂量。如用凝血时间（CT）作为肝素使用的血流学监测指标，不宜超过 30 分钟，肝素过量可用鱼精蛋白中和，鱼精蛋白 1mg 中和肝素 100U，但鱼精蛋白每次最大用量不超过 50mg。

2. 低分子肝素、抗血小板药物如噻氯匹定、双嘧达莫等　适用于慢性 DIC，对于急性 DIC，尤其是疾病晚期血小板大量消耗者不宜使用。低分子肝素（LMWH）常用剂量 75～150IU/（kg·d），一次或两次皮下注射，连用 3～5 天。

（三）血浆及血小板制品

一般而言，患者有出血，且血小板计数 $<50\times10^{9}/L$ 时才考虑输注血小板；对于未出血患者，血小板 $<20\times10^{9}/L$ 时考虑输注血小板。但当临床和实验室检查有高危出血倾向时（如术后、侵入性治疗），血小板 $>20\times10^{9}/L$ 但 $<50\times10^{9}/L$ 时也可考虑输注血小板。需要大剂量血浆来纠正凝血因子缺陷时，建议新鲜冰冻血浆（FFP）初始剂量为 15mg/kg，FFP 30ml/kg 对纠正凝血效果更佳。若出血患者因体液过量而不能输注 FFP 时，应考虑输注凝血因子浓缩物，如 PCC。但应强调的是，PCC 仅能部分纠正凝血缺陷，因为其只含选择性凝血因子，而 DIC 患者常伴有全方位的凝血因子缺陷。纤维蛋白原缺乏可输注纤维蛋白原，每输注 1～1.5g 可使浓度提高 0.5g/L，一般应使纤维蛋白原≥2g/L。对严重的纤维蛋白原缺乏，应弃用 FFP，而使用凝血因子浓缩物或冷沉淀。

DIC 的血小板及血浆输注并不主要依赖实验室结果，应主要以患者出血情况而定。但补充凝血因子与血小板尤其是与肝素合用往往是安全的，有助于凝血与抗凝血平衡的恢复。

（四）纤溶抑制药物

适用于纤溶亢进期，多见于急性早幼粒白血病相关的凝血病及恶性肿瘤并发 DIC 患者。严重出血患者可使用赖氨酸同系物如氨甲环酸治疗。对于进展中的 DIC 即血管内凝血过程仍未终止者应慎用，有肉眼血尿者应慎用纤溶抑制剂。

二、中医治疗

（一）辨证论治

本病辨证要点主要是辨虚实，瘀血贯穿了疾病的始终，失血日久则致气随血脱，活血化瘀是本病的基本治则。

1. 热盛瘀血证　壮热、口渴、头痛、烦躁或神昏谵语、肌肤发斑，甚至衄血、吐血、便血；舌绛或紫暗，苔黄，脉滑数。

治法：清热解毒、活血化瘀。

方选：仙方活命饮合血府逐瘀汤。

组成：金银花　甘草节　防风　白芷　陈皮　当归　赤芍　乳香　没药　贝母　花粉　穿山甲　皂角刺　桃仁　红花　生地黄　川芎　赤芍　牛膝　枳壳　桔梗　柴胡。

2. 血虚血瘀证：面色无华、面白萎黄、心悸气短、头晕眼花，脉细数无力，舌淡苔薄白。

治法：养血化瘀。

方选：当归补血汤合桃红四物汤。

组成：黄芪　当归　熟地　当归　白芍　川芎　桃仁　红花。

3. 气虚血瘀证：神疲懒言、双目无神、气短自汗、语声低微或心胸刺痛，或头痛健忘、半身不遂，脉细弱无力，舌淡苔薄。

治法：益气化瘀。

方选：独参汤合血府逐瘀汤。

组成：人参　桃仁　红花　当归　生地黄　川芎　赤芍　牛膝　枳壳　桔梗　柴胡　甘草。

上述诸症失治、误治，失血日久气随血脱，当按脱证论治。

扫码"练一练"

（二）常用中成药

1. 活血化瘀 可选用丹参注射液 40ml 加入生理盐水 250ml 静脉滴注，每日 1 次；或血必净注射液 50ml 加入生理盐水 100ml 静脉滴注，每日 2 次。

2. 扶正固脱 可选用参附注射液 40～60ml 加入生理盐水或葡萄糖注射液 100ml 静脉滴注，每日 1 次；或生脉注射液 40～60ml 加入生理盐水或葡萄糖注射液 100ml 静脉滴注，每日 1 次静脉滴注。

3. 开窍醒神 可选用醒脑静注射液 20ml 加入 5% 葡萄糖 250ml 静脉滴注，每日 1 次。安宫牛黄丸或紫雪丹 1 丸或半丸。温水送服。

（谭旭宏）

第十三章　呼吸系统危重病症

第一节　呼吸衰竭

扫码“学一学”

呼吸衰竭（respiratory failure）是指各种原因引起的肺通气和（或）换气功能严重障碍，以致在静息状态下亦不能维持足够的气体交换，导致低氧血症伴（或不伴）二氧化碳潴留，进而引起一系列病理生理改变和相应临床表现的综合征。其临床表现缺乏特异性，明确诊断有赖于动脉血气分析：在海平面、静息状态、呼吸空气条件下，动脉血氧分压（PaO_2）<60mmHg，伴或不伴二氧化碳分压（$PaCO_2$）>50mmHg，并排除心内解剖分流和原发性心排血量降低等因素，可诊为呼吸衰竭。

呼吸衰竭以呼吸困难为主症，故应属于中医喘证范围。慢性发病者则应属中医的肺胀。少部分呼吸衰竭虽呼吸困难不突出，但有明显的神经精神症状，故又应属于中医的多寐、昏迷、肺衰。本病证早在《内经》已有记载。如《灵枢·胀论》篇曰：“肺胀者，虚满而喘咳。”《金匮要略·肺痿肺痈咳嗽上气病》篇指出：“咳而上气，此为肺胀，其人喘，目如脱状。”《证治准绳》云“喘者促促气急，喝喝息数，张口抬肩，摇身撷肚。”《仁斋直指方》曰：“诸有病重笃，正气欲绝之时，邪气盛行壅逆而为喘。”说明喘的表现是呼吸急促，频率增快；而且古人已经认识到喘可以是濒临死亡的最后表观的症状之一。《景岳全书·喘促》篇说：“实喘者邪，邪气实也；虚喘者无邪，无气虚也。”把喘归纳为虚实两大类，作为辨治纲领。这些论点对指导临床具有重要的实践意义。

扫码“看一看”

【病因病机】

一、西医病因

呼吸衰竭的病因繁多，脑、脊髓、神经肌肉系统、胸廓或胸膜、心血管、上下气道和肺泡，其中任何一个环节的异常均可导致呼吸衰竭。临床上通常引起急、慢性呼吸衰竭的主要病因如下。

1. 气道阻塞性疾病　①急性病：如会厌炎、喉水肿、气道内异物、细支气管炎、支气管哮喘；②慢性病：如慢性阻塞性肺部疾病，其中包括慢性支气管炎、肺气肿、睡眠呼吸暂停综合征、支气管扩张等。

2. 肺实质浸润性疾病　①急性病：各种原因引起的肺炎、结缔组织疾病合并肺间质病等；②慢性病：结节病、肺尘埃沉着病、弥漫性肺间质纤维化，包括特发性肺间质纤维化和其他各种原因引起的肺间质纤维化。

3. 肺水肿性疾病　①心源性：心肌梗死、二尖瓣或主动脉瓣疾患、左心衰竭；②肺泡-毛细血管膜通透性增加：各种原因引起的休克、海洛因中毒、吸入化学物质、败血症、急性呼吸窘迫综合征（ARDS）等。

4. 肺血管疾病　①急性病：肺血栓栓塞、空气、脂肪栓塞等；②慢性病：肺血管炎、多发性微血栓形成等。

5. 胸壁与胸膜疾病 ①急性病：气胸；②慢性病：脊柱后侧凸、胸膜纤维化、胸腔积液等。

6. 神经肌肉系统疾病 ①脑部：镇静药和麻醉药的应用、脑血管疾病、感染、肿瘤；②外周神经：多发性神经炎、多发性脊髓炎；③肌肉：肌萎缩症、重症肌无力、肥胖和格林－巴利综合征（急性炎症性脱髓鞘性多发性神经病）等。

二、分型

呼吸衰竭可根据血气分析、发生进程及发病机制等进行分类。临床上根据病理生理的不同类型、有无二氧化碳潴留等，将需要机械通气治疗的呼吸衰竭患者，划分为如图13－1四种类型。

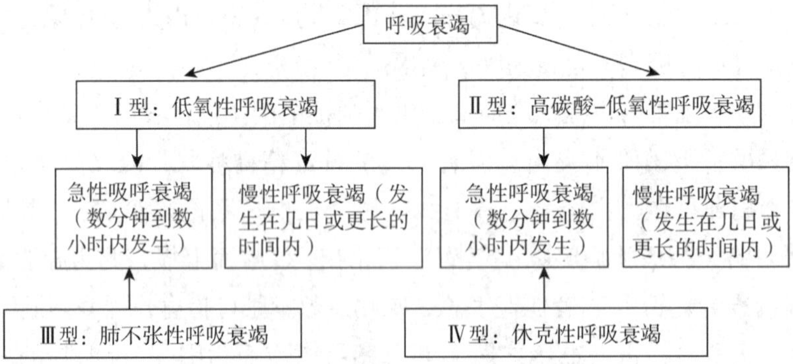

图13－1 呼吸衰竭分型

根据临床经过，呼吸衰竭又可分为三种情况。

1. 急性呼吸衰竭 既往无慢性呼吸道疾病患者，从中枢神经系统到肺泡之间任何急性损伤和功能障碍均可致急性呼吸衰竭，通常在数分钟到数小时内发生。同样可分为Ⅰ型和Ⅱ型。

2. 慢性呼吸功能不全发展的慢性呼吸衰竭 早期可呈Ⅰ型特点，为低氧血症和呼吸性碱中毒；晚期发展到Ⅱ型，但进展缓慢，发生在几日或更长的时间内，体内已充分代偿。除 PaO_2 进一步下降外，$PaCO_2$ 升高，HCO_3^- 增加。

3. 慢性呼吸衰竭的急性发作 多见于慢性阻塞性肺部疾病患者，在低氧血症或低氧血症合并高碳酸血症的基础上，PaO_2 进一步下降，$PaCO_2$ 明显升高，酸碱代偿机制不充分，改变明显，常伴有复合性酸碱紊乱。

三、西医发病机制和病理生理

（一）低氧血症和高碳酸血症的发生机制

各种病因通过引起肺泡通气不足、肺泡通气/血流比例失调、肺内动－静脉解剖分流增加、弥散障碍和氧耗量增加5个主要机制，使通气和（或）换气过程发生障碍，导致呼吸衰竭。临床上单一机制引起的呼吸衰竭很少见，往往是多种机制并存或随着病情的发展先后参与发挥作用。

1. 肺泡通气不足 可因呼吸泵功能损害而致的通气功能损害，或因肺部病变致死腔增大而引起的有效肺泡通气量下降。总肺泡通气量约为4L/min时，才能维持正常的肺泡氧和二氧化碳分压。肺泡通气量减少时，则肺泡氧分压下降，二氧化碳分压上升，从而影响气体交换。

2. 通气/血流（V/Q）比例失调　正常成人静息状态下，通气/血流比值约为0.8。肺泡通气/血流比值失调有下述两种主要形式：①部分肺泡通气不足，肺部病变如肺泡萎陷、肺炎、肺不张、肺水肿等引起病变部位的肺泡通气不足，通气/血流比值减小，部分未经氧合或未经充分氧合的静脉血（肺动脉血）通过肺泡的毛细血管或短路流入动脉血（肺静脉血）中，故又称肺动-静脉样分流或功能性分流；②部分肺泡血流不足，肺血管病变如肺栓塞引起栓塞部位血流减少，通气/血流比值增大，肺泡通气不能被充分利用，又称为无效腔样通气。通气/血流比例失调通常仅导致低氧血症，而无CO_2潴留。

3. 肺内分流　肺动脉内的静脉血未经氧合直接流入肺静脉，导致PaO_2降低，是通气/血流比例失调的特例，常见于肺血管异常通路的大量开放，或形成肺动静脉瘘，致使血液未经气体交换而回到左心房，形成右向左分流。在这种情况下，提高吸氧浓度并不能提高分流静脉血的血氧分压。

4. 弥散功能障碍　系指O_2、CO_2等气体通过肺泡膜进行交换的物理弥散过程发生障碍。引起弥散功能损害的机制包括气体交换距离增加、肺泡与混合静脉血的氧浓度梯度降低、血液通过肺部时间过短（小于0.2秒）以及肺毛细血管床减少等。因为氧的弥散能力仅为二氧化碳的1/20，故弥散障碍时，一般仅引起单纯缺氧。

5. 氧耗量增加　发热、寒战、呼吸困难和抽搐均增加氧耗量。严重哮喘时，随着呼吸功的增加，用于呼吸的氧耗量可达到正常的十几倍。正常人在运动等氧耗量增加时，可通过增加通气量来提高肺泡氧分压，以避免缺氧；但通气功能障碍患者，肺泡氧分压难以提高，因此会加重缺氧的程度。

（二）低氧血症和高碳酸血症对机体的影响

呼吸衰竭时发生的低氧血症和高碳酸血症，能够影响全身各系统器官的代谢、功能甚至使组织结构发生变化。通常先引起各系统器官的功能和代谢发生一系列代偿适应反应，以改善组织的供氧，调节酸碱平衡和适应内环境的改变。当呼吸衰竭进入严重阶段时，则出现代偿不全，表现为各系统器官严重的功能和代谢紊乱直至衰竭。

四、中医病因、病机

呼吸衰竭常由多种疾患引起，其病因亦极为复杂，概括为病邪侵袭，肺失宣肃，或肺脾肾虚，气失所主。

1. 病邪侵袭，肺失宣肃　肺为娇脏，外合皮毛，六淫之邪袭表，上干于肺，致肺失宣肃，发为气逆；或内传阳明，燥热内结，腑气不通，浊气不行，肺气不降；或内生痰、饮、湿、瘀等邪气，停滞于肺，肺气受阻，气机不利，宣降失常。

2. 肺脾肾虚，气失所主　久病肺虚，或复感外邪，肺气虚衰，气失所主；肺气不足，助心行血之力不及，导致气虚血瘀；肺病及脾，脾虚失运，酿湿生痰，上干于肺，肺为痰壅，以上均可出现喘促、发绀等症；肺脾肾虚，水湿不化，聚湿成痰，上泛于肺，肺气不利，上逆而喘；肾元不固，摄纳失常，气不归元，上逆于肺，发为喘促，动则加重，呼多吸少。

总之，本病病位在肺，与心、脾、肾有关，其基本病机是本虚标实，肺、脾、肾虚为本，热毒、痰浊、瘀血为标。急性者以标实为主，慢性者一般多以本虚标实并见。

【诊断】

1. 临床表现 呼吸衰竭的临床表现因原发病的影响而有很大差异，但均以缺氧和（或）CO_2 潴留为基本表现，出现典型的症状和体征。

（1）呼吸困难 呼吸困难是最早出现的临床症状，随呼吸功能的减退而加重，严重时可出现“三凹征”、呼吸浅速、点头样呼吸等。呼吸衰竭并不一定有呼吸困难，如镇静药中毒表现为呼吸匀缓、表情淡漠或昏睡；出现二氧化碳麻醉时，呼吸困难可能不明显。

（2）发绀 发绀是缺氧的典型体征，自耳垂、口唇、口腔黏膜、指甲呈现青紫色的现象。缺氧并不一定有发绀，发绀可由血液中还原血红蛋白的绝对值增多引起。

（3）神经精神表现 缺氧和二氧化碳潴留均可引起神经精神表现，急性缺氧可出现精神错乱、狂躁、昏迷、抽搐等。慢性缺氧只表现为智力、定向力障碍。二氧化碳潴留主要表现为中枢神经系统抑制。$PaCO_2 > 80mmHg$ 时，患者表情呆滞、精神错乱；$PaCO_2 > 120mmHg$ 时，患者昏迷，对各种反射均无反应。“肺性脑病”是重度二氧化碳潴留的典型临床表现。

（4）循环系统表现 缺氧和 CO_2 潴留均可导致心率增快、血压升高。严重缺氧可出现各种类型的心律失常，甚至心脏停搏。CO_2 潴留可引起表浅毛细血管和静脉扩张，表现为多汗、球结膜水肿、颈静脉充盈等。

（5）其他脏器功能障碍 严重缺氧和二氧化碳潴留可导致胃肠道黏膜充血、水肿或应激性溃疡，可发生呕血、便血。严重的缺氧可损害肝功能和肾功能，临床出现黄疸、肝功能异常、少尿、无尿，甚至急性肾衰竭。

（6）值得警惕的呼吸衰竭的早期表现 ①睡眠颠倒；②头痛，夜间加重；③多汗；④肌肉不自主的抽动或震颤；⑤自主运动失调；⑥眼部征象，球结膜充血、水肿，是反映 $PaCO_2$ 升高的敏感征象。

2. 实验室及辅助检查

（1）动脉血气分析 动脉血气分析对于判断呼吸衰竭和酸碱失衡的严重程度及指导治疗具有重要意义。pH 可反映机体的代偿状况，有助于对急性或慢性呼吸衰竭加以鉴别。

（2）实验室检查 可帮助明确病变原，血培养、痰培养和药敏试验可了解病原微生物感染及其耐药情况，血生化可帮助判断并发症及合并症情况。

（3）影像学检查 可发现肺部炎症或气胸，胸部螺旋 CT 或磁共振、肺通气/灌注显像和肺动脉造影等检查有助于发现或排除肺栓塞。

（4）肺功能检测 能判断通气功能障碍的性质（阻塞性、限制性或混合性）、是否合并有换气功能障碍，并可评估通气和换气功能障碍的严重程度。

（5）纤维支气管镜检查 对于明确大气道情况和提供病理学证据具有重要意义。

3. 诊断标准 呼吸衰竭的确诊主要依靠动脉血气分析。诊断标准为：在海平面、静息状态、呼吸空气条件下，动脉血氧分压（PaO_2）$< 60mmHg$，伴或不伴二氧化碳分压

（$PaCO_2$）>50mmHg；或吸 O_2 条件下，氧合指数（PaO_2/FiO_2）<300，即可诊断为呼吸衰竭。

【鉴别诊断】

1. 心源性呼吸困难　为急性心功能衰竭所致，按其渐进性严重程序，表现为劳力性呼吸困难、端坐呼吸、阵发性夜间呼吸困难、心源性哮喘和急性肺水肿。可伴有咳嗽、咳痰、疲乏无力、头昏、面色苍白、心动过速等。查体心界增大，心率加快，心尖部可听到舒张期奔马律。急性肺水肿时，咳粉红色泡沫样痰，两肺可闻及大中水泡音。

2. 重症自发性气胸　多继发于基础肺部病变，患者紧张、胸闷，甚至心率加快、心律失常、强迫坐位、发绀、大汗淋漓、意识不清。查体可见一侧胸廓隆起，呼吸运动和语颤减弱。X 线显示气胸征。

临床上，呼吸衰竭的鉴别主要应明确其原发病因，鉴别要点在于病史、体征及辅助检查，血气分析是鉴别的重要依据。

【治疗】

一、西医治疗

呼吸衰竭总的治疗原则是：加强呼吸支持，包括保持呼吸道通畅、纠正缺氧和改善通气等；呼吸衰竭病因和诱发因素的治疗；加强一般支持治疗和对其他重要脏器功能的监测与支持。

（一）保持呼吸道通畅

对任何类型的呼吸衰竭，保持呼吸道通畅是最基本、最重要的治疗措施。保持气道通畅的方法主要有如下几种。

1. 若患者昏迷应使其处于仰卧位，头后仰，托起下颌并将口打开；清除气道内分泌物及异物开放气道，有些患者由于分泌物较多或上气道组织塌陷，除加强痰液引流外，必要时可短暂留置鼻咽管或口咽管，甚至建立气管插管或气管切开等人工气道。

2. 支气管扩张药物的应用　若患者有支气管痉挛，根据患者基础疾病，合理选用支气管扩张药物。常用的药物有 β_2 肾上腺素受体激动剂、抗胆碱药、茶碱类药物或糖皮质激素。

3. 祛痰药及呼吸道的湿化　若气道内痰液较多，应予祛痰药物和保持呼吸道湿化。常用氨溴索和溴己新注射液静脉滴注或雾化吸入。人工气道建立者应常规给予注射用水湿化。

（二）氧疗

纠正缺氧是呼吸衰竭治疗的优先目标，因为相对于二氧化碳潴留，急性缺氧对机体的影响更为严重。根据体内二氧化碳的水平，应采用谨慎的氧疗原则，维持 SaO_2 在 90% ~ 100%。Ⅰ型呼吸衰竭应以纠正缺氧为主，可采用较高浓度的吸氧疗法，如有需要可采用面罩等吸氧，但也不宜长时间吸入高浓度氧，以免发生氧中毒。Ⅱ型呼吸衰竭，一般选择低流量吸氧（FiO_2 <0.3），由于高流量吸氧时，可削弱呼吸中枢驱动，以及加剧通气/血流比例失调。

（三）增加通气量、改善 CO_2 潴留

1. 呼吸兴奋剂 主要适用于以中枢抑制为主、通气量不足引起的呼吸衰竭。使用时必须保持气道通畅，否则会引起呼吸肌疲劳，进而加重 CO_2 潴留；脑缺氧、水肿未纠正而出现频繁抽搐者慎用；对以肺换气功能障碍为主所导致的呼吸衰竭患者，不宜使用。常用的药物有尼可刹米、洛贝林、多沙普仑。

2. 无创机械通气（NIV） 低氧血症在经过氧疗后仍难以纠正，或呼吸困难等症状改善不明显时，NIV 是一个较好的选择。NIV 是通过面罩或鼻罩与患者连接而进行的人工通气方式。应用 NIV 可减轻呼吸肌负荷、改善呼吸形式、增加氧合以及促进二氧化碳的排出等。

NIV 的应用有其适应证和禁忌证，适应证包括：病情在短时间内能够逆转，以呼吸肌疲劳为主中重度呼吸困难，矛盾呼吸运动或辅助呼吸肌参与；呼吸频率 >24 次/分，$PaO_2/FiO_2 < 200$ 等。其禁忌证有：心跳呼吸骤停、严重血流动力学不稳定、意识障碍、高风险误吸、气道分泌物清除能力低、面部损伤或近期手术后、存在气道狭窄等；若患者不合作或不能耐受鼻、面罩时亦应谨慎应用。如果患者存在 NIV 的禁忌证或不能耐受，或者疗效不佳时，应考虑尽早进行有创机械通气。

3. 有创机械通气 是治疗急性呼吸衰竭和慢性呼吸衰竭急性加重最有效的手段。对于慢性呼吸衰竭患者正确使用机械通气治疗能十分有效地纠正缺氧和二氧化碳潴留，并能为原发支气管－肺部感染的治疗赢得时间，减少和避免缺氧和二氧化碳潴留对其他脏器造成的损害。

适应证：①意识障碍；②呼吸频率 >35～40 次/分或 <6～8 次/分、呼吸节律异常或自主呼吸微弱或消失；③PaO_2 <50mmHg，尤其是吸氧后仍 <50mmHg；④$PaCO_2$ 进行性升高，pH 进行性下降，或并发肺性脑病；⑤呼吸衰竭经常规治疗后效果不佳，有病情恶化趋势。

（四）病因治疗

如前所述，引起急性呼吸衰竭的原发疾病多种多样，在解决呼吸衰竭本身造成危害的前提下，针对不同病因采取适当的治疗措施十分必要，也是治疗呼吸衰竭的根本所在。肺部感染是引起急性呼吸衰竭或慢性呼吸衰竭急性加重最常见的原因，应结合患者肺部感染的类型（社区获得性或院内获得性）而选择适当的抗生素，以求有效、快速控制感染。

（五）一般支持治疗

1. 电解质紊乱和酸碱平衡失调可进一步加重呼吸系统乃至其他系统器官的功能障碍，并可干扰呼吸衰竭的治疗效果，因此应及时加以纠正。

2. 加强液体管理，防止血容量不足和液体负荷过大，保证血细胞比容在一定水平，对于维持氧输送能力和防止肺水过多具有重要意义。

3. 呼吸衰竭患者由于摄入不足或代谢失衡，往往存在营养不良，需给予营养支持，保证热量供给。

（六）其他重要脏器功能的监测与支持

呼吸衰竭往往会累及其他重要脏器，因此应及时将重症患者转入 ICU，加强对重要脏器功能的监测与支持，预防和治疗肺动脉高压、肺源性心脏病、肺性脑病、肾功能不全、消化道功能障碍和弥散性血管内凝血（DIC）等。特别要注意防治多器官功能障碍综合征

（MODS）。

二、中医治疗

（一）辨证论治

本病急性发作者以邪实为主，慢性发作者常为本虚标实，本虚为肺、脾、肾亏虚，标实以热毒、痰浊、瘀血为患，故治疗多以祛邪、化痰、活血、补虚为大法，由于肺与大肠相表里，故兼腑实者，则辅以通里攻下。

（1）痰热壅肺证　喘息抬肩，咳逆痰壅，痰多而稠黄，咳痰不爽，咳引胸痛，面赤，口干欲饮，舌红，苔黄腻，脉滑数。

治法：清热化痰，宣肺平喘。

方选：清金化痰汤。

组成：黄芩　栀子　桔梗　麦门冬　贝母　橘红　茯苓　桑皮　知母　瓜蒌仁　甘草。

（2）肺燥肠闭证　喘息抬肩，咳逆痰壅，胸部胀闷，喘不能卧，腹胀便秘，口苦而干，身热面赤，小便赤涩，苔黄腻，脉沉实而数。

治法：清肺润燥，通腑泄热。

方选：宣白承气汤。

组成：石膏　杏仁　全瓜蒌　大黄　桑白皮　芒硝。

（3）气阴两虚证　喘促短气，咳声低微，咯痰稀薄，或呛咳、痰少质黏，自汗畏风，烦热口渴，面颧潮红，舌淡苔剥，脉弱或细数。

治法：益气养阴。

方选：生脉散。

组成：人参　麦门冬　五味子。

（4）阳气欲脱证　咳逆短气，张口抬肩，鼻翼煽动，动则喘息尤剧，心慌心悸，面青唇紫，汗出如珠，肢冷，脉浮大无根。

治法：益气固脱，回阳救逆。

方选：人参四逆汤。

组成：附子　干姜　炙甘草　人参。

（二）常用中成药

1. 实证　神昏者，以醒脑静注射液 20～40ml 用葡萄糖稀释后静脉滴注或安宫牛黄丸 1 丸鼻饲或灌服，每日 2 次。

2. 虚证　气阴两虚证可用生脉注射液或参麦注射液 60～100ml，加入 5% 葡萄糖注射液 250～500ml 静脉滴注，每日 1～2 次。阳气欲脱证可用参附注射液 60～100ml，加入 5% 葡萄糖注射液 250～500ml 静脉滴注，每日 1～2 次。

（三）其他疗法

其他治疗方法，如穴位刺激、穴位注射，超声雾化吸入治疗，中药支气管肺泡灌洗，针灸、气功疗法等报道较少且未见明确的疗效。

（张晓云）

扫码“学一学”

第二节　大咯血

喉及其以下呼吸道或肺组织出血，经口腔咯出者称为咯血（hemoptysis）。临床上根据咯血量的多少，分为少量咯血、中量咯血和大咯血。大咯血（massive hemoptysis）是呼吸系统最严重的急危重症之一，通常认为一次咯血量大于100ml 或 24 小时内咯血量大于500ml 为大咯血。

急性大咯血是危及生命的常见急危重症，病死率极高，流行病学数据表明，大咯血如不及时治疗，其病死率高达 50% ~100%，内科保守治疗的病死率高于 50%，急诊手术治疗的病死率亦高达 27% ~35%。

本病中医称之为咯血，属中医“血证之咯血”的范畴。

【病因病机】

一、西医病因、病理生理

引起大咯血的原因很多，大多数为呼吸系统和（或）循环系统疾病所致，其中最常见的疾病是肺结核、支气管扩张、支气管肺癌、肺脓肿等。

从病理生理的角度出发，大咯血的病因与发病机制根据解剖部位的不同，可归纳分类为如下。

（一）气管和支气管疾病

最常见的是支气管扩张、支气管肺癌、支气管内膜结核等，其发生机制主要是炎症、肿瘤等损害支气管壁的各层组织使血管破裂，或病灶毛细血管广泛损伤，通透性增加所致。

（二）肺部疾病

常见的有肺结核、肺脓肿、肺寄生虫病、肺囊肿继发感染等，其中肺结核是我国大咯血的最常见病因。主要机制为血管损害使血管壁通透性增强；或小动脉、小静脉瘤、曲张的黏膜下静脉破裂；或肺动脉壁弹性结构破坏形成的动脉瘤破裂所致。

（三）肺血管及其他循环系统疾病

肺血管病，如肺动静脉瘘、肺动脉栓塞、多动脉炎的肺血管病变，其病变基础多为栓塞性动脉炎或动脉瘤样畸形；继发性肺动脉高压或原发性肺动脉高压造成肺动脉丛状病变，肺动脉与肺毛细血管形成侧支循环，当血管破裂时引起咯血。肺外循环系统最常见的是心源性咯血，尤其是风湿性心脏病二尖瓣狭窄所致大咯血，此时肺毛细血管及肺静脉压力增加，导致肺泡壁或支气管内膜毛细血管破裂，或通过侧支循环使支气管黏膜下层支气管静脉曲张破裂而造成咯血。

（四）全身性疾病

全身性疾病亦可出现以咯血为主的临床症状，常见的有急性传染病、血液病、结缔组织病及其他疾病等。多因严重损害肺血管或出现凝血障碍引起大咯血。

二、中医病因、病机

大咯血常见的病因有感受外邪、情志过极、饮食失节、劳倦过度、久病等，诸邪干肺，肺失清肃，肺络受损，血液妄行，血溢脉外，发为咯血，咯血总由肺络受损所致。

大咯血的主要病机为气火逆乱，迫血妄行。明代张景岳就认为咯血病机当以火与气立论，提出“血动之由，惟火惟气尔”，而气有盛衰，火有虚实。气有余便是火，血随火而升，火动于内，气逆于上，迫血妄行而致咯血；或咯血反复发作，使阴血耗损，或热毒致火盛伤阴，阴虚火旺，火热之邪迫血妄行而致咯血。

【诊断】

1. 临床表现

（1）症状　可出现胸闷、气急、咽痒、咳嗽等先兆，如果出血量多，常伴烦躁、神色紧张、胸闷气急、发绀。严重的咯血可造成失血性休克或窒息。

（2）体征　患侧肺野呼吸音常减弱、粗糙或出现湿性啰音，健侧肺野呼吸音多正常。局限于较大支气管部位的哮鸣音，多提示有致该处支气管不完全阻塞的疾病存在。

2. 实验室及辅助检查

（1）实验室检查　血常规及凝血功能检查有助于诊断及判断出血程度，痰液检查有助于发现结核杆菌、癌细胞、真菌等；免疫指标检查有助于除外结缔组织疾病的可能；动脉血气分析有助于肺功能状态进行判断。

（2）影像学检查　胸部X线片可初步判断胸部病变的性质及出血部位。胸部CT较胸部X线片能更清楚判断病变的性质及范围，但对活动性大咯血患者，一般应在咯血停止后进行。

（3）纤维支气管镜检查　对大咯血病因诊断不清，或经内科保守治疗止血效果不佳者，应及早施行纤维支气管镜检查。纤维支气管镜检查可直接观察气管、支气管的病灶性质、出血部位，可发现气管与支气管黏膜病变、结核病灶、肿瘤等，对直视下难于确定的病变部位可采取活体组织做病理检查，吸取分泌液或灌洗液送细菌学和细胞学检查。

（4）其他检查　心电图及超声心动图可排除心血管病所致咯血；血管造影可以发现病变，明确出血部位；放射性核素扫描可能有助于肺癌与其他肺部肿物的鉴别诊断；右心导管检查有助于先天性心脏病的诊断。

3. 诊断依据及要点

（1）血经咳嗽而出，一次咯血量大于100ml或24小时内咯血量大于500ml。

（2）多有呼吸系统或循环系统的病史，咯血前常有胸闷、喉痒等症。

（3）影像学检查、纤维支气管镜等检查，常可见肺部有关病变。

（4）排除口腔、鼻腔及上消化道出血等。

【鉴别诊断】

大咯血临床上应与上呼吸道出血及消化道出血而引起的呕血相鉴别，但当出血急骤，出血量多及患者描述不清时，鉴别相对困难。

1. 口鼻咽出血　口腔、鼻腔、咽喉部（上呼吸道）的出血量较多或出血吸入后再行咯出易误诊为咯血，鉴别要点在于明确病史及详细检查，包括鼻镜及喉镜。

2. 呕血 咯血与呕血见表13－1。

表13－1 呕血与咯血鉴别

	咯血	呕血
病史	呼吸系统或循环系统病史	消化道疾病或肝胆疾病史
前驱症状	胸闷、喉痒、咳嗽等	上腹不适、恶心、呕吐等
血液性状	鲜红色，泡沫状伴有痰液，碱性	暗红色伴有食物残渣，酸性
演变	大咯血后常持续咳血痰数天	呕血停止后无持续血痰
黑便	除非吞入大量血液，否则少见	常有黑便甚至便血

【治疗】

一、西医治疗

大咯血治疗的重点在于迅速有效的控制出血，保持呼吸道通畅，防止气道阻塞，维持患者的脏器功能，并针对基础疾病采取相应的治疗及防治并发症。

（一）一般处理

对大咯血的患者需立即抢救，绝对卧床，高流量吸氧；减轻患者的紧张和恐惧心理，如患者精神过度紧张，无严重呼吸功能障碍者可少量应用镇静剂，如地西泮；对频发或剧烈咳嗽者，可适当给予镇咳药，但禁用抑制咳嗽反射和呼吸中枢的麻醉药物；大咯血期间应暂禁食，但应给予充足热量及补充血容量以防止休克；严密监测患者生命体征，做好各项抢救准备。

（二）止血药物的应用

1. 垂体后叶素 可收缩肺小动脉，使肺内血流量减少，肺循环压力降低而达到止血效果，是治疗咯血，尤其是大咯血的首选止血药。一般以垂体后叶素6～12U加入25%葡萄糖液20～40ml缓慢静脉注射（10～15分钟），再以垂体后叶素12～24U加入5%葡萄糖液250～500ml缓慢静脉滴注维持，用药期间需严格掌握药物剂量和滴速。对患有冠状动脉疾病、高血压、肺心病、心力衰竭者及妊娠期妇女均应慎用或禁用。

2. 血管扩张剂 通过扩张血管，降低肺动脉高压及肺动脉嵌压；同时体循环血管阻力下降，回心血量减少，肺内血液分流到四肢及内脏循环中，起到内放血的作用。尤其适用于对垂体后叶素有禁忌证的高血压、冠心病、肺心病以及妊娠的患者。常用的有普鲁卡因、酚妥拉明等。

3. 一般止血药 主要通过改善出凝血机制，加强毛细血管及血小板的功能而起作用，但鉴于临床大咯血多是由支气管或血管破裂所致，故这些止血药物治疗效果不确切，一般只作为大咯血的辅助治疗药物，可酌情选用。如维生素K_1、氨基己酸、氨甲苯酸（止血芳酸）、氨甲环酸、酚磺乙胺（止血敏）、巴曲酶（立止血）等。

（三）输血治疗

持续大咯血引起循环血容量不足，造成血流动力学不稳定者，应及时补充血容量，必要时输血。

（四）纤维支气管镜的应用

对药物治疗无效的患者应及时行纤维支气管镜检查及采用多种介入方法止血，借助纤维支气管镜的常用止血措施有支气管灌洗法、局部用药、气囊填塞法、放射及激光治疗等。

（五）支气管动脉栓塞术

支气管动脉栓塞术是通过导管将栓塞剂有选择性注入某一支气管动脉，借以堵塞血管，从而达到控制大出血的目的，是治疗大咯血的有效方法，近年来在临床上已经得到了广泛的应用，适合于内科保守治疗效果不佳、不宜手术或不宜即刻手术的患者。

（六）手术治疗

对大咯血出血部位明确，经各种方法止血无效，有发生窒息或休克的可能，无手术禁忌证者，应及时急诊手术止血。

（七）病因治疗

引起大咯血的病因很多，应根据不同的病因，采取相应的治疗方法。

二、中医治疗

（一）辨证论治

大咯血的治疗可归结为治火、治气、治血三个原则，其治疗大法为清热泻火或滋阴降火、凉血止血。

1. 肝火犯肺证　咳嗽频作，咯血鲜红而量多，甚或从口鼻涌出，胸胁胀痛，烦躁易怒，口苦咽干，或气急，口渴心烦，便秘，舌质红，苔黄，脉弦数或滑数。

治法：清肝泻火，凉血止血。

方选：龙胆泻肝汤合咯血方。

组成：龙胆草　黄芩　山栀子　泽泻　木通　车前子　当归　生地黄　柴胡　青黛　瓜蒌仁　诃子　海浮石　生甘草。

2. 阴虚肺燥证　咳嗽阵作，反复咯血，血色鲜红或淡红，咳嗽痰少或干咳无痰，口干咽燥，颧红，潮热盗汗，舌质红，脉细数。

治法：滋阴清热，润肺止血。

方选：百合固金汤合秦艽鳖甲汤。

组成：百合　麦冬　玄参　生地　熟地　当归　白芍　川贝母　地骨皮　柴胡　鳖甲　秦艽　知母　生甘草。

（二）常用中成药

阴虚肺燥证：生脉注射液或参麦注射液 60～100ml 加入 0.9% 生理盐水或 5% 葡萄糖 250～500ml 中静脉滴注，每日 1 次。或百合固金丸，口服，水蜜丸一次 6g，大蜜丸一次 1 丸，一日 2～3 次。

（三）其他疗法

针刺：可选孔最、肺俞、三阴交、尺泽穴，实证用泻法，虚证用补法。

（张建平）

扫码“学一学”

第三节　重症哮喘

重症哮喘是指支气管哮喘（bronchial asthma）简称哮喘，患者虽经吸入糖皮质激素（≤1000μg/d）和（或）应用长效 β_2 受体激动剂或茶碱类药物治疗后，哮喘症状仍持续存在或继续恶化或哮喘呈爆发性发作，甚至短时间内进入危重状态。这类患者可能迅速发展至呼吸衰竭并出现一系列并发症。重症哮喘对常规治疗反应差，与其特异的病理生理机制有关，支气管黏膜水肿和黏液栓塞比支气管痉挛起了更为重要的作用，因而其哮喘症状难以缓解且对支气管扩张剂反应欠佳，患者常因病情重且不稳定，可能危及生命，故需要加强监护治疗。

资料显示全球约有哮喘患者 3 亿，每年约有 25 万人死亡。各国发病率不等，我国五大城市调查资料显示儿童患病率高于青少年，老年人群的患病率有增高的趋势。成人男女患病率大致相同，发达国家高于发展中国家，城市高于农村，约 40% 有家族史。重症哮喘约占哮喘患者的 20%，其中病死率约 5%。此病属中医学哮病的范畴。

【病因病机】

扫码“看一看”

一、西医病因及发病机制

重症哮喘为哮喘危重状态，病因尚不十分清楚，目前认为个体过敏体质与环境因素的影响是发病的危险因素，且与多基因遗传密切相关，患者往往受遗传因素及环境因素的双重影响。许多调查资料显示，哮喘患者亲属患病率明显高于其他群体的患病率，病情越重，亲属患病率亦越高。研究表明，某些基因（如与气道高反应性、IgE 调节和特应性反应相关的基因）在该病的发病中起着重要的作用。环境因素主要是指某些激发因素，特异性吸入物（如尘螨、花粉、真菌、动物毛屑等），非特异性吸入物（如二氧化硫、氯气、甲醛、甲酸等）；感染病原微生物（如病毒）；食物（鱼、虾、蟹、蛋类、牛奶等）；使用某些药物（如普萘洛尔）；精神因素（精神紧张、情绪激动等）、气候变化、剧烈运动、月经、妊娠等。

重症哮喘的发病机制目前尚不清楚，但可能与下列过程有关。

（一）免疫机制

当变应原进入具有过敏体质的机体后，通过巨噬细胞和 T 淋巴细胞的传递，可刺激机体的 B 淋巴细胞合成特异性 IgE，并结合于肥大细胞和嗜碱性粒细胞表面的高亲和性的 IgE 受体。若过敏原再次进入体内，可与肥大细胞和嗜碱性粒细胞表面的 IgE 交联，从而促发细胞内一系列的反应，使该细胞合成并释放多种活性介质导致平滑肌收缩、黏液分泌增加、血管通透性增高和炎症细胞浸润等。炎症细胞在介质的作用下又可分泌多种介质，使气道病变加重，炎症浸润增加，产生哮喘的临床症状。

（二）气道炎症

气道慢性炎症被认为是哮喘的基本的病理改变和反复发作的主要病理生理机制。各类型各期哮喘，都表现为以肥大细胞、嗜酸性粒细胞和 T 淋巴细胞为主的多种炎症细胞在气道的浸润和聚集，这些细胞相互作用分泌出数十种炎症介质和细胞因子并相互作用和影响，使气道炎症持续存在。当机体遇到诱发因素时，这些炎症细胞能够释放多种炎症介质和细胞因子，引起气道平滑肌收缩痉挛、黏液分泌增加、血浆渗出和黏膜水肿。总之，哮喘的气道慢性炎症是由多种炎症细胞、炎症介质和细胞因子参与，相互作用形成恶性循环，使气道炎症持续存在。其相互关系十分复杂，有待进一步研究。

（三）气道高反应性

气道高反应性（airway hyper responsiveness，AHR）是重症哮喘的重要特征之一，当气道受到变应原或其他因素刺激后，由于多种炎症细胞、炎症介质和细胞因子的共同参与，气道上皮的损害以及上皮下神经末梢的裸露等病理变化导致气道的高反应性。

（四）神经因素

神经因素也被认为是重症哮喘发病的另一重要环节。支气管除受胆碱能神经、肾上腺素能神经支配外，还有非肾上腺素能非胆碱能（NANC）神经系统的支配。重症哮喘还与β肾上腺素受体功能低下及迷走神经张力亢进密切相关，并可能存在α肾上腺素能神经的反应性增加，NANC能够释放对支气管平滑肌有舒张作用的神经介质如血管活性肠肽（VIP）、一氧化氮（NO）及对支气管平滑肌有收缩作用的介质如P物质、神经激肽，两者平衡失调时，可引起支气管平滑肌收缩。

（五）糖皮质激素反应性降低

重症哮喘常表现为糖皮质激素反应性降低，使用激素治疗后临床症状改善不明显且外周血嗜酸性粒细胞无明显减少，糖皮质激素受体本身具有基因多样性，突发的受体与配体亲和力下降，吸烟等因素导致激素抵抗的发生。

二、中医病因、病机

宿痰伏肺，遇新邪引动而触发，痰壅气道，肺气失宣，痰气得结，肃降失常，是哮病的基本病机。

1. 痰伏于内　痰为体内的病理产物，哮病的形成以痰为基本病因。脏腑功能失调以及感受外邪也可生痰。如外感风寒而失于表散，或燥热之邪袭肺，病邪留于肺系，日久生痰；或饮食不节，恣食肥甘厚腻，嗜饮酒浆，损伤脾胃；或因长期吸烟，熏灼气道，痰浊内生；如长期愤怒忧思，气机郁滞，或病后体弱，失于调摄，致脏腑机能失调，产生痰浊。痰伏于内，如遇新邪引动，痰随气动，聚于肺系，痰气搏结发为哮病。

2. 肺失宣降　肺主气，司呼吸，外合皮毛，主宣发和肃降。痰浊既为哮病的宿根，又因其久留不去，易损伤正气。肺气耗散，卫外不固，易致外邪入侵。如因外感风寒，或引动宿痰；或情志不畅，或疲劳困乏，痰动气阻，壅于肺系，肺气既不能宣发于外，又不能肃降于下，发为哮病。

3. 肺肾气虚　久病体衰，肺虚不能主气，肺气上逆；精气亏乏，肾不纳气。肺肾摄纳失常，气不归元，聚精成痰，遇邪引动，发为哮病。

【诊断】

1. 临床表现

（1）症状　典型的支气管哮喘，发作前往往有先兆症状如打喷嚏、流涕、咳嗽、咳嗽、胸闷等，因支气管阻塞加重而出现呼气性呼吸困难，被迫采取坐位或呈端坐呼吸，干咳或咯大量白色泡沫痰，甚至出现发绀；每天出现症状，或经常出现夜间哮喘症状；体力活动受限；语言断续；或大汗淋漓；或焦虑、烦躁，甚至嗜睡、意识模糊。

（2）体征　胸部呈过度充气状态，可闻及广泛的哮鸣音，呼气音延长，胸腹反常运动及发绀，三凹征可见；非常严重的哮喘发作，哮鸣音反而减弱，甚至完全消失，表现为“沉默肺”，是病情危重的表现，或呼吸频率 >30 次/分；哮鸣音响亮且弥漫；或脉率 >120 次/分，或脉率不规则；深吸气时收缩压下降 >25mmHg。

2. 实验室及辅助检查

（1）痰液检查　痰涂片在显微镜下可见较多嗜酸性粒细胞。

（2）呼吸功能检查

1）通气功能检测：发作时呈阻塞性通气功能障碍表现。呼气流速指标均显著下降，1 秒钟呼气容积（FEV_1）及 1 秒率（1 秒钟用力呼气量占用力肺活量比值 FEV_1/FVC%）下降，最高呼气流量（PEF）减少。肺容量指标可见用力肺活量减少，残气量及功能残气量和肺总量增加，残气占肺总量百分比增高。

2）支气管激发试验（BPT）测定气道反应性：吸入激发剂（乙酰甲胆碱、组胺等）后通气功能下降、气道阻力增加，如 FEV_1 下降≥20% 以上，可确定为激发试验阳性。

3）支气管舒张试验（BDT）测定气道可逆性：用吸入型的支气管舒张剂（如沙丁胺醇、特布他林或异丙托溴铵等），当 FEV_1 较用药前增加≥12%，且绝对值增加≥200ml，PEF 较用药前增加 60L/min 或增加≥20%，可确定为支气管舒张试验阳性。

4）呼气流速（PEF）及变异率测定：哮喘发作时，PEF 下降，PEF 可反映气道功能的变化情况。常常昼夜（或凌晨与下午）PEF 变异率 >30%，提示气道气流受阻可逆性改变。PEF 变异率 =〔（最高 PEF－最低 PEF）/最低 PEF〕×100%。

（3）动脉血气分析　吸入空气状态下 PaO_2 <60mmHg，$PaCO_2$ >45mmHg，SaO_2 ≤90%，pH 降低。

（4）胸部 X 线检查　胸部 X 线可见两肺透亮度增加，呈过度充气。如并发呼吸道感染，可见肺纹理增粗及炎性浸润阴影。胸部 CT 在部分患者可见支气管壁增厚，黏液阻塞。

（5）特异性变应原检测

1）体外检查患者的特异性 IgE，过敏性哮喘患者血清 IgE 较正常人明显增高。

2）在体试验：分皮肤过敏原测试和吸入过敏原测试，阳性提示患者对该过敏原过敏。但后者检验存在一定的危险性，目前临床应用较少。

3. 诊断要点

（1）每日有哮喘症状；频繁出现，或休息时有气短症状；经常出现夜间哮喘；体力活动受限；甚至端坐呼吸、语言断续；发作影响活动和睡眠，焦虑，烦躁；出汗或大汗淋漓。

（2）呼吸频率加快，>30 次/分，双肺可闻及散在或弥漫性，以呼气相为主的响亮的哮鸣音，脉率增快 >100 次/分。

（3）FEV_1 占预计值百分比 <60% 或 PEF <60% 个人最佳值，PEF 或 FEV_1 变异率 >30%。

【鉴别诊断】

1. 左心衰竭引起的呼吸困难　发作时的症状与哮喘极其相似，但多伴高血压、冠状动脉粥样硬化性心脏病、风湿性心脏病和二尖瓣狭窄等病史和体征。胸部X线可见心脏增大及肺淤血，有助于鉴别。

2. 喘息型支气管炎　为支气管炎合并哮喘，常见于中老年患者，多有慢性咳嗽病史，喘息常年存在，两肺常可闻及湿啰音。

3. 上气道阻塞　见于中央型支气管肺癌、气管、支气管结核、气管异物，导致支气管狭窄或伴发感染时，可出现喘鸣或类似哮喘样呼吸困难（吸气性呼吸困难），肺部可闻及哮鸣音。但根据病史、临床表现、胸部X线、CT或MRI、痰液细菌学以及支气管镜组织活检可明确诊断。

【治疗】

一、西医治疗

1. 氧疗　一般吸入氧浓度为25%～40%，并应湿化，如伴低氧血症，且$PaCO_2 <$ 35mmHg，则应使用面罩吸氧。使$PaO_2 >$50mmHg，但应注意预防氧中毒。

2. 补液　根据患者失水及心功能情况，静脉补充等渗液，一般用量为2000～3000ml/d。

3. 糖皮质激素　是控制和缓解哮喘严重发作的重要措施。常用甲泼尼龙40～120mg静脉注射，必要时4～8小时后可重复使用；或用地塞米松5～10mg静脉注射。早期主张与支气管舒张剂同时应用。

4. β_2受体激动剂

（1）雾化吸入　可用雾化吸入器（MDI），每次2～4喷，或0.25mg加入0.9%氯化钠溶液2ml雾化吸入，必要时3～4小时后可重复一次。如患者呼吸浅而快，吸入疗法无效时，应静脉注射给药。

（2）皮下或肌内注射沙丁胺醇　500μg/次［8μg/(kg·次)］，4～6小时后可重复注射。或用特布他林，每次250～500μg皮下注射。

（3）静脉注射沙丁胺醇　250μg/次，［4μg/(kg·次)］，注射时间不少于10分，必要时重复使用。

（4）静脉滴注沙丁胺醇　0.4～1mg加入5%葡萄糖注射液100ml静脉滴注，30～60分钟滴完，6～8小时后可重复一次。

5. 溴化异丙托品溶液　雾化吸入，该药常与β_2受体激动剂联合吸入，适用于夜间哮喘患者。用法：250～500μg加入2ml 0.9%氯化钠溶液中雾化吸入，每日4～6次；或用MDI每日3次，每次25～75μg。

6. 氨茶碱　静脉注射或滴注。使用过程中应测定患者血浆氨茶碱浓度，如果患者血浆氨茶碱浓度<5mg/L，则可以使用负荷量的氨茶碱（5mg/kg），用5%葡萄糖溶液20～40ml稀释后缓慢静脉注射，注射时间不少于10分钟；如果患者血浆氨茶碱浓度已达到10～15mg/L，且又未使用缓释或控释制剂者，则按0.7mg/(kg·h)的维持量静脉滴注，并注意监测血浆氨茶碱浓度，以便及时调整药物剂量。

7. 纠正酸碱、电解质失衡　严密监测动脉血气，及时纠正酸中毒，当呼吸性酸中毒时pH<7.2，或因缺氧、补液量不足等并发代谢性酸中毒（BE<－3，$HCO_3^- <21$）时即为临

床补碱指征，用5%碳酸氢钠溶液静脉滴注，碳酸氢钠用量为：所需5%碳酸氢钠毫升数=（正常BE－测得BE值）×体重（kg）。式中正 常BE一般以－3mmol/L计。因患者大量出汗、进食减少等原因，常导致K^+、Na^+、Cl^-丢失，应注意及时补充。

8. 抗生素 如患者发热、咳脓痰，提示呼吸道继发细菌感染，需参照肺炎选择抗生素治疗。

9. 祛痰剂 若痰色黄而质黏稠不易咳出者，则需应用祛痰药物。

10. 纠正二氧化碳潴留 当出现二氧化碳潴留时，提示患者病情危重，已发生呼吸肌疲劳。必要时进行气管插管和（或）机械通气。如并发气胸则立即抽气和胸腔闭式引流。

11. 机械通气治疗 经上述措施治疗后患者病情仍持续恶化者，应及时给予机械通气治疗。

12. 心律失常 患者可因严重缺氧、电解质紊乱而出现各种严重心律失常，如室性心动过速、室扑及室颤等，故应进行持续心电监护，以达早发现、早治疗的目的。

二、中医治疗

（一）辨证论治

1. 寒哮 呼吸急促，喉中痰鸣有声，胸膈满闷如塞，咳不甚，痰少咳吐不爽，面色灰暗带青，口不渴，或渴喜热饮，天冷或受寒易发，形寒怕冷，舌苔白滑，脉弦紧或浮紧。

治法：宣肺散寒，化痰平喘。

方选：射干麻黄汤。

组成：射干 麻黄 细辛 半夏 五味子 生姜 紫菀 款冬花。

2. 热哮 气粗息涌，喉中痰鸣如吼，胸高胁胀，咳呛阵作，咳痰色黄或白，黏浊稠厚，排吐不利，烦闷不安，汗出，面赤，口苦，口渴喜饮，不恶寒，大便干结，小便短赤，舌苔黄腻，舌质红，脉滑数或弦滑。

治法：清热宣肺，化痰定喘。

方选：越婢加半夏汤合大承气汤。

组成：麻黄 石膏 甘草 生姜 大枣 半夏 大黄 芒硝 枳实 厚朴。

3. 肺肾气虚 平素短气息促，动则为甚，吸气不利，气短声低，喉中常有哮鸣音，咳痰清稀色白，面色白或苍白，形寒，肢冷，自汗，怕风，脑转耳鸣，腰膝酸软，劳累后哮喘易发，舌苔薄白，舌质淡而胖嫩，脉细弱或虚大。

治法：补肺益肾。

方选：四君子汤合金水六君煎。

组成：人参 白术 茯苓 熟地 当归 半夏 陈皮 炙甘草。

（二）针灸

1. 实证，宜用针刺法。穴位：大椎、风门、肺俞、膻中、曲池、外关。

2. 虚证，宜用无烟灸法。穴位：肺俞、气海、关元、膏肓、肾俞、命门。

（于晓敏）

第四节 肺栓塞

扫码“学一学”

肺栓塞（pulmonary embolism，PE）是以各种栓子阻塞肺动脉或其分支为发病原因的一组疾病或临床综合征的总称。血栓是最常见的栓子，新生物细胞、脂肪滴、羊水、气泡、静脉输入的药物颗粒等引起的肺栓塞较少见。因为肺组织的血液供应来源于支气管动脉和肺动脉，而且肺组织和肺泡间可直接进行气体交换，所以大多数PE并不一定都会引起肺梗死。

国外PE的发病率很高，新近资料显示，美国每年发病数即可达60万。其中约十分之一患者在发病后1小时内死亡，剩余的仍有三分之一死亡，占人口死因的第三位。近年来随着成人接受抗凝治疗的增加，发病率呈下降趋势。因PE的发病过程较为隐匿，临床症状缺乏特异性，确诊需要特殊的检查技术，致使PE的检出率相对较低，所以临床上仍然存在着较为严重的漏诊和误诊现象。

该病在中医学中尚无相对应的疾病，但根据其临床特征，在辨证施治过程中可参照胸痹病进行辨证。

【病因病机】

一、西医病因

扫码“看一看”

1. 血栓形成 PE是静脉血栓形成的常见合并症。栓子大多来源于下肢和骨盆的深部静脉，少数来源于上肢、头和颈静脉，血栓流入肺动脉引起栓塞。早期形成的血栓一般较为松脆，加之纤溶系统的作用，血栓容易脱落从静脉系统流入肺循环。

2. 心脏病 为PE的最常见原因。几乎各类心脏病均可能发生，以心房纤颤、心力衰竭和亚急性细菌性心内膜炎患者发病率较高。细菌性栓子亦可由于起搏器感染引起。

3. 肿瘤 为PE的第二位原因。以肺癌、绒癌、白血病等多见。恶性肿瘤并发栓塞大多数为血栓，瘤栓仅占1/3。

4. 妊娠和分娩 孕妇PE发病率相对较高，尤其产后和剖宫产术后发生率最高。这是由于妊娠时腹腔内压增加，血管平滑肌松弛，加之盆腔静脉受压导致静脉血流缓慢，导致血流动力学发生改变，加重静脉血栓形成。羊水栓塞也是分娩期常见的严重并发症之一。

5. 其他 重大创伤、外科手术感染、关节置换、长骨骨折引起的脂肪栓塞，意外事故和减压病导致空气栓塞，寄生虫和异物栓塞等。

二、西医病理

大多数急性PE可累及多支肺动脉。右肺多于左肺，下叶多于上叶，血栓栓子机化较差时，在通过心脏途中容易栓塞小血管。若纤溶机制不能彻底溶解血栓，一般24小时后栓子的表面会逐渐被内皮样细胞所被覆，2～3周后贴于动脉壁，血管重建。早期栓子退缩，加之血流再通过程中的冲刷作用，覆盖于栓子表面的纤维素、血小板凝集物及在溶栓过程中形成新的栓子，再次栓塞小的血管分支。栓子能否引起肺梗死主要由受累血管的大小、栓塞的范围、支气管动脉供血的能力及阻塞区的通气状况决定。肺梗死的组织学特征为肺泡内出血及肺泡壁坏死。

三、中医病因、病机

1. 寒凝胸中 素体胸阳不振，复因寒邪侵袭，寒凝胸中，阻遏阳气，脉络痹阻。《素问·调经论》曰："寒气积于胸中而不泻，不泻则温气法，寒独留则血凝泣，凝则脉不通"。故患者遇寒冷时猝然发生胸痛。

2. 饮食失节 恣食膏粱厚味，或饥饱无常，损伤脾胃，运化失司，水谷不能生化气血精微，聚湿生痰，上犯心胸，清阳不展，气机不畅，脉络闭阻，血脉瘀滞而为瘀血，瘀血停滞，脉络不通，遂发胸痹。明·龚信《古今医鉴》曰："心脾痛者，亦有顽痰死血"。

【诊断】

1. 临床表现

（1）症状 PE 的临床症状缺乏特异性。可从无症状发展到血流动力学不稳定，甚至发生猝死。临床主要表现为呼吸困难及气促，活动后尤为明显；胸痛；晕厥可能为唯一或首发症状；或烦躁不安、惊恐甚至濒死感；或咯血，但大咯血者较少见；或咳嗽；或心悸。肺栓塞后肺梗死出现"三联征"（呼吸困难、胸痛及咯血）者较少见。

（2）体征 呼吸急促和呼吸频率增快（>20 次/分）是临床最常见的体征；也可出现心动过速、休克、发绀、颈静脉充盈或搏动；肺部可闻及哮鸣音和（或）湿啰音，肺动脉瓣区可闻及第二音亢进或分裂，$P_2 > A_2$，三尖瓣区可闻及收缩期杂音。急性 PE 可出现肝脏增大，肝颈静脉回流和下肢水肿等。

2. 实验室及辅助检查

（1）血浆 D－二聚体（D－dimer） 对急性 PE 诊断的敏感性达 92%～100%，但特异性相对较低。如手术、肿瘤、感染、组织坏死等均可使 D－二聚体升高。但当其含量 <500μg/L 时，可基本排除急性 PE。

（2）X 线胸片 缺乏特异性。胸部 X 线见斑片状浸润、肺不张及膈肌抬高，尤其以胸膜为基底凸面朝向肺门的圆形致密阴影（Hamptom 驼峰），以及扩张的肺动脉伴远端肺纹理稀疏（Westermark 征）等表现时，提示 PE 发生的可能性。

（3）心电图 大多为非特异性改变。较常见的有 $V_1 \sim V_4$ 的 T 波改变和 ST 段异常；少数病例可见 Ⅰ 导 S 波加深，Ⅲ导可见 Q/q 波及 T 波倒置、肺型 p 波等。心电图往往随病程的演变而呈动态变化。

（4）螺旋 CT 和电子束 CT 造影 可发现段以上肺动脉内栓子，目前是 PE 的确诊手段之一。其直接特征为肺动脉内低密度充盈缺损，部分或完全包围在不透光的血流之间（轨道征），或表现为完全充盈缺损，远端血管不显影。

（5）放射性核素肺通气/血流灌注扫描 不具备特异性。可见呈肺段分布的肺灌注缺损，并与通气现象不相匹配。

（6）磁共振成像（MRI） 对肺段以上肺动脉内栓子诊断的敏感性和特异性均较高。

可识别新旧血栓，为确定溶栓方案提供依据。

（7）动脉血气分析　不具特异性，常表现为低氧血症、低碳酸血症、$P_{A-a}O_2$ 增大。部分患者动脉血气测定可以正常。

（8）超声心动图　可见右室壁局部运动幅度降低、右心扩大、室间隔左移和运动异常、近端肺动脉扩张、三尖瓣反流速度增快、下腔静脉扩张，吸气时不萎陷。如在右心发现血栓或肺动脉近端血栓存在，同时患者临床表现符合 PE 者，即可作出诊断。

（9）肺动脉造影　为 PE 诊断的金标准，敏感性和特异性均较高，分别为 98% 和 95% ~98%。PE 的直接征象可见肺血管充盈缺损，伴或不伴轨道征的血流阻断。间接征象可见肺动脉造影剂流动缓慢、局部低灌注及静脉回流延迟等。但为有创性检查，可发生严重并发症甚至致命，应严格掌握其适应证。

3. 诊断思路　PE 患者约 11% 在发病后 1 小时内死亡。其余的仅有 29% 左右可得到明确诊断，死亡率约 8%，未明确诊断的患者中死亡率高达 30%。

对于静脉血流缓慢的患者出现难以解释的呼吸困难时应考虑 PE 的可能性。其他应注意 PE 的加重因素，如口服避孕药、孕产妇、长期卧床、充血性心衰、肿瘤、糖尿病、创伤、外科手术等。另外，PaO_2 降低，$P_{A-a}O_2$ 增宽，D－二聚体增高，典型的心电图变化和超声心动图改变，对 PE 的诊断具有重要的参考意义。

放射性核素肺通气/血流灌注扫描是诊断 PE 最敏感的无创方法，虽然特异性较低，但如具有相应的征象，结合临床表现，诊断即可成立。对于怀疑 PE 者，应分“三步走”，首先临床可能评估，再行危险分层，然后逐级选择检查。螺旋 CT 和电子束 CT 造影和 MRI 是目前诊断 PE 常用的无创技术。

【鉴别诊断】

本病应与肺炎、胸膜炎、气胸、慢性阻塞性肺疾病、肺部肿瘤、急性心肌梗死、充血性心衰、胆囊炎、胰腺炎等疾病进行鉴别，放射性核素、CT 和 MRI 有助于鉴别诊断。诊断和鉴别诊断困难的患者可考虑肺动脉造影，也适用于临床和放射性核素扫描可疑以及需要手术治疗的病例，但多发性小栓塞常容易漏诊。

【治疗】

一、西医治疗

临床分为对症治疗和特异性治疗。对症治疗包括改善低氧血症、止痛、舒张支气管、纠正休克和心力衰竭等。特异性治疗包括溶栓、抗凝、手术及预防再栓塞等。

1. 溶栓治疗　溶栓治疗主要适用于大面积 PE 患者，尤其是伴低血压和（或）休克的病例。对于血压正常，但超声心动图提示右室功能减退或临床表现为右室功能不全的 PE 患者，且无禁忌证时也可溶栓治疗。

急性 PE 起病 48 小时内开始溶栓，有症状的 PE 在 6～14 天溶栓仍有一定作用。可选用尿激酶（UK）或链激酶（SK）溶栓治疗。UK：负荷量 4400IU/kg 静脉注射 10 分钟，随后 2200IU/（kg·h），持续 12 小时，或 20 000IU/kg 持续静脉滴注 2 小时。SK：负荷量 250

000IU 静脉注射 30 分钟，随后以 100 000IU/h 持续静脉滴注 24 小时。用药前应肌内注射苯海拉明或地塞米松以防止链激酶过敏反应。rt－PA 的用法：50～100mg 持续静脉滴注 2 小时。体重 <65kg 者，给药总剂量 <1.5mg/kg。溶栓治疗的常见并发症为出血，所以在溶栓过程中应监测凝血酶原时间（PT）或活化部分凝血激酶时间（APTT），以便及时调整药物剂量。

溶栓治疗结束后，每 2～4 小时测定 1 次 PT 或 APTT，当其水平低于正常值的 2 倍时，即应开始规范化肝素治疗，在使用 UK、SK 溶栓期间不主张同时应用肝素。

2. 抗凝治疗 抗凝治疗可有效防止血栓复发和再栓塞，为血流动力学稳定的肺栓塞患者的最基本治疗方法。对于疑诊 PE 的患者，可开始进行有效的抗凝治疗。推荐的抗凝药物为普通肝素（下称肝素）和华法林（warfarin）。应用肝素前应注意检查有无抗凝治疗的禁忌证，如活动性出血、凝血功能障碍、血小板减少、未予控制的严重高血压等。但对于已确诊的 PE 患者，大多属于相对禁忌证。

抗凝治疗时，可先后给予静脉肝素及静脉肝素联合口服抗凝药各 4～5 天后，转为口服抗凝药物治疗 3～6 个月。肝素的初始剂量：80IU/kg 静脉注射，然后以 18IU/(kg·h) 持续静脉滴注。开始治疗 24 小时内应每 4～6 小时测定 APTT，根据 APTT 调整肝素的剂量，使其维持在正常值的 1.5～2.5 倍。随后应每天测定 APTT 1 次。

华法林可用于长期抗凝治疗。不建议给予负荷剂量，推荐初始剂量 1～3mg，老年及肝功异常者适当减量，因其起效较慢，所以至少应与肝素重叠应用 4～5 天。在肝素开始应用后的第 1～3 天即可口服华法林 3.0～5.0mg/d。当连续 2 天测定的国际标准化比率（INR）达到 2.5（2.0～3.0）时，或 PT 延长至 1.5～2.5 倍时，即可停用肝素，单独口服华法林维持治疗。在达到治疗水平之前，应每日测定 INR。口服华法林的疗程一般至少为 3～6 个月。但妊娠的前 3 个月和最后 6 周禁用华法林，可用肝素治疗。新型口服抗凝药：达比加群、利伐沙班，阿哌沙班可替代华法林用于初始抗凝治疗，出血事件较低，不能用于严重肝肾功能损害。

二、手术治疗

目前包括介入放射学治疗或外科治疗两种方法。介入放射学治疗是根据要求利用不同功能的导管粉碎或取出栓子。

外科手术取栓术适用于较大的肺动脉栓塞，虽然能够迅速恢复肺动脉血供、改善血流动力学异常，但死亡率高达 30%～44%，因此常适应于溶栓治疗无效或对溶栓治疗有禁忌证的患者。

溶栓治疗成功后，应采取措施预防再栓塞，可放置下腔静脉滤过器，防治或避免各种血栓形成的因素，纠正高凝状态，避免内皮损伤，防止栓子脱落。

三、中医治疗

1. 寒凝胸中

症状：猝然胸痛如绞，形寒，遇冷胸痛易作或加剧，甚至手足不温，冷汗出，短气心悸，胸痛彻背，苔薄白，脉紧。

治法：祛寒活血，宣痹通阳。

方选：当归四逆汤。

组成：当归　桂枝　芍药　细辛　甘草　通草　大枣。

2. 瘀血痹阻

症状：胸部疼痛较剧，如刺如绞，痛有定处，伴胸闷气短，舌苔薄，舌质暗红、紫暗或有瘀斑，或舌下血脉青紫，脉弦涩或结代。

治法：活血化瘀，通脉止痛。

方选：血府逐瘀汤。

组成：当归　生地　桃仁　红花　枳壳　赤芍　柴胡　甘草　桔梗　川芎　牛膝。

（罗　燕）

第五节　急性呼吸窘迫综合征

扫码“学一学”

急性呼吸窘迫综合征（acute respiratory distress syndrome，ARDS）是短时间（1 周以内）由心源性以外的各种肺内外致病因素导致的急性、进行性缺氧性呼吸衰竭。肺血管内皮细胞和肺泡毛细血管损伤造成弥漫性肺间质及肺泡水肿，常伴有肺泡出血导致的急性低氧性呼吸功能不全或衰竭。以肺容积减少、肺顺应性降低、严重的通气/血流比例失调为病理生理特征，临床表现为顽固性低氧血症和呼吸窘迫，肺部影像学上表现为非均一性的渗出性病变，是系统炎症反应综合征（SIRS）在肺部的突出表现，后期多并发多器官功能障碍。

本病相当于中医学的“喘证”“暴喘”范畴，早在《内经》中就记载了外伤可致喘。《素问·脉要精微论》曰：“肝脉搏坚而长，色不清，当病堕若搏，因血在胁下，令人喘”，《太平圣惠方》云：“夫产后虚喘者，由脏腑不和，气血虚伤，败血冲心，上搏于肺，肺主气，血冲于肺，气与血并，故令虚喘也。”说明产后失血过多以及败血上干于肺可导致暴喘的发生。明清时期温病学派认为，温热亢盛、气阴欲脱可发喘促，另外古人认为喘促是痈疽的恶候之一，说明痈疽可以致喘。

【病因病机】

一、西医病因、病理生理

扫码“看一看”

（一）病因

引起 ARDS 的原发疾病多达 100 多种，根据对肺损伤作用途径的不同，分为直接损伤因素（肺内源性 ARDS）和间接损伤因素（肺外源性 ARDS）。肺内源性 ARDS 的病因包括细菌、真菌、病毒及肺囊虫感染等，胃内容物误吸、肺栓塞、肺手术、淹溺等。肺外源性 ARDS 的病因包括严重的肺外源性感染、休克、胸部以外的多发性创伤，大量输血，大面积烧伤，神经源性损伤等，具体见表 13-2。

表 13－2　ARDS 的病因及危险因素分类

直接损伤因素	间接损伤因素
·弥漫性肺部感染，如细菌、病毒、真菌及肺囊虫感染等	·休克，如低血容量性休克、感染性休克、心源性休克、过敏性休克
·胃内容物误吸：当胃内容物的 pH＜2.5 时，更易导致 ARDS	·急性重症胰腺炎
	·胸部以外的多发性创伤，大面积烧伤
·毒性气体的吸入：长期吸入高浓度的氧（50% 以上），可发生氧中毒，进而发生 ARDS	·急诊复苏导致高灌注状态
	·血液学紊乱：弥散性血管内凝血（DIC）、体外循环、血液透析、大量输血
·肺栓塞，如血栓、脂肪、羊水栓塞等	
·肺手术：肺移植术后、肺部分切除术后	·神经源性：见于脑干或下丘脑损伤等
·淡水、海水或污水淹溺	·药物：海洛因、水杨酸盐类、巴比妥类等
·放射性肺损伤	·其他，如肝衰竭、尿毒症、糖尿病酮症酸中毒等
·肺顿挫伤	·妇产科疾病：妊娠高血压综合征、死胎

（二）发病机制与病理生理

1. 发病机制　ARDS 的发病机制十分复杂，目前仍不十分清楚，肺内源性或外源性的致病因素激活多种炎性细胞系统，其释放的炎性介质和细胞因子介导相关的炎症反应，包括肿瘤坏死因子（TNF）、白细胞介素 1（IL－1）等，继而激活中性粒细胞，使之在肺内毛细血管中大量聚集，释放多种炎性介质，比如氧自由基，蛋白水解酶、脂质代谢产物（前列腺素、白三烯等），并通过各种黏附因子黏附于内皮细胞，导致肺泡上皮和肺泡毛细血管内膜弥散性损伤。

2. 病理生理　ARDS 的核心病理学变化是肺血管内皮和上皮的通透性增高导致气血屏障破坏，出现肺间质水肿、肺泡水肿；且由于肺泡内和血管内的高凝低纤溶促使肺泡内透明膜和肺血管内血栓形成等，导致死腔增大和分流增加。根据其病理过程分为三个阶段。早期（渗出期）：弥漫性肺损伤，肺毛细血管内皮细胞与肺泡上皮细胞屏障的通透性增高，肺泡与肺间质内积聚大量的水肿液，其中富含蛋白及以中性粒细胞为主的多种炎症细胞，透明膜形成及Ⅰ型肺泡上皮或内皮细胞坏死、水肿。亚急性期（增生期）：少数 ARDS 患者在发病第一周内可缓解，但多数患者在发病的 5～7 天后病情仍然进展，进入亚急性期。病理上可见肺间质和肺泡纤维化，Ⅰ型肺泡上皮细胞增生，部分微血管破坏并出现大量新生血管。晚期（纤维化期）：部分患者呼吸衰竭持续超过 14 天，病理上常表现为严重的肺纤维化、肺泡结构破坏和重建。

导致上述改变的分子基础是炎性反应因子的释放失控，炎性反应细胞的募集与活化，而炎性反应细胞本身释放的蛋白酶导致肺组织损伤进一步加重。细胞表面的 Toll 样受体、病原相关分子模式（PAMP）、损伤相关分子模式（DAMP）系统、磷脂酰肌醇－3 激酶/蛋白激酶（PI3K/Akt）、NF－κB、信号转导和转录激活因子、腺苷酸活化蛋白激酶、细胞外信号调节激酶、细胞骨架蛋白、整合素、凝血纤溶因子、紧密连接等均可在不同信号转导通路上导致炎性反应发生变化。

二、中医病因、病机

中医学认为，本病的发生多由外感邪毒，直中于肺，或肺气本虚，它脏病变传及于肺，或脏气虚损，内生五邪，导致病邪犯肺，肺气虚损，宣发与肃降失职，可见气短气喘，呼吸为之不利。本病多表现为虚实夹杂、本虚标实，本虚主要为肺肾亏虚，标实多表现为瘀血、痰湿或热毒，壅滞于肺。

1. 感受外邪　六淫之邪从口鼻、皮毛而入，壅塞于肺；或邪热移于大肠，至阳明腑实，浊气上逆；或肺素有瘀痰，复感外邪，痰瘀互结，阻塞气道，肺体受损，治节失司，宣降失调，气短气逆，喘息不得卧而发为暴喘。

2. 创伤瘀毒　烧伤所致热毒瘀肺，或胸部创伤，肺络受损，气血失和，血脉瘀阻，痰瘀壅塞于肺；或疫毒炽盛，灼伤肺络，痰瘀互结，阻碍气机；或败血冲心乘肺，心阳受阻，不能温肺，肺失治节，升降失司发为本病。

3. 它病及肺、肺肾两虚、肾不纳气　厥脱、脾心痛、中风、中毒、失血等致阴阳气血逆乱，波及于肺，由肺及肾，肾不纳气而发为本病。

【诊断】

1. 临床表现

（1）症状

1）呼吸频速和窘迫：呼吸频速、呼吸窘迫呈进行性加重是 ARDS 的主要临床表现。呼吸频率常超过 28 次/分，严重者可达 60 次/分以上并出现呼吸窘迫症状。

2）缺氧症状：随着呼吸频速和呼吸困难的发展，缺氧症状愈益明显，患者表现烦躁不安、神志恍惚或淡漠、心率加快、唇甲发绀。缺氧症状经鼻导管或面罩常规氧疗无法改善。

3）咳嗽、咳痰及咯血：肺内源性 ARDS 可有咳嗽、咳痰，肺外源性 ARDS 则可能不明显，亦可咯血，咯出血水样痰是 ARDS 的典型症状之一。

（2）体征　疾病初期除呼吸频速外，可无明显的呼吸系统体征，随病情进展，出现唇甲发绀，部分患者双肺听诊可闻及干湿性啰音、哮鸣音，如严重呼吸困难，可出现“三凹征”。后期可出现肺实变体征，如呼吸音减低或水泡音等。

2. 实验室及辅助检查

（1）动脉血气分析　PaO_2、PaO_2/FiO_2 变化是 ARDS 诊断的主要客观标准，顽固性低氧血症（$PaO_2/FiO_2 < 300mmHg$）是诊断 ARDS 的必要条件之一。ARDS 早期为 PaO_2 下降，$PaCO_2$ 正常或下降，pH 升高或正常，表现为Ⅰ型呼吸衰竭；后期为 PaO_2 严重下降同时伴有 $PaCO_2$ 升高和 pH 下降，表现为Ⅱ型呼吸衰竭和呼吸性酸中毒。

（2）X 线胸片检查　早期可无异常，或呈轻度间质改变，表现为边缘模糊的肺纹理增多。继之出现斑片状以至融合成大片状的浸润阴影，大片阴影中可见支气管充气征，其演变过程符合肺水肿的特点，快速多变；后期可出现肺间质纤维化的改变。ARDS 的 X 线改变常较临床症状延迟 4～24 小时，而且受治疗干预的影响。

（3）CT 扫描　与正位胸片相比，CT 扫描能更准确的反映病变区域的大小。通过病变范围可较准确的判定气体交换和肺顺应性病变的程度。另外，也可发现气压伤及小病灶的肺部感染。

（4）呼吸力学及肺功能监测　主要表现为肺顺应性降低和气道阻力增加；肺容量、肺活量、功能残气量和残气量均减少；呼吸无效腔增加；动－静脉分流量增加。

（5）血流动力学监测　ARDS 的血流动力学常表现为血管外肺水增多，肺动脉嵌顿压

（PAWP）正常或降低，PAWP < 18mmHg，若 PAWP > 20mmHg，提示心力衰竭或容量增多。

（6）纤维支气管镜　ARDS 患者可行纤维支气管镜加支气管肺泡灌洗和活检，以确定有无吸入、感染、出血、恶性肿瘤或其他异常，并指导肺部感染的治疗。

3. 诊断要点　目前主要根据 2012 年柏林定义对 ARDS 进行诊断：①具有高危因素在 1 周以内起病，或新发，或恶化的呼吸症状；②双肺模糊影不能完全由积液、肺叶塌陷或结节解释；③关于肺水肿的起源，不能完全由心力衰竭或容量负荷过重解释的呼吸衰竭；④氧合指数：轻度为 201mmHg < PaO_2/FiO_2 ≤300mmHg 且呼气末正压（positive end - expiratory pressure，PEEP）或持续气道正压（continuous positive airway pressure，CPAP）≥5cmH_2O；中度为 100mmHg < PaO_2/FiO_2 ≤200mmHg 且 PEEP≥5cmH_2O；重度为 PaO_2/FiO_2 ≤ 100mmHg，且 PEEP≥5cmH_2O。

同时符合以上四项条件者，即可诊断，具体见表 13 - 3。

表 13 - 3　急性呼吸窘迫综合征（ARDS）诊断标准

发病时间	发病 1 周以内，有已知的呼吸系统受损的临床表现或新/加重的呼吸系统症状
胸部影像学[a]	双肺斑片影不能完全由渗出、肺不张或结节病变来解释
肺水肿起因	不能完全由心力衰竭或容量负荷过重解释的呼吸衰竭。没有发现危险因素时，应行客观评估（如超声心动图等检查）以排除高静水压性肺水肿
氧合指数[b]	
轻度	200mmHg < PaO_2/FiO_2 ≤300mmHg 且 PEEP 或 CPAP≥5cmH_2O[c]
中度	100mmHg < PaO_2/FiO_2 ≤200mmHg 且 PEEP≥5cmH_2O
重度	PaO_2/FiO_2 ≤100mmHg 且 PPEP≥5cmH_2O

a：胸片或 CT；b：如海拔高，超过 1km 要做校正，PaO_2/FiO_2×(大气压/760)；c：轻型病人可考虑无创通气。

【鉴别诊断】

1. 心源性或其他非心源肺水肿　心源性肺水肿常见于高血压性心脏病、冠状动脉硬化性心脏病、心肌病、二尖瓣狭窄等引起的急性左心衰竭；其他非心源肺水肿如尿毒症、肝硬化、胸腔抽气抽液过多等所导致的肺水肿。它们都有心脏病或其他明显脏器疾病史和相应的临床表现，如结合胸部 X 线表现胸部浸润影在中央以及血管根部增宽，心电图检查以及相应脏器功能损害化验检查等，诊断一般不难。如 PAWP > 18mmHg，对鉴别诊断更有意义。但当 ARDS 合并液体负荷过多或伴有充血性心力衰竭，很难与心源性肺水肿相鉴别。

2. 自发性气胸　临床表现为突发胸痛、呼吸困难、发绀，可通过病史、查体、X 线胸片、对氧疗的反应等予以鉴别。

3. 急性肺栓塞　临床表现为突发呼吸困难、胸痛、咯血、发绀、PaO_2 下降等，可有长期卧床、手术、肿瘤病史以及深静脉血栓病史，D - 二聚体增高，胸片可见局部片状或楔状阴影、心电图异常（典型者呈 $S_{Ⅰ}Q_{Ⅲ}T_{Ⅲ}$ 改变），放射性核素肺通气灌注扫描、肺动脉造影对肺栓塞有诊断意义。

【治疗】

一、西医治疗

ARDS 的治疗，至今尚无特效的方法，目前主要是根据其病理生理改变和临床表现进行针对性或支持性治疗。积极治疗原发病，特别是控制感染，改善通气和组织氧供，防止进一步的肺损伤、肺水肿以及多脏器功能衰竭综合征，是目前治疗的主要原则。

（一）积极治疗原发病

全身性感染、创伤、休克、烧伤、重症急性胰腺炎等是导致 ARDS 的常见病因，由原发病引发的全身炎症反应是导致 ARDS 的根本原因。积极控制感染，纠正休克，维持酸碱平衡稳定等针对原发病的治疗遏制了其诱导的全身失控性炎症反应，是防治 ARDS 的必要措施。

（二）呼吸支持

早期有力的呼吸支持、纠正低氧血症是治疗 ARDS 的首要任务，其根本目的是保证全身氧输送，改善组织细胞供氧。

1. 常规氧疗　ARDS 及时进行氧疗，改善气体交换功能，保证氧输送，防止细胞缺氧。患者治疗的基本目的是改善低氧血症，使动脉氧分压（PaO_2）达到 60～80mmHg；但吸入氧浓度尽可能 <60%，如吸入更高浓度氧尽可能小于 24 小时，一旦氧合改善就应尽快调整吸入氧浓度。根据低氧血症改善的程度和治疗反应调整氧疗方式，首先使用鼻导管，当需要较高的吸氧浓度时，可采用可调节吸氧浓度的文丘里面罩或带贮氧袋的非重吸式氧气面罩。ARDS 患者往往低氧血症严重，大多数患者一旦诊断明确，常规的氧疗常常难以奏效，机械通气仍然是最主要的呼吸支持手段。

2. 无创机械通气　可以避免气管插管和气管切开引起的并发症，可使部分合并免疫抑制的 ARDS 患者避免有创机械通气，从而避免呼吸机相关肺炎（VAP）的发生，近年来得到了广泛的推广应用。当 ARDS 患者神志清楚、血流动力学稳定，并能够得到严密监测和随时可行气管插管时，可以尝试 NIV 治疗。如 NIV 治疗 1～2 小时后，低氧血症和全身情况得到改善，可继续应用 NIV。若低氧血症不能改善或全身情况恶化，提示 NIV 治疗失败，应及时改为有创通气。

一般认为，ARDS 患者在以下情况时不适宜应用 NIV：①神志不清；②血流动力学不稳定；③气道分泌物明显增加而且气道自洁能力不足；④因脸部畸形、创伤或手术等不能佩戴鼻面罩；⑤上消化道出血、剧烈呕吐、肠梗阻和近期食管及上腹部手术；⑥危及生命的低氧血症。

3. 有创机械通气　ARDS 患者经常规氧疗及无创机械通气仍不能改善低氧血症时，应行有创机械通气。有创机械通气能更有效地改善低氧血症，缓解呼吸窘迫，并能更有效地改善全身缺氧，防止肺外器官功能损害。

目前的机械通气理论支持 PEEP 是治疗 ARDS 的核心通气参数，对患者进行小潮气量通气，或采用个体化的机械通气驱动压（平台压 - PEEP），并适当控制通气频率，是治疗 ARDS 的关键。现多建议危重 ARDS 患者行俯卧位通气，尽早行小潮气量通气，采取合适的 PEEP 是机械通气成功的基础。

（1）呼吸机通气模式的选择　容积控制通气（volume controlled ventilation，VCV）与压力控制通气（pressure controlled ventilation，PCV）均可用于治疗 ARDS 患者，VCV 能控制患者的潮气量，进而减少过度充气所致的肺损伤。但 PCV 能限制气道压力，进而减少高气道压力所致的肺损伤；且 PCV 通气下的吸气流速波形能随着患者的自主呼吸强弱而变化，可进一步改善人机同步性。鉴于 VCV 与 PCV 在 ARDS 机械通气中各有优势，目前推荐临床医务人员可以根据个人经验选择 PCV 或 VCV 模式。

（2）肺保护性通气　由于 ARDS 患者大量肺泡塌陷，肺容积明显减少，常规或大潮气量通气易导致肺泡过度膨胀和气道平台压过高，加重肺及肺外器官的损伤，故 ARDS 患者实施有创机械通气时应采用肺保护性通气策略。肺保护性通气策略包括小潮气量（<7ml/kg）通气及限制气道平台压，限制气道平台压比限制潮气量更为重要，应使气道平台压不超过 30cmH_2O。但是在肥胖等胸壁顺应性显著降低的患者，可能需要超过 30cmH_2O 的平台压力才能打开陷闭的肺泡。在这部分患者可允许平台压超过 30cmH_2O，有条件的单位可开展跨肺压监测，维持呼气末跨肺压大于 0cmH_2O。需要注意的是，在设置潮气量时需要同时关注驱动压。当驱动压在 16cmH_2O 以下时，气压伤的发生风险较低，但驱动压超过 16cmH_2O 时气压伤的风险显著增加。故在高驱动压的患者应进一步降低潮气量以降低驱动压，从而减少气压伤的风险。

（3）肺复张　充分复张 ARDS 塌陷肺泡是纠正低氧血症的重要手段，肺复张有利于减少肺泡反复开放与萎陷所致的剪切损害。目前临床常用的肺复张方法包括控制性肺膨胀、PEEP 递增法及压力控制法（PCV 法）。

（4）PEEP 的选择　ARDS 广泛肺泡塌陷不但可导致顽固的低氧血症，而且部分可复张的肺泡周期性塌陷开放而产生剪切力，会导致或加重呼吸机相关肺损伤。充分复张塌陷肺泡后应用适当水平 PEEP 防止呼气末肺泡塌陷，改善低氧血症，并避免剪切力，防止呼吸机相关肺损伤。因此应采用能防止肺泡塌陷的最低 PEEP。常用的 PEEP 水平为 5～15cmH_2O，目前多建议中重度 ARDS 患者早期可采用较高 PEEP（>12cmH_2O）。对于 PEEP 的选择还应参考陷闭的肺泡是否具有可复张性。对于可复张性好的 ARDS 患者，高 PEEP 可改善呼吸系统顺应性，降低死腔通气量。但对于可复张性差的 ARDS 患者，高 PEEP 反而导致正常肺泡过度牵张，从而增加肺损伤的风险。在治疗有条件情况下，应根据静态 P－V 曲线低位转折点压力加 2cmH_2O 来确定 PEEP。

（5）其他通气策略　①机械通气患者均应保持半卧位，预防呼吸机相关性肺炎的发生；②应使用镇静镇痛剂，以缓解焦虑、疼痛，保证患者安静和舒适，减少过度氧耗，改善人机同步性；③尽可能保留患者自主呼吸；④对于常规机械通气治疗无效的重度 ARDS 患者，可考虑采用俯卧位通气，研究指出俯卧位通气可以降低重度 ARDS 患者病死率，且俯卧位通气扩张肺泡具有时间依赖性，通气时间与病死率呈一定的负相关，应尽量延长俯卧位通气时间。

（三）液体管理

高通透性肺水肿是 ARDS 的病理生理特征，肺水肿的程度与 ARDS 的预后呈正相关。因此，在保证组织器官灌注前提下，适当限制液体输入，尤其应限制晶体入量。存在低蛋白血症的 ARDS 患者，可通过补充白蛋白等胶体溶液和应用利尿剂实现液体负平衡，达到改善氧合、减轻肺损伤的目的，但利尿减轻肺水肿的过程可能会导致心输出量下降、器官灌注不足。因此，ARDS 患者的液体管理必须考虑两者的平衡，应在保证脏器灌注的前提下进行。

（四）多环节减轻肺和全身损伤

1. 糖皮质激素　全身和局部的炎症反应是 ARDS 发生和发展的重要机制，长期以来，大量的研究试图应用糖皮质激素控制炎症反应，预防和治疗 ARDS，但结果显示糖皮质激素既不能预防 ARDS 的发生，对早期 ARDS 也没有治疗作用。但对于过敏原因导致的 ARDS 患者，早期应用糖皮质激素经验性治疗可能有效。此外感染性休克并发 ARDS 的患者，如合并肾上腺皮质功能不全，可考虑应用替代剂量的糖皮质激素，但不推荐常规应用糖皮质激素预防和治疗 ARDS。

2. 肺泡表面活性物质　ARDS 患者存在肺泡表面活性物质减少或功能丧失，易引起肺泡塌陷。肺泡表面活性物质能降低肺泡表面张力，减轻肺炎症反应，阻止氧自由基对细胞膜的氧化损伤。因此，补充肺泡表面活性物质可能成为 ARDS 的治疗手段，但研究结果提示尽管早期补充肺表面活性物质，有助于改善氧合，但还不能将其作为 ARDS 的常规治疗手段，有待进一步研究其对 ARDS 预后的影响。

3. 其他　对于机械通气无效的患者可予一氧化氮（NO）吸入治疗，有条件者可采用体外膜肺氧合（ECMO）治疗。

（五）营养及其他器官功能支持

ARDS 患者常处于高代谢状态，能量消耗增加，通常不能进食，导致营养缺乏，更容易导致多脏器功能衰竭、免疫功能低下和呼吸肌疲劳而增加死亡率。故危重患者应尽早开始营养代谢支持，根据患者的肠道功能情况决定营养途径。肠道功能障碍的患者，采用肠外营养，应包括糖、脂肪、氨基酸、微量元素和维生素等营养要素，根据全身情况决定糖脂热卡比和热氮比。总热卡量不应超过患者的基本需要，一般为 25～30kcal/(kg·d)。如总热卡过高，可能导致肝功能不全、容量负荷过高和高血糖等并发症。肠道功能正常或部分恢复的患者，应尽早开始肠内营养，有助于恢复肠道功能和保持肠黏膜屏障，防止毒素及细菌易位而加重。肺外器官功能支持是 ARDS 治疗不可忽视的重要环节，近年来，早期有力的呼吸支持使患者较少死于低氧血症，而主要死因是 ARDS。加强肺外器官功能支持，防止 MODS 的发生和发展，可能是当前改善 ARDS 患者预后的重要手段。

二、中医治疗

（一）辨证论治

对本病的治疗，首先应审其标本虚实，标急者宜祛邪，标证缓解后宜兼顾其虚。实证应辨明热毒犯肺、痰浊壅肺、瘀血阻肺等。虚证则应辨明肺、肾亏虚及阴阳气血的逆乱。本病临证复杂，目前无统一辨证标准，本书选常见证型表述如下。

1. 痰热壅肺　喘促气急，甚或鼻煽，高热烦渴，腹胀痞满，便秘，烦躁不安，唇甲发绀，舌质红，苔黄，脉弦数。

治法：清热化痰，泻肺平喘。

方选：桑白皮汤合小承气汤。

组成：桑白皮　黄芩　黄连　栀子　杏仁　贝母　苏子　半夏　大黄　枳实　厚朴。

2. 痰瘀互结　喘促气急，口唇发绀，胸闷心悸，舌红或伴瘀斑，苔薄或黄腻，脉沉细滑或数。

治法：化痰散瘀，宽胸理气。

方选：桃仁四物汤合葶苈大枣泻肺汤。

组成：桃仁　红花　芍药　当归　川芎　生地黄　葶苈子　大枣。

3. 肺肾两虚　气短或气促，汗出肢冷，唇青，舌淡，苔薄白，脉沉细数。

治法：温肾潜阳，纳气平喘。

方选：潜阳丹。

组成：制附子　龟板　砂仁　麻黄　干姜　炙甘草。

（二）专方专药治疗

1. 王今达等认为ARDS存在“湿肺”，故采用宣肺渗湿汤（杏仁、桂枝、葶苈子、赤芍、桑皮、丹参、当归、郁金、黄芩、血竭）治疗ARDS，取得一定效果。

2. 王宝恩等采用泻热汤（玄参、大黄、芒硝、甘草）以清热解毒、泻肺平喘，结合西医治疗ARDS，起到了良好的治疗作用。

（三）常用中成药

1. 痰热壅肺及痰瘀互结型可酌情选用　丹参注射液10～20ml，加入250ml液体静脉滴注。

2. 肺肾两虚型可酌情选用　生脉注射液或参麦注射液50～100ml，加入250ml液体，静脉滴注，1次/日。参附注射液50～100ml，加入250ml液体，静脉滴注，1次/日。

扫码“练一练”

（高培阳）

第十四章　循环系统危重病症

第一节　严重心律失常

扫码“学一学”

扫码“看一看”

心律失常是指心脏激动的频率、节律、起源部位、传导速度与激动次序的异常。急诊常见心律失常主要包括：心房扑动、心房颤动；阵发性室上性心动过速（房性、房室交界区性、房室折返性）；过早搏动、室性心动过速、心室扑动、心室颤动、房室传导阻滞、病态窦房结综合征等。此病属中医“心悸”“怔忡”范畴，临证可根据患者具体证候特点参照“心悸”“怔忡”辨证论治。

【病因病机】

一、西医病因、病理生理

（一）病因

1. 无器质性心脏病　如烟、酒、茶、咖啡等刺激，兴奋焦虑、精神紧张、情绪激动、激烈活动，急性缺氧、急性中毒、代谢紊乱、手术等改变。

2. 各种器质性心脏病　如风湿性心脏病、肺源性心脏病、缺血性心脏病、高血压性心脏病、心肌炎、心肌病、先天性心脏病、甲状腺毒症性心脏病等。

3. 各种药物反应　如洋地黄中毒、拟交感神经药物、各种抗心律失常药等。

（二）病理生理

心律失常发生机制主要有激动形成异常，激动传导异常或两者兼有。

1. 激动形成的异常

（1）自律性增高　心脏内各个异位起搏点，由于其 4 相舒张期自动除极坡度提高、速度加快，而导致心室肌异位自律性增高。

（2）触发激动　系指这一冲动必须由一个正常动作电位所触发。它总是在一次正常除极后发生，称之为后除极。根据时相早晚，则可分为早期和延迟后除极两种。

（3）病态窦房结综合征　窦房结起搏细胞舒张期除极化速度减慢，坡度变小，最大舒张期电位水平下移和阈电位水平上移的因素，引起窦性心动过缓；窦房结及其周围组织病变，起搏及冲动传出障碍，引起心律失常。

2. 激动传导的异常

（1）折返　是指激动兴奋某一节段心肌组织后，又返回并再一次激动该组织。形成折返的基本条件是：①必须具备两条或多条传导性与不应期各不相同，或者解剖上相互分离的传导径路，作为折返回路的顺传支和逆传支，相互连接形成一个闭合环；②其中一条通道必须发生单向传导阻滞；③另一通道传导缓慢，使原先发生阻滞的通道有足够时间脱离不应期，并使原先已兴奋过的通道再次激动，从而完成 1 次折返激动。如激动在环内反复循环不已，则产生持续快速性心律失常。

（2）常见折返性心律失常

1）心房扑动：由于折返环发生的位置不同而分为两型：Ⅰ型：为典型的心房扑动，心房扑动发作时激动呈逆钟向旋转的大折返，激动在右心房沿房间隔向上达右房上部，后经右房前侧壁向下激动，在Ⅱ、Ⅲ、aVF分别形成F波前半负向（房间隔除极）和后半正向（前侧壁激动）。Ⅱ型：可能为右心房顺钟向旋转的折返环或左房内折返。

2）心房颤动：由于在折返活动中，心房复极不均匀，出现多处传导障碍，形成很多大小不等、速度不同的微折返。也有认为是由在心房的任何部位有多源的大折返环分裂成子环，不规则传向心室所致。

3）房室结内折返性心动过速（AVNRT）：房室结存在α、β双径路，β（快）径路传导速度快而不应期长；α（慢）径路传导速度缓慢而不应期短。窦性心律基础上发生一次房性期前收缩，由于β径路长而激动受阻，只能从α径路下传，后者传导速率较慢，激动到达α径路下端又可逆传至脱离不应期的β径路后，恰逢α径路脱离不应期而使激动经α径路下传，再从β径路逆传，如此反复折返，导致AVNRT。

4）室性期前收缩与室性心动过速：室性期前收缩与室性心动过速形成的机制相似，可以发生于正常工作心肌细胞和异常具有传导性的心肌组织间。可以是折返、触发活动、自律性增高所致。

5）心室扑动和心室颤动：认为与一个行进的波阵面碰到解剖障碍时可碎裂产生多个子波，后者可以单独存在并作为高频率的兴奋起源点触发心室扑动、颤动。心室扑动是心室肌产生环形激动的结果。出现心室扑动一般具有两个条件：心肌明显受损，缺氧或代谢失常；异位激动落在易颤期。

（3）房室传导阻滞　是指激动由心房向心室传导过程中，由于传导系统某一部位的不应期异常延长，使激动的传导速度缓慢而部分甚至完全脱落的现象。房室传导系统中某个部位心肌细胞的有效不应期正常，但相对不应期却异常延长，是发生一度房室传导阻滞的病理生理基础。而传导系统中某部位的有效不应期与相对不应期均延长，是发生二度Ⅰ型房室传导阻滞的病理生理基础。而在二度Ⅱ型房室传导阻滞患者，主要是有效不应期显著延长，只留下很短的相对不应期。因而房室传导阻滞有的病区域处于一种很不稳定的状态，对心房传来的激动，即使处于心动周期晚期，也只能以“完全能或全然不能”的方式起反应。因此，在二度Ⅱ型房室传导阻滞中，下传搏动的P－R间期是正常的，而又突然发生阻滞（心搏脱落）。在三度房室传导阻滞中，由于有病区域的心肌细胞完全消失了兴奋性，有效不应期占据了整个心动周期，所有来自心房的冲动传到该部位时被阻滞而不能继续下传。而在阻滞下方的次级起搏点便发生激动以保持心室搏动，保证心室有效收缩使心脏有足够的排血功能。

二、中医病因、病机

心悸、怔忡是指患者自感心中急剧跳动，惊慌不安，甚则不能自主，或脉律不调的一种病证。一般久病正虚所致或惊悸日久，病情较重者为怔忡。主要由于感受外邪、饮食劳倦、七情所伤、禀赋异常、久病体虚及药食不当等原因导致气、血、阴、阳亏损，心失所养所致。或心气不足、心阳不振、阳虚无以鼓励气血运行、瘀阻脉络而为病。

1. 心阳不振　心阳不足，心失所养，心神失摄、或心阳不足，气化不利，水气凌心，上逆为悸。《伤寒明理论·悸》篇所说：“其气虚者，由阳气内弱，心下空虚，正气内动而悸也。”

2. 心虚胆怯　心主神明，胆主谋虑，突然惊恐，耳闻巨响，目睹异物，或遇险临危，使心惊神慌，心虚胆怯，神摇不安，心悸多梦而易醒，胆虚则易惊而气乱。《济生方·惊悸论治》指出：“惊悸者，心虚胆怯之所致也。且心者君主之官，神明出焉，胆者中正之官，决断出焉。心气安逸，胆气不怯，决断思虑，得其所矣。或因事有所大惊，或闻巨响，或见异相，或登高涉险，惊忤心神，气与涎郁，遂使惊悸。”

3. 心脾两虚　禀赋不足、脏腑虚损，病后失养，或思虑过度，心血暗耗，伤及心脾，气血乏源，心血亏虚，心失所养，发为惊悸。宋《济生方》：“夫怔忡者，此心血不足也”；“真血虚耗，心常失辅，渐成怔忡。”朱丹溪《丹溪心法·惊悸怔忡》：“怔仲者血虚，怔忡无时，血少者多，存思虑便动，属虚；时作时止者，痰因火动”；“惊悸者血虚，惊悸有时，以朱砂安神丸。”

4. 心血瘀阻　心气不足，血运无力；气机郁滞，血脉瘀阻；寒邪侵袭，寒引凝滞，血行不畅，瘀血阻脉，发为心悸。《素问·痹论》篇指出：“脉痹不已，复感于邪，内舍于心”，“心痹者，脉不通，烦则心下鼓。”《医宗必读·悸》解释说：“鼓者，跳动如击鼓也。”

5. 气阴两虚　心气不足，或久病耗伤正气，致气阴两虚，心气不足，则心脏搏动无力，心阴不足，则心神失养，发为心悸。《景岳全书·怔忡惊悸》中曰：“怔忡之病……此证惟阴虚劳损之人乃有之，盖阴虚于下，则宗气无根，而气不归原，所以在上则浮振于胸臆……”。

【诊断】

1. 临床表现

（1）症状　患者自觉心跳剧烈，心中悸动不安，不能自主，心跳剧烈，或快或慢，或心跳过重，或忽跳忽止，呈阵发性或持续不止。发作常由情志刺激、惊恐、紧张、劳倦过度、饮酒饱食等因素而诱发。可见有脉象数、疾、促、结、代沉、迟等变化。

（2）体征　心脏听诊可闻及心律不齐，心音亢进、心音弱、心音分裂或强弱不等，奔马律，瓣膜听诊区可及杂音，部分患者可有心脏增大。

2. 实验室及辅助检查　心电图、动态心电图、运动试验、心内电生理检查。

3. 诊断要点

（1）心房扑动

心电图表现：①P 消失，代以连续的锯齿 F 波，在Ⅱ、Ⅲ及 aVF 导联最清楚。心房率 250～350 次/分，绝对匀齐，F 波之间没有基线；②F 波与 QRS 波群比率可以固定或不固定，故心室率可以规则或不规则，心室率常在 70～175 次/分；③QRS形态呈室上性的；④形态及间隔相互之间略有差异，称为“不纯性心房扑动”（图 14－1）。

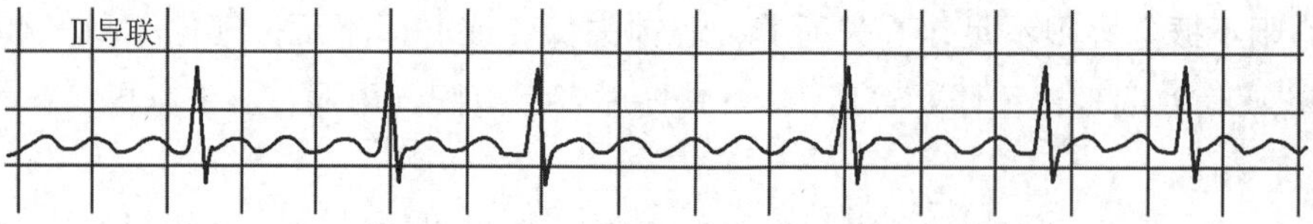

图 14-1　心房扑动心电图

（2）心房颤动

心电图表现：①P 波消失代之以形态细小不齐的颤动 f 波，每分钟频率 350~600 次，在Ⅱ、Ⅲ、aVF 或 V_3R、$V_{1\sim2}$导联上较为明显；②心室律绝对不规则，每分钟 160~180 次之间；③QRS 波、T 波呈室上性，但伴有室内差异传导、束支传导阻滞或预激综合征时，QRS 波群可增宽畸形（图 14-2）。

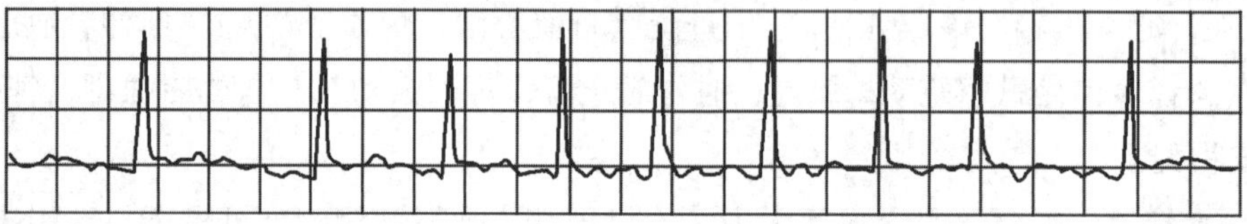

图 14-2　心房颤动心电图

（3）房室结折返性心动过速（AVNRT）

1）心电图表现

a. 心律快而规则，心率多在 150~250 次/分，R-R 间距规则，起始突然，通常由房性期前收缩触发。

b. P 波逆行，通常隐藏于 QRS 波内。

c. QRS 波群呈室上型，<0.12 秒，如伴有室内差异性传导、束支阻滞或预激症候群时，则 QRS 波群可增宽、畸形，或位于其终末部分，P 波在 QRS 波保持固定关系（14-3）。

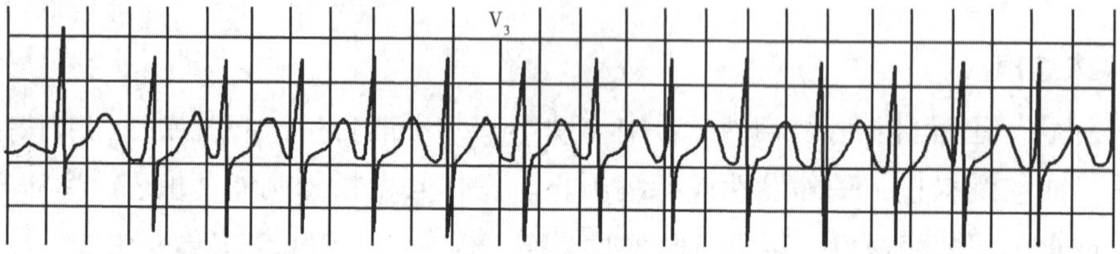

图 14-3　阵发性室上性心动过速心电图

2）AVNRT 根据传导支不同分类

a. 慢-快型（S-F）：此型多见，折返途径为慢径前传，快径逆传，P′R>RP′。

b. 快-慢型（F-S）：折返途径为快径前传，慢径逆传，此型少见，P′R<RP′。

（4）室性期前收缩　过早搏动发生的机制可为折返激动，触发活动，或异位起搏点的兴奋性增高。室上性心动过速的少数也可为自律性异常增高。

1）心电图表现

a. 提前出现在 QRS-T 波群，其前无 P 波。

b. QRS 波群宽大、畸形，时限>0.12 秒，T 波方向与 QRS 波的主波方向相反。

c. 多伴有完全的代偿期（图 14-4）。

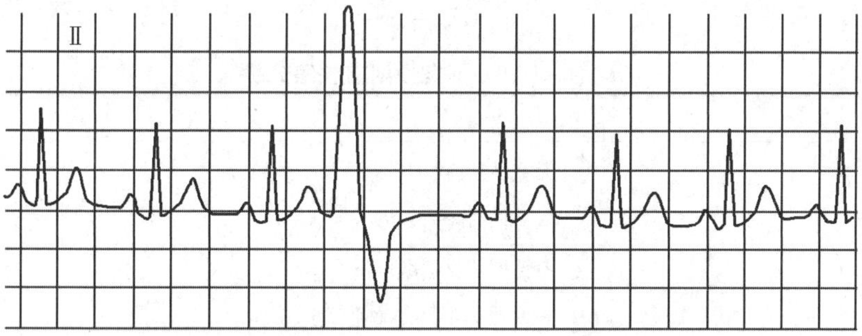

图 14－4　室性期前收缩心电图

2）室性期前收缩的分类

a. 单源性室性期前收缩：同一导联内，室早形态相同者，为单源性室性期前收缩。

b. 多源性室性期前收缩：有多个室性期前收缩出现，其 QRS－T 形态有三种或三种以上的形状者为多源性室性期前收缩。多源性室性期前收缩的配对间期不固定，这也是区别于多形性室性期前收缩的特点之一（图 14－5）。

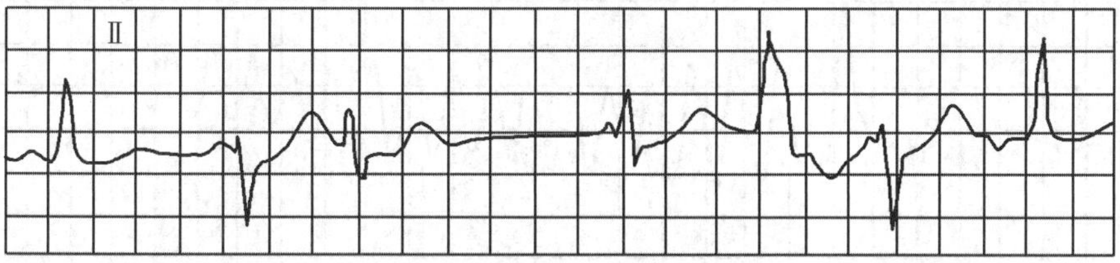

图 14－5　多源室性期前收缩期前收缩心电图

c. 多形性室性期前收缩：多形性室性期前收缩产生的原理尚不清楚，单源性室性期前收缩伴时相性室内差异传导，QRS－T 波群的彼此互异与前周期和配对时间的变异有关。单源性室性期前收缩伴多变的折返（图 14－6）。

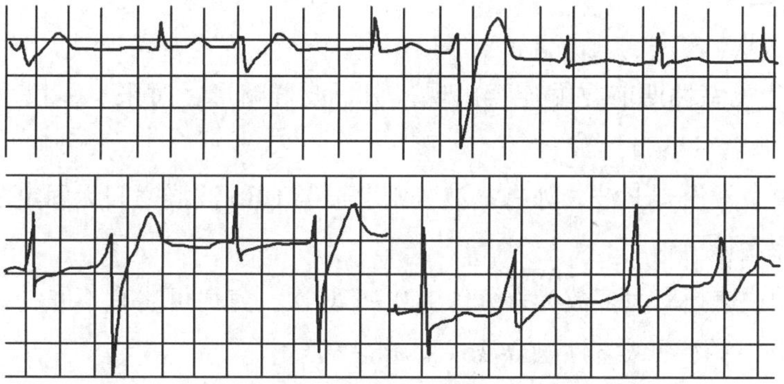

图 14－6　多形性室性期前收缩心电图

d. 室性并行性心律：心室的异位起搏点独立地规律发放冲动，并能防止窦房结冲动入侵。其心电图表现为：配对间期不恒定，与室性期前收缩的配对间期恒定不同；长的两个异位搏动的间期，是最短的两个异位搏动间期的整倍数；当主导心律的冲动下传与心室异位起搏点的冲动几乎同时抵达心室，可产生室性融合波，其形态介乎以上两种 QRS 波群形态之间。

e. Lown 室性期前收缩：把频发的、多源的、连发的及 RonT 的室性期前收缩称为“复杂性室性期前收缩”，认为二级以上则有心室颤动的潜在危险，被称为“危险的心律失常”

（表 14－7）。

表 14－1　Lown 室性期前收缩分级

等级	定义
0	无室性期前收缩
Ⅰ	室性期前收缩＜30/h
Ⅱ	室性期前收缩≥30/h
Ⅲ	多形性室性期前收缩
Ⅳa	成对室性期前收缩
Ⅳb	三个以上连发室性期前收缩
Ⅴ	RonT

f. RonT 现象：若室性期前收缩发生在前一次心脏搏动的 T 波上，则称为 RonT 室性期前收缩，此类室性期前收缩极易诱发室性心动过速或心室颤动（图 14－7）。

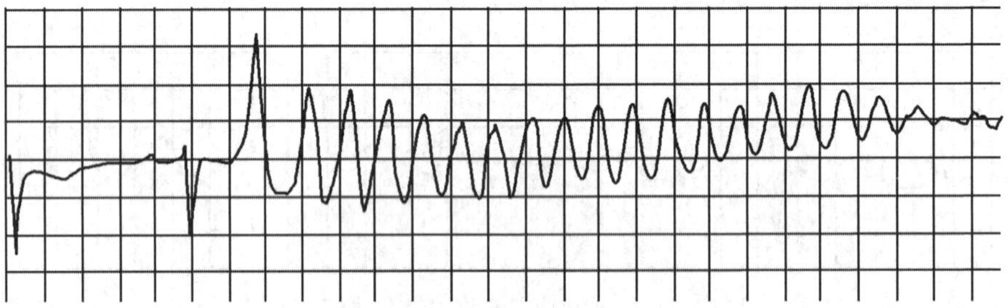

图 14－7　RonT 心电图

（5）室性心动过速　可以是折返、触发活动、自律性增高所致。较明确的与触发活动有关的室性心动过速包括多形性室性心动过速、洋地黄中毒所致室性心动过速及维拉帕米敏感性室性心动过速。

1）心电图表现

a. 3 个或以上的室性期前收缩连续出现，QRS 波群畸形，时限＞0.12 秒，T 波方向与 QRS 主波方向相反。

b. 房室分离，常没有 P 波，如有 P 波，则 P 波与 QRS 波群之间无固定关系，且 P 波频率比 QRS 波频率缓慢。

c. 室性心动过速频率大多数为每分钟 150～220 次，室律可略有不齐。

d. 偶可发生心室夺获或室性融合波（图 14－8）。

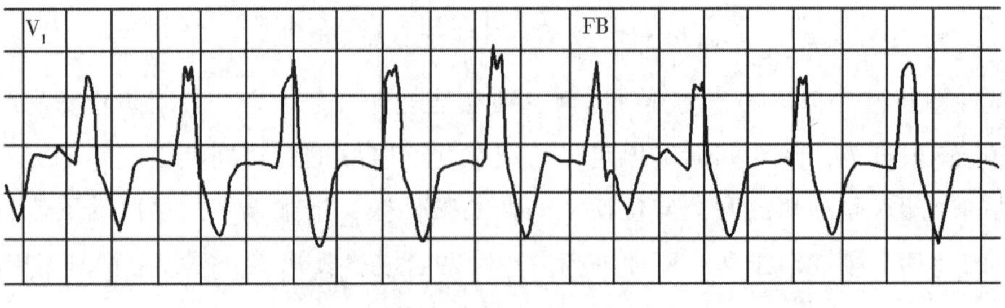

图 14－8　室性心动过速心电图

2）室性心动过速分类：根据室速发作时 QRS 波群形态的分类如下。

a. 单形性室性心动过速：QRS 形态在同一个导联上基本一致，节律大体匀齐，常由室性期前收缩触发（图 14－9）。

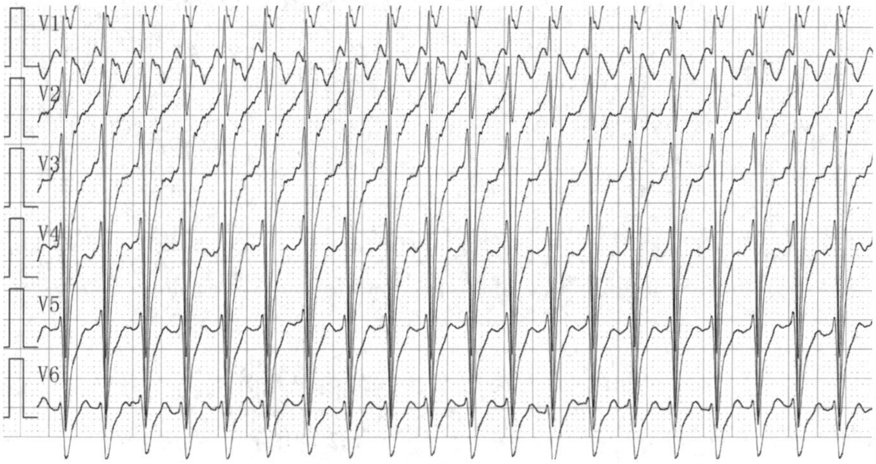

图 14－9　单形性室性心动过速心电图

b. 分支型 VT 室性心动过速：心动过速时 QRS 形态表现为右束支阻滞（RBBB）型，电轴左偏，QRS 宽度在 0.10～0.14 秒（图 14－10）。

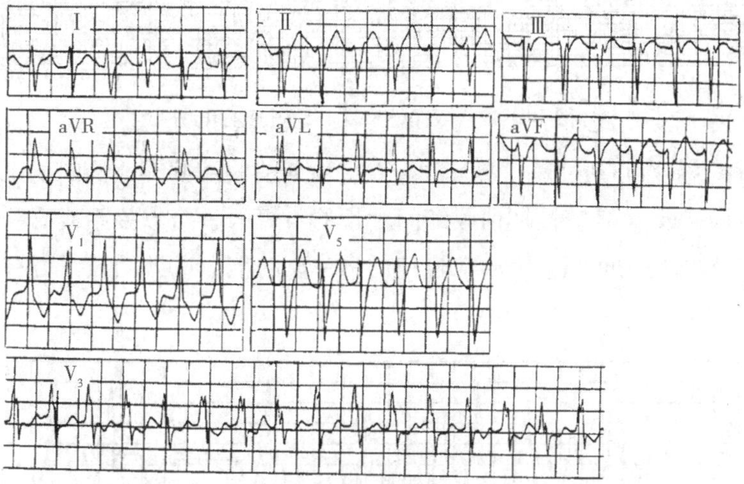

图 14－10　分支型 VT 室性心动过速心电图

c. 多形性室性心动过速：室性心动过速发作时 QRS 形态不断改变呈多种形态，节律不规则，常持续 10 个心动周期以上。按 VT 发作前基础 Q－T 间期长度可分为以下两类。

伴发于 Q－T 间期延长的多形性室速：即尖端扭转型室速；多见于药物中毒、电解质紊乱、心动过缓、先天性 Q－T 间期延长综合征。发病前主导心律的室律多是缓慢的，Q－T 间期显著延长或伴有明显的 u 波、T 波明显增宽，可低平或倒置；心动过速的第一个 QRS 波群往往发生在主导心律的 T 波上，即所谓的 R－ON－T；室性心动过速由一系列宽大 QRS 波群组成，频率 160～280 次/分；各 QRS 波振幅大小不一，形态亦不完全相同，心律可规则或不规则；每 5～10 个心搏，QRS 主波突然转至相反方向；心动过速发作时间短暂，一般 2～5 秒，极少超过 10 秒，一般每次发作常自行终止；反复发作得不到有效控制的可转为心室颤动而死亡。

伴发于 Q－T 间期正常的多形性室性心动过速（图 14－11）。

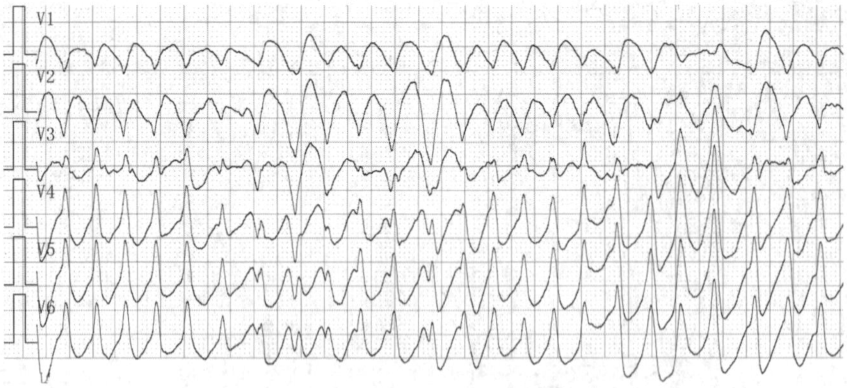

图 14－11　多形性室性心动过速心电图

d. 双向性室性心动过速：本型 VT 发作时 QRS 在额面电轴上呈交替左偏与右偏的改变，基本形态常呈 RBBB 型，心室率 140～180 次/分（图 14－12）。

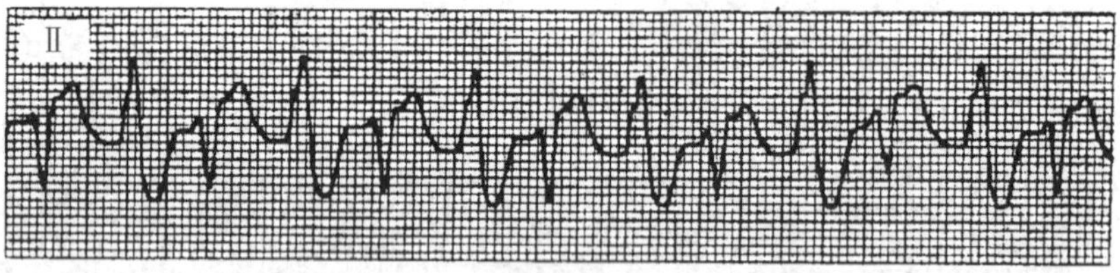

图 14－12　双向性室性心动过速心电图

e. 并行心律性室性心动过速：常与并行性室性期前收缩共存，诊断要点为各室性期前收缩的联律间期不一致，各室性期前收缩间距长的与短的呈倍数关系或有一公约数，几阵室性心动过速发作之间的间距常为心动过速的 R－R 的倍数或公约数，可有心室夺获和室性融合波（图 14－13）。

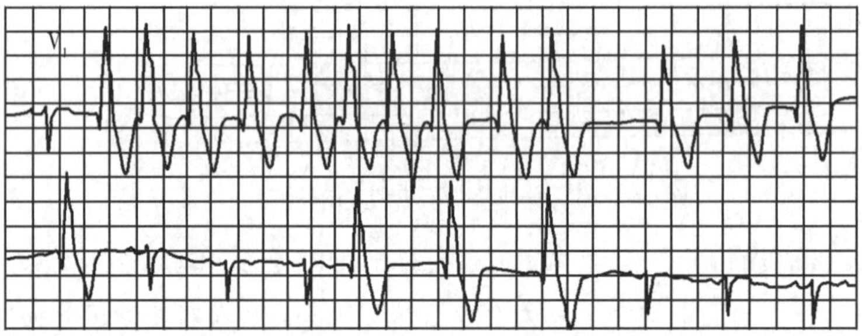

图 14－13　并行心律性室性心动过速心电图

f. 加速性室性自主节律（非阵发性 VT）：由于频率不超过 100 次/分，故有些学者不愿称之为 VT，而叫作加速性室性自主节律。仅就室性自主节律而言，频率不应超过 60 次/分。洋地黄中毒患者如发生该型心律失常，若不及时认识与治疗，可发生更严重的后果，其机制可能与触发激动有关。

（6）心室扑动、颤动　心室扑动和心室颤动均是极严重的致死性心律失常，多为心脏停跳前的短暂征象。

1）心室扑动：①心室扑动波明显增宽，不能分出 QRS 波群或 ST－T；②心室率 150～300 次/分，波幅粗大节律尚规则，极易诱发心室颤动（图 14－14）。

2）心室颤动：①心室颤动 QRS 波群和 T 波完全消失；②心电图呈现不规则波动，其波幅形态间隔完全不规则，除波幅较大外，和心房颤动的 f 波很相仿；③心室颤动的开始，波幅尚大，以后逐渐变小，终于停止（图 14－14）。

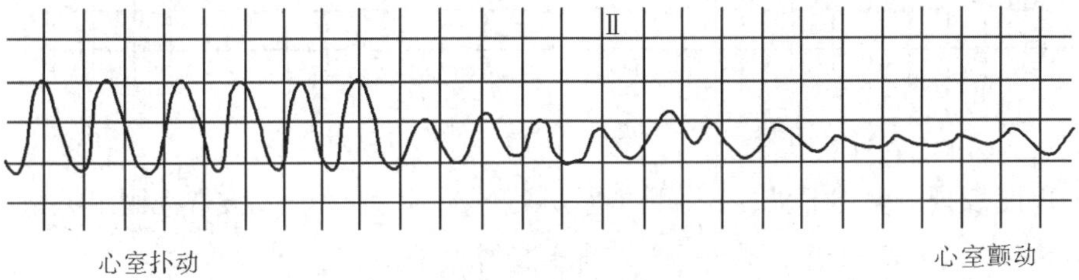

图 14－14　心室扑动、颤动的心电图

（7）房室传导阻滞

1）一度房室传导阻滞：心电图表现为 P－R 间期延长（P－R 间期 >0.20 秒）（图 14－15）。

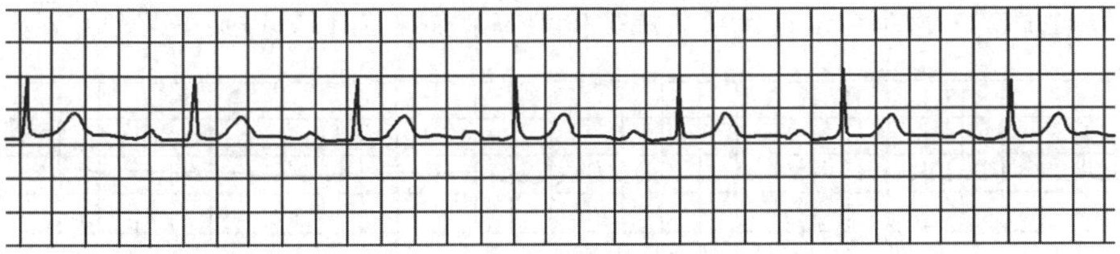

图 14－15　Ⅰ度房室传导阻滞的心电图

2）二度房室传导阻滞

a. 二度Ⅰ型房室传导阻滞：P－R 间期逐渐延长，R－R 间隔相应的逐渐缩短，直至在 P 波后无 QRS 波群，出现心室漏跳。此后上述现象再次出现，如此周而复始。此称文氏现象或莫氏Ⅰ型（图 14－16）。

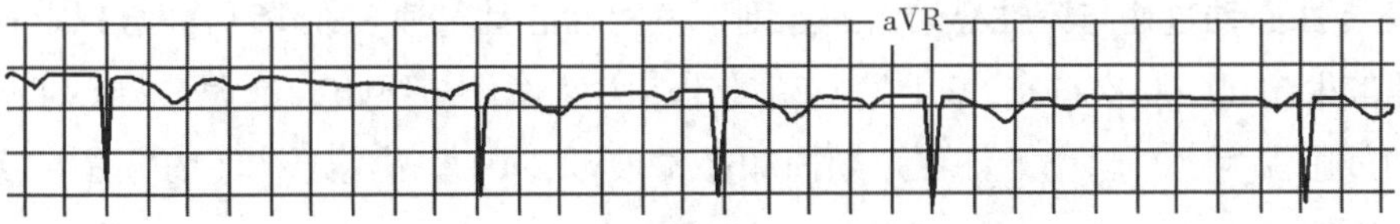

图 14－16　Ⅱ度Ⅰ型房室传导阻滞的心电图

b. 二度Ⅱ型房室传导阻滞：P－R 间期固定，但隔一定的 P 波后，出现一个或多个 QRS 波群脱落心室漏跳。若 2 个或 2 个以上的 P 波不传导到心室，称为高度房室传导阻滞（图 14－17）。

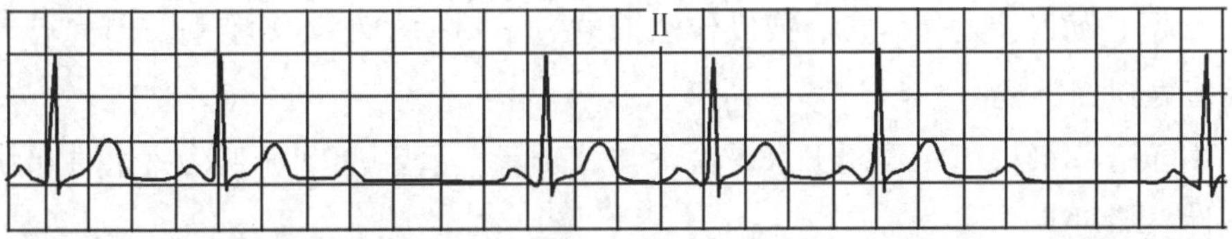

图 14－17　Ⅱ度Ⅱ型房室传导阻滞的心电图

③三度房室传导阻滞

a. 临床特点：心跳缓慢，心悸、胸闷、心前区不适，活动时可发生头晕，晕厥，若心室率过缓在 25～40 次/分时，可发生心脏功能不全，Adams－Stokes 综合征，甚至可发生猝死。可听到心房音及响亮的第一音（图 14－18）。

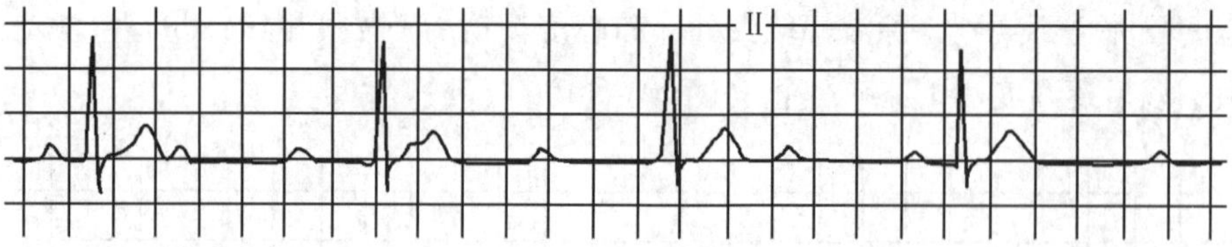

图 14－18　三度房室传导阻滞的心电图表现

b. 心电图表现：窦性 P 波，P－P 间隔一般规则；P 波与 QRS 波群无固定关系：心房速率快于心室率；心室心律由交界区或心室自主起搏点维持。

（8）病态窦房结综合征

心电图表现：①心率持续在 50 次/分以下，而非由于药物引起；②常伴有窦房阻滞、窦性停搏、房室传导阻滞；③可出现交替性阵发性室上性心动过速、心房扑动、心房颤动，在室上性心律失常，发作终止后，窦性节律恢复缓慢。因其可交替出现心动过缓及快速型心律失常，也称快－慢综合征；④持久性缓慢异位节律（图 14－19）。

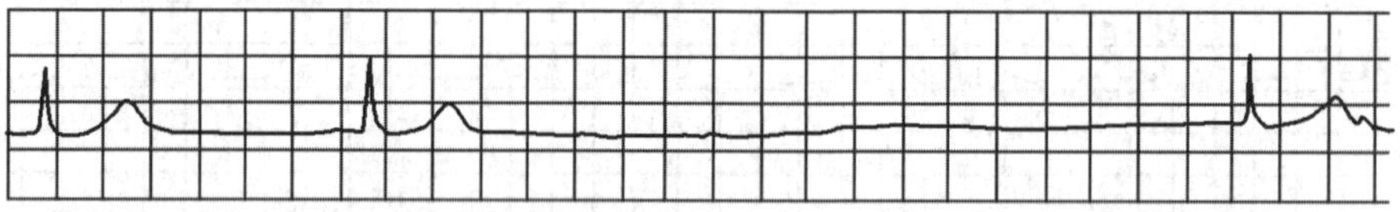

图 14－19　病态窦房结综合征的心电图表现

【鉴别诊断】

一、西医鉴别诊断

1. 室上性心动过速与窦性心动过速鉴别　室上性心动过速多在 160 次/分以上；而窦性心动过速较少超过 160 次/分。室上性心动过速多突然发作与终止，绝大多数心律规则；而窦性心动过速皆为逐渐起止，且在短期内频率常波动。用兴奋迷走神经的方法，室上性心动过速可突然终止或无影响；而窦性心动过速则逐渐减慢。

2. 阵发性房性心动过速与阵发性房室交界性心动过速的鉴别

（1）房室交界性心动过速时 P 波在 QRS 波群之前，P′－R 间期大于 0. 12 秒者为房性心动过速。若逆行 P 波出现在 QRS 波群之前，且 P′－R 间期小于 0. 12 秒者；或逆行 P 波出现在紧靠 QRS 波群之后为房室交界性心动过速。

（2）根据心动过速发作停止后或发作之前的过早搏动的种类来鉴别，因为心动过速与过早搏动多为同一类型。

（3）对于心率极快而 T 波与 P 波重叠无法分辨者，只要 QRS 波群为室上性，统称为阵发性室上性心动过速。

3. 阵发性室性心动过速与伴有室内差异传导的阵发性室上性心动过速鉴别

（1）阵发性室上性心动过速常见于无器质性心脏病的人，多有反复发作的既往史；而室性心动过速多见于严重器质性心脏病患者及洋地黄、奎尼丁中毒等。

（2）阵发性室上性心动过速时心律整齐；而室性心动过速时心律可有轻度不齐。

（3）阵发性室上性心动过速伴有室内差异性传导，其 QRS 波群多呈右束支传导阻滞图形；如 QRS 波群呈左束支传导阻滞图形或 V_1 的 QRS 波群呈 qR、RS 型或 QR 型者则多为阵发性室性心动过速。

（4）如偶尔发生心室夺获或心室融合波，则利于阵发性室性心动过速的诊断。

4. 心房颤动时，室性期前收缩与室内差异性传导的鉴别

（1）室内差异性传导的 QRS 波群多呈右束支传导阻滞形态。

（2）凡前一个 R－R 间隔增长或后一个 R－R 间隔缩短至一定程度，出现 QRS 波群畸形者，多为室内差异传导；而室性期前收缩的后面可有一较长间歇。

（3）既往心电图发现以前窦性心律时的室性期前收缩和现在的畸形 QRS 波群形态相似，则当前的 QRS 波群也可能是室性期前收缩。

（4）心室率较慢的心房颤动中，若出现提前过早的畸形 QRS 波群，多为室性期前收缩。

（5）若畸形的 QRS 波群与前面基本心律的 QRS 波群皆保持相等的间隔时，则室性期前收缩的可能性大；若畸形 QRS 波群本身的 R－R 间隔相等或呈倍数关系，提示为室性并行心律。

二、中医鉴别诊断

1. 真心痛　以心痛为主症，多呈心前区或胸骨后刺痛，牵及肩胛两背，多呈短暂发作，但甚者心痛剧烈不止，唇甲发绀或手足青冷至节，呼吸急促，大汗淋漓直至晕厥，病情危笃。

2. 奔豚　鉴别要点为：心悸为心中剧烈跳动，发自于心；奔豚乃上下冲逆，发自少腹。

3. 卑喋　《证治要诀·怔忡》描述卑喋症状为“痞塞不欲食，心中常有所歉，爱处暗室，或倚门后，见人则惊避，似失志状”。是以神志异常为主的疾病，与心悸不难鉴别。

4. 惊悸和怔忡　怔忡每由内因引起，并无外惊，自觉心中惕惕，稍劳即发，病来虽渐，但全身情况较差，病情较为深重；惊悸则相反，常由外因而成，偶受外来刺激，或因惊恐，或因恼怒，均可发病，发则心悸，时作时止，病来虽迅，但全身情况较好，病势浅而短暂。《红炉点雪·惊悸怔忡健忘》曰：“惊者，心卒动而不宁也；悸者，心跳动而怕惊也；怔忡者，心中躁动不宁，惕惕然如人将捕之也。”足见惊悸与怔忡在病因、病情程度上是有明显差异的。但是二者亦有密切的联系。一方面，惊悸日久可以发展为怔忡，另一方面，怔忡患者又易受外惊所扰，而使惊悸加重。

【治疗】

一、西医治疗

（一）病因治疗

1. 纠正心脏病理改变。

2. 调整异常病理生理功能（如冠脉动态狭窄、泵功能不全、自主神经张力改变等）。

3. 去除导致心律失常发作的其他诱因（如电解质失调、药物不良反应等）。

（二）常用的抗快速心律失常药

1. Ⅰ类抑制 0 相除极的药　分为Ⅰa、Ⅰb、Ⅰc 亚类。

（1） Ⅰa类

1）奎尼丁　复律口服0.2g，每6小时1次。

2）普鲁卡因胺　静脉注射0.1g/次，时间为5分钟，每5～10分钟重复一次，每日小于10～15mg/kg。

（2）Ⅰb类

1）利多卡因静脉注射，首次负荷量为50～100mg，必要时5～10分钟可重复，最大剂量不超过3mg/kg，继以1～4mg/min维持。

2）美西律口服200～300mg，维持剂量400～800mg，2～3次/日。

3）苯妥英钠，静脉注射0.125～0.25g，每日总剂量不宜超过0.5g。口服0.1～0.2g，2～3次/日。每日总剂量不宜超过0.9g。

（3）Ⅰc类　普罗帕酮，静脉注射，70mg/次，10分钟内注完，必要时每8小时1次，每日总剂量不宜超过350mg。口服150mg，3～4次/日。

2. Ⅱ类为β受体阻滞剂

（1）美托洛尔　口服25～50mg，2～3次/日。

（2）艾司洛尔　负荷量是0.5mg/(kg·min）静脉注射，维持剂量为50mg/(kg·min)。

（3）普萘洛尔　口服每日10～30mg，分3～4次服。

3. Ⅲ类延长动作电位时限和不应期

（1）胺碘酮　负荷量为150mg稀释后10分钟静脉注射，继以1mg/分钟静脉维持，6小时后改为0.5mg/min。

（2）索他洛尔　静脉注射，20～60mg/次，10分钟以上注完；口服开始80～160mg，2次/日。

4. Ⅳ类为钙离子拮抗剂

（1）维拉帕米　静脉注射5～10mg（5～10分钟注完）；口服80mg，3～4次/日。

（2）地尔硫䓬　静脉注射每次75～150μg/kg；口服60～90mg，3次/日。

5. Ⅴ类

（1）毛花苷C　静脉注射0.6～0.8mg，2小时后再注射0.2～0.4mg。

（2）地高辛　静脉注射0.25～0.5mg，4～6小时后再注射0.25mg；口服0.25～0.75mg，3次/日，共2日；口服0.2～0.5mg，1次/日。

（三）心脏起搏器

多用于治疗缓慢型心律失常，以低能量电流按预定频率有规律地刺激心房或心室，维持心脏活动；亦用于预防和治疗长Q-T间期综合征的恶性心律失常等。

（四）电复律

用于终止异位性快速心律失常发作和心室颤动，用高压直流电短暂经胸壁作用或直接作用于心脏，使正常和异常起搏点同时除极，恢复窦房结的最高起搏点。同步直流电复律，适用于心房扑动、心房颤动、室性和室上性心动过速的转复。治疗心室扑动和心室颤动时则用非同步直流电除颤。

（五）导管消融术

有威胁患者生命的快速心型律失常，如预激综合征、心房颤动、特发性室性心动过速等；频繁发作的房性折返性心动过速或房室结折返性心动过速。

二、中医治疗

（一）辨证论治

1. 心阳不足证

主证：心悸气短、动则加剧，或突然昏倒，汗出倦怠，面色苍白或形寒肢冷，舌淡苔白，脉虚弱或沉细而迟。

治法：温补心阳，通脉定悸。

方选：桂枝甘草龙骨牡蛎汤。

组成：桂枝　甘草　龙骨　牡蛎　白芍　大枣　生姜。

2. 心虚胆怯证

主证：心悸不宁，善惊易恐，坐卧不安，少寐多梦而易惊醒，苔薄白，脉细略数或细弦。

治法：镇惊定志，养心安神。

方选：安神定志丸。

组成：龙骨　琥珀　磁石　朱砂　菖蒲　远志　人参　茯苓　白术　麦冬。

3. 心脾两虚证

主证：心悸不安，活动后易发，休息后减轻。气短、自汗，神倦，头晕，失眠，健忘，面色白无华，舌质淡红，脉象细弱。

治法：补气益血，养心安神。

方选：归脾汤。

组成：党参　炒白术　炙黄芪　当归　茯神　远志　酸枣仁　木香　龙眼肉　生姜　大枣　炙甘草。

4. 心血瘀阻证

主证：心悸，胸闷，阵发性心胸刺痛，或面唇紫黯，舌质带有紫色或有瘀斑，脉涩或结代。

治法：活血通瘀。

方选：血府逐瘀汤。

组成：当归　赤芍　桃仁　红花　丹参　川芎　生地　炙甘草　枳壳　牛膝　桔梗。

5. 气阴两虚证

主证：心悸不宁，倦怠乏力，不寐，腰酸耳鸣，头晕目眩，素体虚弱，舌淡红，苔少，脉细弱。

治则：益气养阴，宁心安神。

方选：炙甘草汤。

组成：炙甘草　生姜　桂枝　人参　麦冬　生地黄　火麻仁　大枣　阿胶。

（二）中成药治疗

1. 参松养心胶囊功效　益气养阴，活血通络。适用于气阴两虚，心络瘀阻引起的冠心病室性期前收缩。每次 2 ~4 粒，每日 3 次。

2. 稳心颗粒功效 益气养阴，活血化瘀。适用于气阴两虚，心脉瘀阻所致的心律失常。每次5g，每日3次。

3. 天王补心丹功效 养阴清热。适用于阴虚火旺型心律失常，每次3g，每日3次。

4. 复方丹参滴丸功效 活血化瘀，理气止痛。适用于气滞血瘀型心悸。口服或舌下含服，每次10粒，每日3次。

5. 心宝丸功效 温阳通脉。适用于各种缓慢性心律失常，心功能不全患者。每次5～10粒，每日3次。

6. 血府逐瘀口服液功效 活血化瘀。适用于心血瘀阻型心律失常者。每次10ml，每日3次。

7. 参附注射液功效 温阳益气。适用于阳气亏虚型心律失常者。每次40ml，每日1次静脉滴注。

8. 生脉注射液功效 益气养阴。适用于气阴两虚患者。每次40ml，静脉滴注，每日1次。

（三）针灸治疗

1. 针刺神门、心俞、巨阙、足三里、内关等穴，随证加减。

2. 耳针取心、交感、神门、皮质下、小肠等穴。

（四）预防与调护

1. 是否需要给予患者长期药物预防，取决于发作频繁程度以及发作的严重性。近年导管消融技术已十分成熟，具有安全、迅速、有效且能治愈心动过速的优点，可优先考虑应用。

2. 治疗原发病，消除诱发因素，是减少本病发作的关键。

3. 注意劳逸结合，避免精神紧张和疲劳，生活要有规律，保持乐观情绪可减少发病。

4. 严禁烟酒，忌食辛辣、生冷、肥甘，饮食宜清淡，注意高蛋白饮食摄入，多食新鲜蔬菜、水果。

（卢健棋）

第二节　急性心肌梗死

扫码“学一学”

急性心肌梗死（acute myocardial infarction，AMI）是由于冠状动脉供血急剧减少或中断，使相应心肌严重而持久的急性缺血导致心肌急性坏死。临床上可有胸痛，严重者可伴有严重心律失常、心源性休克、心力衰竭而危及生命。实验室检查有心肌急性缺血、损伤、坏死为特征的心电图改变及心肌标志物改变。根据临床病理及治疗不同，分为ST段抬高型心肌梗死（ST－segment elevation myocardial infarction，STEMI）和非ST段抬高型心肌梗死（non－ST－segment elevation myocardial infarction，NSTEMI）。由于急诊STEMI远较NSTEMI凶险，也是急需急救的危重病，故本节主要讨论STEMI。

流行病学调查发现，AMI死亡的患者中约50%在发病后1小时内于院外猝死，死因主要是可救治的致命性心律失常。

中医属于“胸痹”“心病”“心痛”“厥心痛”范畴，本病因胸阳不振、心阳闭阻、寒凝心脉、气滞血瘀所致的以“两乳之间，鸠尾之间”为主的疼痛。

扫码“看一看”

【病因病机】

一、西医病因、病理生理

急性心肌梗死（AMI）的大小、范围及严重程度，主要取决于冠状动脉闭塞的部位、程度、速度和侧支循环的建立情况。

1. STEMI 病理学分期

（1）进展期（<6 小时）　当缺血至细胞死亡的时间较短时，则仅有少量甚至无多形核白细胞。

（2）急性期（6 小时 ~7 天）　心肌梗死的特征是可见多形核白细胞，急性期心肌梗死者心肌坏死通常于 4 ~6 小时内完成，心肌呈大片灶性凝固性坏死，心肌间质充血、水肿，伴有多量炎症细胞浸润。

（3）愈合期（7 ~28 天）　梗死仅有单核细胞和成纤维细胞，未见多形核白细胞。

（4）陈旧期（≥29 天）　从急性期过渡到陈旧期至少需要 5 ~6 周。梗死表现为没有细胞浸润的瘢痕组织。

2. STEMI 病理学分类

（1）根据心肌坏死部位进行分类　①最多见为左冠状动脉前降支闭塞，引起左心室前壁、心尖部、下侧壁、前间隔和前内乳头肌梗死，还可引起下壁及右心梗死；②左冠状动脉回旋支闭塞，可引起左心室高侧壁、膈面及左心房梗死，并可累及房室结；③左冠状动脉阻塞，可引起左心室膈面、后间隔及右心室梗死，并可累及窦房结和房室结；④右冠状动脉闭塞，引起左室下壁、正后壁及室间隔各部及右心梗死；⑤右心室及左、右心房梗死较少见；⑥左心室心内膜下心肌梗死常是上述三支冠状动脉都有严重病变的结果；⑦窦结动脉 2/3 的人源于右冠脉，1/3 源于左回旋支。

（2）根据梗死灶的大小及其在心壁的分布情况分类　①透壁性心肌梗死，病变累及心室壁的全层或大部分，病灶较大，直径在 2.5cm 以上，常见冠状动脉内有血栓形成，心电图上出现病理性 Q 波，此型最为常见；②灶性心肌梗死，梗死范围较小，呈灶性分布于心室壁的一处或多处，临床常易漏诊而为尸检所发现；③心内膜下心肌梗死，梗死灶位于左心室壁内层一半处以内，呈小灶性，但分布常较广泛，严重者左心室壁的四个面的心内膜下均有病灶，心电图上一般无病理性 Q 波。

（3）根据梗死面积分类　①局灶坏死、小面积坏死（小于左心室心肌的 10%）；②中面积坏死（左心室心肌的 10% ~30%）；③大面积坏死（大于左心室心肌的 30%）。

3. STEMI 病理生理　STEMI 主要出现左心室受累的血流动力改变，心脏收缩力减弱、顺应性降低，心搏量和心排血量立即下降（常降至原来的 60% ~80%，有休克者可降至 30% ~50%）；动脉血压迅速降低，数小时后才逐渐回升；心率增快，可出现心律失常；心脏在损失了大块有收缩力的心肌并发生收缩动作失调之后，较为正常的其他心肌必需代偿地增加收缩强度以维持循环，心脏进行重构（remodeling）。但当时发生的心肌严重缺血使心室作功减低；低血压又使冠脉灌流减少，酸中毒、全身缺氧和心律失常又进一步影响心室功能；以致心肌不能代偿，心脏扩大，甚至出现心力衰竭。

二、中医病因、病机

急性心肌梗死主要病因分为内因、外因，内因多与年老体衰、过食肥甘、烟毒损害、七情内伤等相关，外因多为寒邪侵袭，二者相互作用，寒凝胸中，痰浊内阻，胸阳不振，且心阳虚损，温煦不足，寒凝血滞，闭阻心脉；病久则心气亏虚，帅血无力，血行不畅，瘀阻心脉，其病位在心，为本虚标实之证，本虚多见气虚、阴虚、阳虚，标实常见寒凝、血瘀、痰浊等。如《素问·痹论》云："痛者寒气多也，有寒故痛也。"《千金要方》："寒气卒然客于五脏六腑，则卒发心痛胸痹。"《素问·脉要精微论》"夫脉者……血之府也，细则气少，涩则心痛。"《医林改错》云："元气既虚，必不能达于血管，血气无力，必停留而瘀。"

【诊断】

1. 临床表现

（1）症状　典型的急性 STEMI 疼痛通常在胸骨后或左胸部持续 >10 ~ 20 分钟，可向左前臂尺侧、颌部、背部或肩部放射。呈剧烈的压榨性疼痛或紧迫、烧灼感。常伴有烦躁、恶心、呕吐、大汗、呼吸困难或濒死感等。含硝酸甘油不能完全缓解。部分 STEMI 患者胸痛持续时间长达数小时或数天。

（2）体征　应密切注意生命体征。观察患者的一般状态，有无皮肤湿冷、面色苍白、烦躁不安、颈静脉怒张等；叩诊心脏可见轻至中度增大；听诊肺部啰音、心律不齐、心脏杂音、心音分裂、心包摩擦音和奔马律；检查神经系统体征。

2. 实验室及辅助检查

（1）心脏标志物　建议于入院即刻、2 ~ 4 小时、6 ~ 9 小时、12 ~ 24 小时测定血清心脏标志物。通过检测坏死心肌细胞释放入血中的蛋白物质，如肌红蛋白、肌钙蛋白 T（cTnT）和肌钙蛋白 I（cTnI）、肌酸激酶（CK）、乳酸脱氢酶（LDH）等可以识别心肌细胞的坏死。但引起这些标志物水平升高的原因很多，故当 cTn 升高而没有缺血的临床证据时，应寻找其他可能导致心肌坏死的病因。

1）肌钙蛋白（cTnT、cTnI）：肌钙蛋白是诊断心肌坏死最特异和敏感的首选标志物，STEMI 症状发生后 2 ~ 4 小时开始升高，10 ~ 24 小时达到峰值。因为 cTnI 或 cTnT 几乎完全具有心肌组织特异性并具有高度敏感性，因此是评价心肌坏死的首选标志物。即使心肌组织发生微小区域的坏死也能检查到 cTn 的升高。应在初诊及 6 ~ 9 小时后重复测定，如初期 cTn 检测阴性而临床又高度怀疑急性心肌梗死时应在 12 ~ 24 小时后再次测定。心肌梗死患者 cTn 水平升高可在发作后持续 7 ~ 14 天。

2）肌酸激酶同工酶（CK - MB）：为了明确诊断心肌梗死，应在初诊及 6 ~ 9 小时后重复检测 CK - MB 以动态观察其变化的幅度。由于 CK 广泛分布于骨骼肌，缺乏特异性，因此不推荐用于诊断心肌梗死。心肌梗死患者再发心肌梗死症状时应在发作当时及 3 ~ 6 小时后重复检测心脏标志物。重复检测标志物水平较之前升高 20% 以上时定义为再发心肌梗死。

3）肌红蛋白：有助于早期诊断，但特异性较差。

（2）心电图　根据心电图分为急性 STEMI 和非 STEMI。对疑似 STEMI 胸痛患者，应在到达急诊室后10分钟内完成心电图检查（下壁心肌梗死时需加做$V_3R \sim V_5R$和$V_7 \sim V_9$）。如早期心电图不能确诊时，需5～10分钟重复测定。

心电图主要表现：①T波高尖可出现在STEMI超急性期；②ST段抬高，相邻2个导联新发ST段J点抬高、$V_2 \sim V_3$导联男性≥0.2mV、女性≥0.15mV，和（或）其他导联≥0.1mV；③ST段压低和T波改变，相邻2个导联新发ST段水平或下斜性压低≥0.05mV，和（或）相邻2个导联T波倒置≥0.1mV合并高大R波或R/S＞1；④病理性Q波。即梗死区出现QS波或Q波呈Q1、QR、QRS型；⑤与既往心电图进行比较，有助于诊断，强调尽早开始心电监测，以发现恶性心律失常。

（3）影像学检查　超声心动图、放射性核素心室造影、心肌灌注显像（MPS）、磁共振成像（MRI）、心脏正电子发射断层显像（PET）和CT等影像学技术在诊断心肌缺血和急、慢性心肌梗死方面扮演着越来越重要的角色。

1）超声心动图：可评价多种非缺血性急性胸痛的原因，如心包炎、心肌炎、瓣膜性心脏病、心肌病、肺栓塞和主动脉夹层等；还可发现急性心肌梗死的并发症，如游离壁破裂、急性室间隔穿孔以及乳头肌断裂或缺血引起的二尖瓣反流。

2）放射性核素成像技术：铊－201、锝－99m、甲氧基异丁基异腈（MIBI）、替曲膦和氟标记脱氧葡萄糖（^{18}F－FDG）等放射性核素追踪剂通过心肌细胞代谢可直接对心脏进行成像。是目前唯一直接评价心肌细胞活性的检查手段。其中ECG门控的核素成像是心肌运动、肥厚度和整体功能的可靠评估方法。

3）磁共振（MRI）：急性病症时由于费时较长而较少应用。顺磁性造影剂的应用有助于评价心肌灌注，并能增加慢性纤维化心肌梗死的细胞外间隙。

4）计算机断层扫描（CT）：梗死心肌起初在CT下呈现局灶性左心室增强减弱，而后在MRI钆造影剂对比下呈现增强延迟。

超声心动图或ECG门控的核素成像结果正常，在排除急性心肌梗死方面具有95%～98%的阴性预测价值。局部室壁运动异常或室壁变薄既可能由急性心梗引起，也可能由于陈旧性心肌梗死、急性缺血、心肌顿抑或冬眠引起。而其他非缺血性疾病也可导致局部存活心肌的丢失，因此影像学技术对于急性心肌梗死的阳性预测价值较低。

3. 诊断要点　全球心肌梗死统一定义：当临床上具有与心肌缺血相一致的心肌坏死证据时，应被称为“心肌梗死”。满足以下任何一项标准均可诊断为心肌梗死。

（1）心脏生化标志物　cTn水平升高和（或）降低超过参考值上限（URL）99百分位值，同时至少伴有下述心肌缺血证据之一（表14－2）。

1）心肌缺血临床症状。

2）ECG改变。

a. ECG提示新发缺血性改变（新发ST－T改变或新发左束支传导阻滞）。

b. ECG提示病理性Q波形成。

c. 影像学证据提示新发局部室壁运动异常或存活心肌丢失。

（2）心脏性死亡　突发心源性死亡（包括心脏停搏），通常伴有心肌缺血的症状，伴随新发ST段抬高或新发左束支传导阻滞（LBBB），和（或）经冠脉造影或尸检证实的新发血栓证据，但死亡常发生在获取血标本或心脏标志物升高之前。

表 14－2　AMI 的血清心肌标志物及其检测时间

	肌红蛋白	CtnI	CtnT	CK	CK～MB
出现时间（h）	1～2	2～4	2～4	6	3～4
100% 敏感时间（h）	4～8	8～12	8～12		8～12
峰值时间（h）	4～8	10～24	10～24	24	10～24
持续时间（d）	0.5～1	5～10	5～14	3～4	2～4

（3）心功能 Killip 分级法　评估心功能：Ⅰ级：无明显的心力衰竭。Ⅱ级：有左心衰竭，肺部啰音＜50% 肺野，奔马律，窦性心动过速或其他心律失常，静脉压升高，肺淤血的 X 线表现。Ⅲ级：肺部啰音＞50% 肺野，可出现急性肺水肿。Ⅳ级：心源性休克，有不同阶段和程度的血流动力学障碍。

【鉴别诊断】

STEMI 应与主动脉夹层、心包炎、急性肺动脉栓塞、气胸和消化道疾病等引起的胸痛相鉴别。

1. 主动脉夹层　主动脉夹层向背部放射的严重撕裂样疼痛伴有呼吸困难或晕厥，但无 STEMI 心电图变化者，可延伸至心包，导致心脏压塞或冠状动脉开口撕裂。

2. 急性肺栓塞　常表现为突发呼吸困难，可伴胸痛、咯血及严重低氧血症，心电图、D－二聚体检测及螺旋 CT 有助于鉴别。

3. 急性心包炎　表现胸膜刺激性疼痛，向肩部放射，前倾坐位时减轻，可闻及心包摩擦音，心电图表现除 aVR 导联外的其余导联 ST 段呈弓背向下型抬高，无镜像改变。

4. 气胸　可以表现为急性呼吸困难、胸痛和患侧呼吸音减弱。

【治疗】

一、西医治疗

患者被送达医院急诊室后，医师应迅速做出诊断并尽早给予再灌注治疗。力争在 10～20 分钟内完成病史采集、临床检查和记录 1 份 18 导联心电图以明确诊断。对 STEMI 患者，应在 30 分钟内收住冠心病监护病房（CCU）开始溶栓，或在 90 分钟内开始行急诊 PTCA 治疗。

（一）一般治疗

1. 监测　持续心电、血压和血氧饱和度监测，及时发现和处理心律失常、血流动力学异常和低氧血症。

2. 卧床休息　对血流动力学稳定且无并发症的 STEMI 患者一般卧床休息 1～3 天。

3. 建立静脉通道

4. 吸氧　AMI 患者初起即使无并发症，也应给予鼻导管吸氧。在严重左心衰竭、肺水肿合并有机械并发症的患者，多伴有严重低氧血症，需面罩加压给氧或气管插管并机械通气。

5. 镇痛　纠正水、电解质及酸碱平衡失调。

（二）再灌注治疗

1. 溶栓治疗

（1）溶栓治疗的适应证

1）2 个或 2 个以上相邻导联 ST 段抬高（胸导联≥0.2mV、肢体导联≥0.1mV），起病时间<12 小时。对前壁心肌梗死、低血压（收缩压<100mmHg）或心率增快（>100 次/分）患者治疗意义更大。

2）发病 12 小时内到不具备急诊 PCI 条件的医院就诊，并且无迅速转运条件。

3）ST 段抬高，发病时间 12～24 小时，仍有进行性缺血性胸痛和广泛 ST 段抬高并经过选择的患者，仍可考虑溶栓治疗。

4）发病 24 小时后症状缓解及 ST 段压低的患者（除正后壁心肌梗死或合并 aVR 导联 ST 段抬高）者不应采取溶栓治疗。

（2）溶栓治疗的禁忌证及注意事项　①既往任何时间发生过出血性脑卒中，1 年内发生过缺血性脑卒中或脑血管事件；②颅内肿瘤；③近期（2～4 周）活动性内脏出血；④可疑主动脉夹层；⑤入院时严重且未控制的高血压（>180/110mmHg）或慢性严重高血压病史；⑥目前正在使用治疗剂量的抗凝药，已知有出血倾向；⑦近期（2～4 周）创伤史，包括头部外伤、创伤性心肺复苏或较长时间（>10 分钟）的心肺复苏；⑧<3 周外科大手术；⑨<2 周在不能压迫部位的大血管穿刺；⑩活动性消化性溃疡。

（3）溶栓剂的使用方法

1）尿激酶：建议剂量为 150 万 U 左右，于 30 分钟内静脉滴注，配合肝素皮下注射 7500～10000 U，每 12 小时 1 次，或低分子量肝素皮下注射，每日 2 次。

2）链激酶或重组链激酶：建议 150 万 U 于 1 小时内静脉滴注，配合肝素皮下注射 7500～10000U，每 12 小时 1 次，或低分子量肝素皮下注射，每日 2 次。

3）重组组织型纤溶酶原激活剂（rt－PA）：GUSTO 方案，首先静脉注射 15mg，继之在 30 分钟内静脉滴注 0.75mg/kg（不超过 50mg），再在 60 分钟内静脉滴注 0.5mg/kg（不超过 35mg）。

4）替奈普酶：一般为 30～50mg 溶于 10ml 生理盐水静脉推注。

2. PTCA

（1）PTCA 适应证

1）在 ST 段抬高和新出现或怀疑新出现左束支传导阻滞的 STEMI 患者。

2）急性 ST 段抬高/Q 波心肌梗死或新出现左束支传导阻滞的 STEMI 并发心源性休克患者，年龄<75 岁。STEMI 发病在 36 小时内，并且血运重建术可在休克发生 18 小时内完成者，应首选直接 PTCA 治疗。

3）发病<12 小时，伴有严重心功能不全和（或）肺水肿（Killip Ⅲ级）者。

4）发病 12～24 小时内具备以下一个或多个条件时：①严重心力衰竭；②血流动力学或心电不稳定；③持续缺血的证据。

（2）PTCA 注意事项　在 AMI 急性期不应对非梗死相关动脉行选择性 PTCA。发病 12 小时以上或已接受溶栓治疗且已无心肌缺血证据，不应进行 PTCA。直接 PTCA 必须避免时间延误，必须由有经验的术者进行，否则不能达到理想效果，治疗的重点仍应放在早期溶栓。

3. 溶栓治疗再通者 PCI 的选择 对溶栓治疗成功的患者目前建议 3～24 小时进行冠脉造影，若病变适宜可行 PCI，但最佳时间通常需进一步研究。

（三）药物治疗

1. 抗血小板治疗 抗血小板治疗已成为急性 STEMI 常规治疗，溶栓前即应使用。

（1）阿司匹林 若无禁忌证，均应立即口服水溶性阿司匹林或嚼服肠溶阿司匹林 300mg。继以 100mg/d 长期维持。

（2）氯吡格雷 在首次或再次 PCI 之前或当时应尽快服用氯吡格雷初始负荷量 300mg（拟直接 PCI 者最好 600mg）。

（3）对于中高缺血风险患者可优先选择替格瑞洛，负荷剂量为 180mg，随后每次 90mg，每日 2 次。

（4）GPⅡb/Ⅲa 受体拮抗剂 GPⅡb/Ⅲa 受体拮抗剂不推荐常规应用，可选择性用于血栓负荷重的患者和噻吩并吡啶类药物未给予适当负荷量的患者，可能获益更多。

2. 抗凝治疗 主张所有 STEMI 患者急性期均进行抗凝治疗。

（1）低分子量肝素 直接 0.75mg/kg 皮下注射，1 次/12 小时，最长使用 8 天。

（2）磺达肝癸钠 初始静脉注射 2.5mg，随后每天皮下注射 1 次（2.5mg），最长 8 天。

3. 他汀治疗 若无禁忌证，入院 24 小时内开始使用，可改善临床预后，降低围手术期心肌梗死的发生率。

（1）阿托伐他汀 起始剂量为 10mg/d，最大剂量为 80mg/d。

（2）瑞舒伐他汀 起始剂量为 5mg/d，最大剂量为 20mg/d。

（3）匹伐他汀 1～2mg/d，最大剂量为 4mg/d。

4. 硝酸酯类 AMI 患者使用硝酸酯可轻度降低病死率，AMI 早期通常给予硝酸甘油静脉滴注 24～48 小时。硝酸异山梨酯常用剂量为 10～20mg，3～4 次/天；5－单硝山梨醇酯为 20～50mg，1～2 次/天。

5. 镇痛 吗啡 10mg 稀释成 10ml，每次 2～3ml 静脉注射，必要时每 5 分钟重复一次。

6. β 受体阻滞剂 美托洛尔静脉注射剂量为 5mg/次，必要时可再给予 1～2 次，继以口服维持。β 受体阻滞剂的禁忌证：①心率＜60 次/分；②动脉收缩压＜100mmHg；③中重度左心衰竭（Killip Ⅲ～Ⅳ级）；④Ⅱ、Ⅲ度房室传导阻滞或 PR 间期＞0.24 秒；⑤严重慢性阻塞性肺部疾病或哮喘；⑥末梢循环灌注不良。β 受体阻滞剂的相对禁忌证：①哮喘病史；②周围血管疾病；③胰岛素依赖性糖尿病。

7. ACEI、ARB 类 只要无使用此类药物禁忌证，应该尽早应用。此类药物的禁忌证：①AMI 急性期动脉收缩压＜90mmHg；②临床出现严重肾功能衰竭（血肌酐＞265μmol/L）；③有双侧肾动脉狭窄病史者；④对 ACEI 或 ARB 制剂过敏者；⑤妊娠、哺乳期妇女；⑥高钾血症等。从小剂量开始，逐渐增加至目标剂量，若 ACEI 不能耐受者，可选择 ARB。

8. 钙离子拮抗剂 可用于硝酸酯类和 β 受体阻滞剂后仍有持续性心肌缺血或心房颤动伴心室率过快的患者。

9. 阿托品 主要用于 AMI 特别是下壁 AMI 伴有窦性心动过缓/心室停搏和房室传导阻滞患者，可给阿托品 0.5～1.0mg 静脉注射，必要时每 3～5 分钟可重复使用，总量应 < 2.5mg。阿托品非静脉注射和用量大小（ <0.5 mg）可产生矛盾性心动过缓。

二、中医治疗

（一）辨证施治

1. 寒凝血滞

证候：心痛剧烈，胸闷短气，心悸，遇寒易发，手足肢体冰凉，面色苍白，唇紫，舌淡紫，苔白，脉弦紧或沉伏或结代。

治法：散寒宣痹，温通心脉。

方选：当归四逆汤。

组成：当归　桂枝　芍药　细辛　甘草　大枣　通草。

2. 气虚血瘀

证候：心痛如刺，剧烈难忍，气短心悸，活动后加重，全身乏力，大汗淋漓，舌暗或有斑点，脉弦涩或结代。

治法：益气活血，祛瘀止痛。

方选：保元汤和血府逐瘀汤。

组成：人参　桃仁　黄芪　红花　当归　生地黄　牛膝　赤芍　枳壳　桔梗　川芎　柴胡　炙甘草　生姜　肉桂。

3. 气阴两虚

证候：胸闷隐痛，时作时止，心烦心悸，精神疲倦，手足心热，气短，头晕，可见面色潮红，声音低微，舌嫩红或有齿痕，苔少或薄白，脉细弱无力，或结代，或细数。

治法：益气养阴，活血通络。

方选：生脉散合人参养荣汤。

组成：白芍　人参　黄芪　当归　熟地黄　麦冬　陈皮　白术　远志　五味子　茯苓　肉桂　甘草。

4. 痰瘀互结

证候：胸痛剧烈，痛引肩背，胸闷如窒，气短痰多，心悸不宁，头晕目眩，肢体困重，腹胀纳呆，恶心欲吐，舌紫暗或暗红，苔白厚腻，脉滑或涩。

治法：活血化瘀，理气止痛。

方选：瓜蒌薤白半夏汤合桃红四物汤。

组成：瓜蒌　薤白　半夏　当归　白芍　川芎　桃仁　红花。

5. 正虚阳脱

证候：心胸隐痛，胸中憋闷或有窒息感，喘促不宁，冷汗淋漓，烦躁不安或淡漠，重则昏迷，四肢厥冷，舌淡苔白，脉数无力或脉微欲绝。

治法：回阳救逆，益气固脱。

方选：参附龙牡汤。

组成：熟附子（先煎）人参　生姜　大枣　龙骨　牡蛎。

（二）中成药治疗

1. 生脉注射液 50ml，加入5%葡萄糖注射液或0.9%氯化钠液静脉滴注。

2. 丹参注射液 10～20ml，加入5%葡萄糖注射液250ml静脉滴注。

3. 丹红注射液 20ml，加入5%葡萄糖注射液250ml静脉滴注。

4. 补心气口服液 10ml，每日三次，口服。

5. 复方丹参滴丸 10粒，每日三次，口服。

6. 速效救心丸 4～6丸，每日三次，急性发作时10～15丸。

（三）其他治疗

针灸或其他。

（卢健棋）

扫码“学一学”

扫码“看一看”

第三节 急性心力衰竭

急性心力衰竭临床上以急性左心衰竭最为常见，急性右心衰竭很少单独出现，故本章主要讨论急性左心衰竭。急性左心衰竭（AHF）指急性发作或加重的左心功能异常所致的心肌收缩力明显降低、心脏负荷加重，造成急性心排血量骤降、肺循环压力突然升高、周围循环阻力增加，引起肺循环充血而出现急性肺淤血、肺水肿并可伴组织器官灌注不足和心源性休克的临床综合征。急性心衰预后很差，每年总发病率为2.3‰～2.7‰。住院病死率为3%，6个月的再住院率约50%，5年病死率高达60%。古代中医归属于“心悸”“咳喘”“痰饮”“水肿”范畴，现代中医诊断为“心衰”。指心气不足、虚衰而竭；或心气衰竭、血行不畅、血瘀停滞而引起的病证。

【病因病机】

一、西医病因、病理生理

（一）慢性心力衰竭急性加重

在原有慢性心力衰竭基础上，多种诱发因素促发引起急性失代偿性心力衰竭，是临床最常见的病因。

1. 慢性心力衰竭依从性差。
2. 严重感染。
3. 短期内心脏容量超负荷。
4. 严重心律失常。
5. 支气管哮喘发作。
6. 严重心肌缺血。
7. β受体阻滞剂、非二氢吡啶类钙离子拮抗剂的应用不合理。
8. 剧烈的精神紧张、情绪波动。
9. 严重肾功能不全。
10. 肺栓塞等。

（二）急性心肌损伤坏死

1. 心肌梗死　急性心肌梗死或急性心肌缺血患者，尤其老年患者和糖尿病患者，可首先表现为急性左心衰竭。

2. 心肌炎、心肌病　急性心肌损伤坏死使心肌顿抑和冬眠，造成大量心肌丧失、坏死，收缩单位减少，收缩功能降低引起急性左心衰竭。

（三）血流动力学障碍

1. 血流动力学障碍引起的 AHF 原因

（1）急性瓣膜大量反流和（或）原有瓣膜反流加重　见于急性心肌梗死或感染性心内膜炎引起乳头肌功能不全、腱索断裂、瓣膜穿孔；或主动脉窦动脉瘤破裂入心腔，室间隔穿孔。

（2）排血受阻　如二尖瓣、主动脉瓣狭窄、肥厚梗阻性心肌病、心房内巨大血栓嵌顿二尖瓣口或黏液瘤嵌顿等，引起左心室压力负荷过重、排血受阻。

（3）心脏压塞　如急性大量心包积液或积血等。

（4）静脉输血或输入含钠液体过快或过多。

（5）严重的心律失常　室上性、室性心动过速，心室颤动；快速心室率的心房颤动、心房扑动，严重的心动过缓等，使心脏暂停排血或排血量显著减少。

2. 血流动力学障碍引起的病理生理变化

（1）心排血量（CO）下降　血压绝对或相对下降以及外周组织器官灌注不足，导致出现脏器功能障碍和末梢循环障碍，发生心源性休克。

（2）左心室舒张末压和肺毛细血管楔压（PCWP）升高　引起肺间质液体增加、肺弹性降低、肺泡容量减少；肺泡表面活性物质受损使肺顺应性降低；肺换气不足和肺内动静脉分流，导致血氧饱和度降低；左心室舒张末压迅速升高，左心房、肺静脉和肺毛细血管压力依次迅速升高，若肺毛细血管静脉压 >18mmHg，血清渗入细胞间隙致肺间质淤血，若 >30mmHg，血清通过肺泡上皮或终末小细支气管侵入肺泡，致急性肺水肿。

（3）低氧血症、代谢性酸中毒。

（4）右心室充盈压升高　使体循环静脉压升高、体循环和相关脏器淤血、水钠滞留和水肿等。

（四）神经内分泌激活

心力衰竭时交感神经系统和肾素－血管紧张素－醛固酮系统（RAAS）兴奋是机体在急性心力衰竭时的一种保护性代偿机制，当长期的过度兴奋使多种内源性神经内分泌与细胞因子激活，加重心肌损伤、心功能下降和血流动力学紊乱，又反过来刺激交感神经系统和 RAAS 的兴奋，形成恶性循环。

二、中医病因、病机

心力衰竭的病因病机特点是内外相因，本虚标实。心力衰竭的病因与外感风寒湿、风湿热和疫毒之邪，情志失调，饮食不节，劳逸失度，年老久病，禀赋异常、脏腑病变等有关，为心之气血阴阳虚衰，脏腑功能失调，心失所养，心阳不振，心血不运，导致气滞、血瘀、痰阻、水停而发病。病位在心，与肺、脾、肾、肝密切相关。

1. 阳虚水泛 心属火，肾属水，上下交通，水火既济。若肾阳亏虚，气化不行，水饮内停，则肢肿尿少，水饮上凌心肺，则咳喘不得卧。张仲景《金匮要略·水气病脉并证治篇》："心水者，其人身重而少气，不得卧，烦而躁，其人阴肿""心水为病，其脉沉，属少阴""水在心，心下坚筑，短气，恶水不欲饮。"

2. 气虚血瘀 久病胸痹、咳喘或痰饮、肺胀，可致心气受损，气虚血瘀，心失所养，发为心衰；或久居潮湿之地，风寒湿气内侵，留着不去，损伤脉络，则血瘀内阻，阻遏心阳，鼓动无力，心脉瘀阻而发病。心主血，肺主气，心为血脉之主，肺为百脉之会，心血不运，则肺失肃降，息贲喘咳；肺气壅塞，则心脉痹阻，心悸发绀。《外台秘要·咳嗽》："咳而唾血引手少阴，谓之心咳。"《诸病源候论·虚劳惊悸候》："虚劳损伤血脉，致令心气不足，因为邪气所乘，则使惊而悸动不定。"

3. 痰饮阻肺 心肺气虚，脾肾俱病，水湿不化，聚而成痰，痰阻于肺，肺失清肃，而致咳喘气急、张口抬肩，不能平卧、痰液增多；痰阻血瘀，气机郁滞，则胸闷脘痞，面青唇紫。《素问·水热穴论》云："水病下为跗肿大腹，上为喘呼不得卧者，标本俱病。"

【诊断】

1. 临床表现

（1）症状

1）呼吸困难：主要有两种情况。

a. 夜间阵发性呼吸困难：患者在夜间熟睡1～2小时后，因胸闷、气急而突然憋醒，轻者立即坐起，呼吸困难可在十几分钟内逐渐缓解。

b. 端坐呼吸：患者平卧时出现呼吸困难，常被迫采取坐位或半卧位，方能缓解，称为端坐呼吸。最严重者，必须坐于床边或椅子上，两足下垂，上身前倾，双手紧握床或椅子边缘，以辅助呼吸，减轻症状，为端坐呼吸的典型体位。出现端坐呼吸时，提示心力衰竭程度较重。

2）急性肺水肿：是急性左心衰竭最严重的表现，突然发作，严重气急，面色灰白，口唇青紫，烦躁不安，端坐呼吸，阵发咳嗽，冷汗淋漓，常咳出泡沫样痰，呼吸可达30～50次/分。严重者可从口腔和鼻腔内涌出大量粉红色泡沫液。两肺内可闻及广泛的水泡音和哮鸣音，声如煮沸之水。心尖部可听到奔马律，但常被肺部水泡音掩盖。如不及时抢救，发作特别剧烈或持续时间较长（超过20～30分钟）则可因严重缺氧和心排血量锐减，导致血压下降，脉搏细微，发生心源性休克而死亡。

3）咳嗽与咯血：咳嗽多在体力劳动或夜间平卧时加重，同时可咳出泡沫痰。在急性肺水肿时，吐出大量粉红色泡沫痰。

4）昏厥：心脏本身排血功能减退，心排血量减少引起脑部缺血，发生短暂的意识丧失，称为心源性昏厥。昏厥发作持续数秒钟即可有四肢抽搐、呼吸暂停、发绀等表现，称为阿-斯综合征。发作大多短暂，发作后意识常立即恢复。

5）陈-施呼吸：即潮式呼吸。见于少数左心衰竭患者。呼吸有规律性改变，由停止逐渐增快加深，到达顶峰后，又逐渐减慢变浅，直到再停止。一分钟后，再开始上述节律性变化。如此周而复始。于严重心力衰竭患者，提示预后不良。

（2）体征

1）心脏体征

a. 心动过速：心率在100次/分以上。但少数患者合并病态窦房结综合征或房室传导阻滞，心率不快反而减慢。不能认为心率不快即无心力衰竭。

b. 舒张期奔马律：舒张期奔马律并非为左心室衰竭的必有表现，但如出现此种体征，即是诊断心力衰竭的重要佐证，尤其新近出现者意义更大。为此有人称之为“心脏呼救声”。按其发生时间和机理，主要有以下四种：舒张早期奔马律；舒张晚期奔马律；重叠性奔马律；四音心律。

c. 心脏扩大。

d. 交替脉：脉搏的节律正常而强弱交替出现，或频率减少一半。

e. 快速型室性心律失常：可能是心力衰竭患者猝死的主要原因。

2）肺脏体征：在急性肺水肿时，双肺满布湿啰音、哮鸣音，极度呼吸困难，可咳出大量粉红色泡沫样痰。

3）心源性休克

a. 持续低血压：收缩压降至90mmHg以下，或原有高血压的患者收缩压降低≥60mmHg，且持续30分钟以上。

b. 皮肤湿冷：苍白和发绀，出现紫色条纹。

c. 心动过速：心率>110次/分；尿量显著减少（<20ml/h），甚至无尿。

d. 意识障碍：常有烦躁不安、激动焦虑、恐惧和濒死感；收缩压低于70mmHg，可出现抑制症状如神志恍惚、表情淡漠、反应迟钝，逐渐发展至意识模糊甚至昏迷。

e. 血流动力学障碍：PCWP≥18mmHg，心脏排血指数（CI）≤36.7ml/（s·m^2）[≤2.2L/（min·m^2）]。

f. 低氧血症和代谢性酸中毒。

4）胸水：约1/4的左心衰竭者可发生胸水。胸水可双侧或单侧，单侧者以右侧多见，双侧者亦是右侧胸水较多。肺栓塞病例常发生血性胸水。

2. 实验室及辅助检查

（1）心电图　无特异性，但能提供许多重要信息，包括心率、心脏节律、传导，以及某些病因依据如心肌缺血性改变、ST段抬高或非ST段抬高心肌梗死以及陈旧性心肌梗死的病理性Q波等。

（2）胸部X线检查　可显示肺淤血的程度和肺水肿，可出现肺门血管影模糊、蝶形肺门，甚至弥漫性肺内大片阴影等。可根据心影增大及其形态改变，评估基础心脏病。

（3）超声心动图　主要测定左心室射血分数（LVEF），监测急性心力衰竭时的心脏收缩/舒张功能相关的数据。注意左心室射血分数与临床并不成正相关。

（4）动脉血气分析　监测动脉氧分压（PaO_2）、二氧化碳分压（$PaCO_2$）和氧饱和度，以评价氧含量（氧合）和肺通气功能。

（5）常规实验室检查　血常规、心肌酶、心肌损伤标志物、电解质、肝功能、血糖及超敏C反应蛋白。

（6）心力衰竭标志物　B型利钠肽（BNP）及其N末端B型利钠肽原（NT－pro－BNP）的浓度增高已成为公认诊断心力衰竭的客观指标，BNP<100ng/L或NT－pro－BNP

<300ng/L，急性心力衰竭可能性很小；如 BNP >400ng/L 或 NT－pro－BNP >1500ng/L，急性心力衰竭可能性很大。BNP/NT－pro－BNP 水平较基线显著降低≥30%～50%，提示治疗有效。

3. 诊断思路

（1）根据基础心血管疾病、诱因、临床表现以及各种辅助检查作出急性心力衰竭的诊断，并做临床评估包括病情的分级（表 14－3）、严重程度和预后。

（2）常见的临床表现是急性左心衰竭所致的呼吸困难、咳嗽、咳泡沫样痰、口唇紫绀、大汗淋漓等，严重患者可出现急性肺水肿和心源性休克。

（3）BNP/NT－pro－BNP 作为心力衰竭的生物标志物，对急性左心衰竭诊断和鉴别诊断有肯定的价值，对患者的危险分层和预后评估有一定的临床价值。

表 14－3　急性左心衰竭的临床程度分级

分级	皮肤	肺部啰音
Ⅰ级	干、暖	无
Ⅱ级	湿、暖	有
Ⅲ级	干、冷	无/有
Ⅳ级	湿、冷	有

【鉴别诊断】

1. 支气管哮喘　支气管哮喘多见于青少年有过敏史，发作时双肺可闻及典型哮鸣音，咳出白色黏痰后呼吸困难常可缓解。

2. 心包积液、缩窄性心包炎　心包积液、缩窄性心包炎同样可以引起颈静脉怒张、肝大、下肢水肿等体循环淤血症状体征，但既往无心脏病史，心尖搏动明显减弱，心音遥远，有奇脉。心电图示低电压改变。超声心动图有助于鉴别诊断。

【治疗】

一、西医治疗

（一）一般处理

1. 体位　静息时明显呼吸困难者应半卧位或端坐位，双腿下垂以减少回心血量，降低心脏前负荷。

2. 吸氧　采用鼻导管或面罩高流量（6～8L/min）给氧。

3. 控制液体出入量。

（二）药物治疗

1. 镇静剂　吗啡：用法为 2.5～5.0mg 静脉缓慢注射，亦可皮下或肌内注射。

2. 解痉平喘药物　氨茶碱：0.125～0.25g 以葡萄糖水稀释后静脉注射（10 分钟），4～6 小时后可重复一次；或以 0.25～0.5mg/（kg·h）静脉滴注。

3. 利尿剂　适用于急性心力衰竭伴肺循环和（或）体循环明显淤血以及容量负荷过重的患者，首选呋塞米，静脉注射一次 20～40mg，必要时可每小时追加 80mg，直至出现满意疗效。

4. 血管扩张药物　主要应用于心力衰竭早期，血压正常而伴低灌注状态或有明显淤血且尿量显著减少的患者。收缩压 > 110mmHg 的患者可以安全使用；收缩压为 90 ~ 110mmHg 谨慎使用，收缩压 < 90mmHg 的患者则禁忌使用。急性左心衰竭的血管活性药物的选择应用见表 14 – 4。

表 14 – 4　急性左心衰竭的血管活性药物的选择应用

收缩压	肺淤血	推荐的治疗方法
> 100mmHg	有	利尿剂（呋塞米）+ 血管扩张剂（硝酸酯类、硝普钠、重组人型利钠肽、乌拉地尔）、左西孟旦
90 ~ 100mmHg	有	血管扩张剂和（或）正性肌力药物（多巴胺、多巴酚丁胺、磷酸二酯酶抑制剂、左西孟旦）
< 90mmHg	有	此情况为心源性休克：①在血流动力学监测（主要采用床边漂浮导管法）下进行治疗；②适当补充血容量；③应用正性肌力药物如多巴胺，必要时加用去甲肾上腺素；④如效果仍不佳，应考虑肺动脉插管监测血流动力学和使用主动脉内球囊反搏和心室机械辅助装置；肺毛细血管楔压高者可在严密监测下考虑多巴胺基础上加用少量硝普钠、乌拉地尔

（1）硝酸酯类药物　硝酸甘油静脉滴注，起始剂量 5 ~ 10μg/min，每 5 ~ 10 分钟递增 5 ~ 10μg，最大剂量 100 ~ 200μg/min。硝酸异山梨酯静脉滴注剂量 5 ~ 10mg/h，注意严密监测血压。

（2）硝普钠　适用于严重心力衰竭、原有后负荷增加以及伴心源性休克患者。从小剂量 10μg/min 开始，可酌情逐渐增加剂量至 50 ~ 250μg/min，静脉滴注，疗程不要超过 72 小时，伴有低血压时需加用正性肌力药。

（3）rhBNP　其主要药理作用是扩张静脉和动脉（包括冠状动脉）。先给予负荷剂量 1.500μg/kg，静脉缓慢推注，继以 0.0075 ~ 0.0150μg/(kg · min) 静脉滴注；也可不用负荷剂量而直接静脉滴注。疗程一般 3 天，不超过 7 天。

（4）乌拉地尔　用于高血压性心脏病、缺血性心肌病（包括急性心肌梗死）和扩张型心肌病引起的急性左心衰竭；可用于 CO 降低、PCWP > 18mmHg 的患者。通常静脉滴注 100 ~ 400μg/min。伴严重高血压者可缓慢静脉注射 12.5 ~ 25.0mg。

（5）ACEI　急性心力衰竭病情尚未稳定的患者不宜应用。

5. 正性肌力药物

（1）洋地黄类　此类药物能轻度增加 CO 和降低左心室充盈压。一般应用毛花苷 C 注射液 0.2 ~ 0.4mg 缓慢静脉注射，伴快速心室率的心房颤动患者可酌情适当增加剂量。

（2）多巴胺　该药一般从小剂量开始，每分钟按体重 0.5 ~ 2μg/kg 逐渐递增，短期应用。

（3）多巴酚丁胺　短期应用可以缓解症状，但并无临床证据表明对降低病死率有益。用法：100 ~ 250μg/min 静脉滴注。

（4）磷酸二酯酶抑制剂　米力农，首剂 25 ~ 50μg/kg 静脉注射（大于 10 分钟），继以 0.25 ~ 0.50μg/(kg · min) 静脉滴注。氨力农，首剂 0.5 ~ 0.75mg/kg 静脉注射（大于 10 分钟），继以 0.25 ~ 0.50ug/(kg · min) 静脉滴注。常见不良反应有低血压和心律失常。

（5）左西孟旦　用法：首剂 12 ~ 24μg/kg 静脉注射(大于 10 分钟)，继以 0.1μg/(kg · min) 静脉滴注，可酌情减半或加倍。对于收缩压 < 100mmHg 的患者，不需要负荷剂量，可直接用维

持剂量，以防止发生低血压。

（三）非药物治疗

1. 主动脉内气囊反搏术（IABP） 是一种有效改善心肌灌注同时又降低心肌耗氧量和增加CO的治疗手段。

（1）适应证 ①急性心肌梗死或严重心肌缺血并发心源性休克，且不能由药物治疗纠正；②伴血流动力学障碍的严重冠心病（如急性心肌梗死伴机械并发症）；③心肌缺血伴顽固性肺水肿。

（2）禁忌证 ①存在严重的外周血管疾病；②主动脉瘤或主动脉夹层；③主动脉瓣关闭不全；④活动性出血或其他抗凝禁忌证；⑤严重血小板缺乏。

2. 无创呼吸机辅助通气 经口/鼻面罩给患者供氧、由患者自主呼吸触发的机械通气。通过气道正压通气可改善患者的通气状况，减轻肺水肿，纠正缺氧和CO_2潴留，从而缓解呼吸衰竭。分为持续气道正压通气（CPAP）和双相间歇气道正压通气（BiPAP）两种模式。

3. 血液净化治疗

（1）机制 此法不仅可维持水、电解质和酸碱平衡，稳定内环境，还可清除尿毒症毒素（肌酐、尿素、尿酸等）、细胞因子、炎症介质以及心脏抑制因子等。治疗中的物质交换可通过血液滤过（超滤）、血液透析、连续血液净化和血液灌流等来完成。

（2）适应证 本法对急性心力衰竭有益，但并非常规应用的手段。

二、中医治疗

（一）辨证论治

1. 阳虚水泛

主证：心悸喘促，不能平卧，全身浮肿，尿少，脘腹胀满，肢冷畏寒，腰膝酸软，食少恶心，舌淡体大，有齿痕，苔白润，脉沉无力，或数疾、结、促。

治法：温阳利水。

方选：真武汤。

组成：附子 茯苓 白术 白芍 生姜。

2. 气虚血瘀

主证：口唇青紫，神疲乏力，心悸怔忡，胸闷气短，甚则喘咳，动则尤甚，面白或暗红，自汗，甚则胁痛积块。舌质紫暗或有瘀斑，脉虚涩或结代。

治法：益气活血。

方选：保元汤合桃红饮。

组成：人参 黄芪 桂枝 甘草 桃仁 红花 当归 川芎。

3. 痰饮阻肺

主证：心悸气急，咳嗽喘促，不能平卧，咳白痰或痰黄黏稠，胸脘痞闷，头晕目眩，尿少浮肿，或伴痰鸣，或发热口渴，舌苔白腻或黄腻，脉弦滑或滑数。

治法：泻肺行水。

方选：葶苈大枣泻肺汤。

组成：葶苈子　大枣。

（二）专方专药

心力衰竭并发心源性休克　参附注射液 40～100ml，加入 5% 葡萄糖注射液 250ml 静脉滴注。

（三）常用中成药

1. 参麦注射液或生脉注射液 40～60ml，加入 5% 葡萄糖注射液 250ml 静脉滴注。

2. 丹参注射液 10～20ml，加入 5% 葡萄糖注射液 250ml 静脉滴注。

3. 丹红注射液 20ml，加入 5% 葡萄糖注射液 250ml 静脉滴注。

（四）针灸治疗法

1. 常用穴位　与心力衰竭取穴关系最为密切的经络是手少阴心经、手厥阴心包经和足少阴肾经。如内关、厥阴俞、心俞、大陵、足三里等。手法以平补平泻为主。

2. 灸法　阳虚水泛证艾灸可选神阙、关元。

3. 穴位注射　取穴内关、定喘、肺俞、心俞等穴，每个穴位注射黄芪注射液 0.5ml。

（卢健棋）

第四节　高血压急症

扫码“学一学”

高血压急症（hypertensiveemergency）是指原发性或继发性高血压患者在某些诱因作用下，血压突然和显著升高，通常收缩压 > 180mmHg 和（或）舒张压 > 120mmHg，同时伴有进行性心、脑、肾等重要靶器官功能不全的表现。包括高血压脑病、高血压伴颅内出血、脑梗死、心力衰竭、急性冠状动脉综合征、主动脉夹层、嗜铬细胞瘤危象、使用毒品如安非他明、可卡因、迷幻药等所致血压显著升高，围术期高血压、子痫前期或子痫等。少数患者病情急骤发展，舒张压持续 ≥130mmHg，并有头痛，视力模糊，眼底出血、渗出和视盘水肿，肾脏损害突出，持续蛋白尿、血尿与管型尿，称为恶性高血压。应注意血压水平的高低与急性靶器官损害的程度并非呈正比，通常需要使用静脉降压药物。

近年公布的一组数据显示：我国高血压患病率为 23.2%，估算人数约 2.45 亿；其中 1% ～2% 为高血压急症患者，如不及时救治，严重的高血压急症患者 12 个月内死亡率可达 50%，目前全国每年因血压升高所致的过早死亡人数高达 200 余万。

本症中医学无相应病名，但可参照中医学的“头痛”“眩晕”“中风”“厥症”“喘证”等进行论治。

【病因病机】

扫码“看一看”

一、西医病因、病理生理

高血压急症的病因复杂，主要基础疾病有原发性高血压、肾脏疾病、肾血管性疾病、药物、妊娠、内分泌疾病及中枢神经系统疾病等。

各种不同类型的高血压急症的病理生理机制不尽相同，但与以下机制相关：既往有高血压病史，近期有引起血压升高的诱因如劳累过度、精神刺激、外科手术、药物因素等导致交感神经功能亢进，缩血管物质（如肾素、血管紧张素Ⅱ等）释放增加，血管痉挛收缩，使血压迅速升高；而全身小动脉痉挛导致压力性利尿、排钠增加，循环血容量减少。循环血容量减少，一方面可反射性引起肾素、血管紧张素分泌增加，另一方面可使血管舒张因子（如一氧化氮、前列环素等）释放减少，因而进一步加重血管痉挛，使血压升高形成恶性循环，加重靶器官损伤。血压持续升高可造成血管内膜损伤，内膜通透性增加，血小板及纤维素沉积，血管壁纤维蛋白样坏死、内层增殖，加重血管硬化。上述因素综合作用的结果，导致高血压急症时血管结构的改变，终末器官的灌注不足和功能损伤，最终诱发心、脑、肾等重要器官的缺血、靶器官功能不全，如图 14－20。

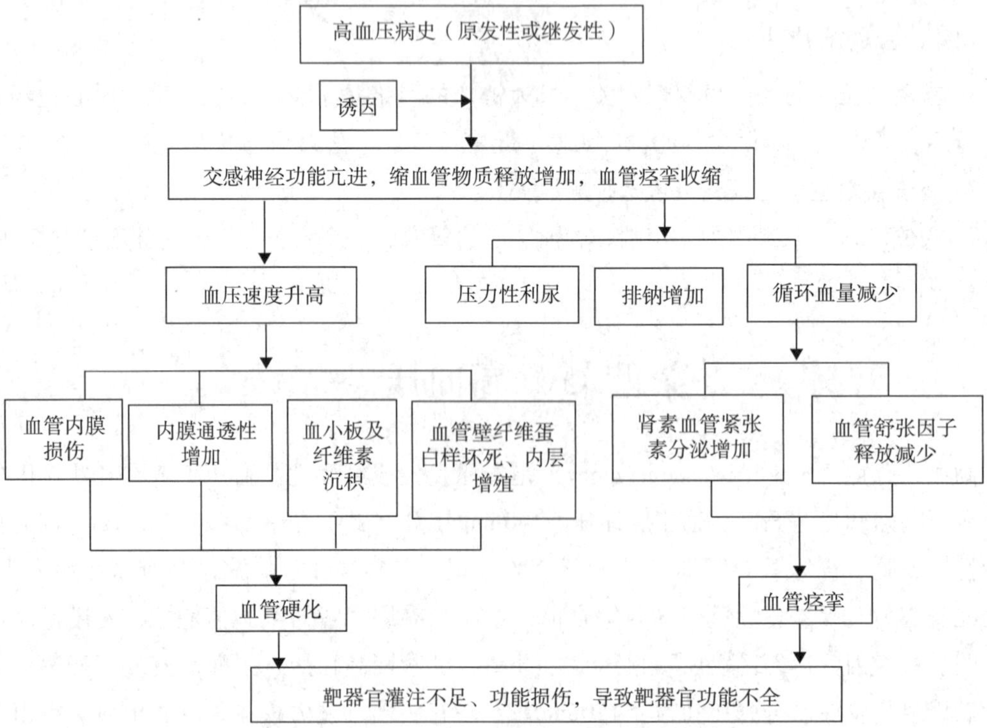

图 14－20　高血压急症病理生理示意图

二、中医病因、病机

本病的发生主要与情志失调、饮食不节、劳逸过度、禀赋不足、身体素质等因素有关。

1. 情志失调，肝阳亢盛　情志不畅，郁怒伤肝，致肝阳亢盛，气机上逆，或挟痰火，上扰清窍，或肝阳化风，气血并走于上，血溢脉外，瘀血内阻，轻则眩晕，头痛，重则昏仆，而致眩晕、头痛、昏厥、中风。

2. 饮食不节，痰湿内生　过食肥甘厚味、嗜酒过度，损伤脾胃，运化失常，痰湿内生，或日久化热，或夹风阳之邪，致痰浊或痰热蒙闭清窍，形成眩晕、头痛、昏厥、中风。

3. 劳欲体弱，阴阳失调　禀赋不足，或久病体弱，或劳欲太过，暗耗阴血，肾阴不足，相火上扰，可致眩晕、头痛；或阴损及阳，脾肾阳虚，水液代谢失常，湿毒内蕴，可见夜尿增加，尿少。

上述因素常相互影响，导致脏腑功能紊乱，气血阴阳失调，气机升降失常，其病位在肝、心、脾、肾，病理因素主要有风、火、痰、瘀、虚。

【诊断】

1. 临床表现　高血压急症常因各种诱因而诱发，临床表现的共同特点是短期内（数小时或数天）血压急剧升高（通常 BP > 180/120mmHg），因受损靶器官的不同各具特征。

（1）脑卒中　失语、面舌瘫痪、偏盲、偏瘫和（或）偏身感觉障碍，意识障碍，癫痫样发作，眩晕，共济失调等。

脑血栓形成：多为静态起病，病情进展较缓慢。

脑出血：起病急，多动态起病，病情进展快，进行性加重，恶心、呕吐，可有瞳孔不等大。

蛛网膜下腔出血：剧烈头痛，有明显脑膜刺激征。

（2）急性冠脉综合征　急性胸痛，胸闷，出汗，面色苍白，心电图有典型缺血或（和）心肌损伤的表现；心肌损伤标志物可阳性。

（3）急性左心衰竭　发绀，呼吸困难，端坐体位，两肺可闻湿啰音或哮鸣音；可有缺血性胸痛、心脏扩大，心率加快及舒张期奔马律。

（4）急性主动脉夹层　病人有撕裂样胸痛，伴周围脉搏消失，心电图无改变，超声心动图、胸部 CT 及磁共振等影像学检查可确诊。

（5）高血压脑病　急性发作性剧烈头痛、恶心及呕吐，精神神经症状，包括意识模糊、烦躁、嗜睡、抽搐、视力异常、昏迷；常见进行性视网膜病变，如视网膜渗出、出血和视乳头水肿等。

（6）进行性肾功能不全　出现少尿、无尿、蛋白尿、管型，血清肌酐及尿素氮升高。

（7）先兆子痫及子痫　先兆子痫是在妊娠期高血压综合征的基础上伴有头痛、头晕、视物模糊、上腹不适、恶心等症状，预示子痫即将发生；子痫是指妊娠期高血压综合征患者发生抽搐及昏迷。

2. 实验室及辅助检查

（1）血液分析、尿液分析、心电图、血生化（主要了解电解质、肝肾功能）　应列为本症常规检查。

（2）心肌损伤标志物　有助于急性心肌梗死的诊断，常用检查项目有肌红蛋白、肌钙蛋白及心肌酶学。

（3）钠尿肽（BNP 或 NT－proBNP）　目前认为是心力衰竭与支管哮喘鉴别诊断重要依据，如 BNP < 100ng/L 或 NT－proBNP < 400ng/L，心力衰竭可能性很小。

（4）血气分析　可监测氧合、酸碱平衡状况，诊断呼吸衰竭并确定类型，指导治疗。

（5）动态血压监测　可观察 24 小时血压变化情况，为治疗方案制订及治疗效果观察提供依据。

（6）眼底检查　可发现视网膜血管局限或弥漫性痉挛，静脉增粗，或视乳头水肿或出血。

（7）X 线片　可显示心脏扩大及肺部相关病变。

（8）超声心动图　了解心脏结构及评估心功能。

（9）CT 及磁共振　对主动脉动夹层瘤、脑血管及脑部病变有确诊意义。

3. 诊断要点　根据《中国高血压防治指南（2018 修订版）》中关于高血压急症的有关

论述，其诊断要点如下。

（1）多有原发性高血压或继发性高血压病史。

（2）血压短期内急剧升高，常达180/120mmHg以上。

（3）多有过度劳累、精神刺激、内分泌功能失调，不规范降压治疗等诱因。

（4）伴有心、脑、肾及眼底等靶器官损害的相关症状、体征及检查异常。

具备上述四点可诊断为高血压急症。此外，下列两种情况亦应视为高血压急症：①收缩压≥220mmHg和（或）舒张压≥130mmHg，无靶器官损害的表现；②血压仅中度升高，但并发急性肺水肿、主动脉夹层瘤、急性心肌梗死者。

【鉴别诊断】

高血压急症需与高血压亚急症鉴别，高血压亚急症是指血压显著升高但不伴靶器官损害，有否靶器官损害是二者鉴别的唯一依据。

【治疗】

一、西医治疗

可参照《中国高血压防治指南（2018修订版）》及《中国急诊高血压诊疗专家共识（2017修订版）》相关内容制定。

（一）治疗原则

1. 迅速降低血压：起始的降压目标不是使血压降至正常，而是逐步降压，避免降压过快引起靶器官缺血，加重靶器官损害。

2. 酌情使用有效的镇静药以消除患者恐惧心理。

3. 针对不同的靶器官损害给予相应的处理。

（二）一般治疗

吸氧，卧床，心理护理，严密监测血压、尿量、生命体征，维持水、电解质酸碱平衡等。

（三）药物治疗

1. 降压治疗

（1）降压目标　一般情况下，要求30～60分钟内平均动脉压迅速下降但不超过治疗前水平的25%，随后2～6小时内血压降至较安全水平，一般为160/100 mmHg左右，如果能够平稳耐受，病情稳定，可在24～48小时逐步降压到正常水平。

（2）降压药物的使用　首先应迅速静脉滴注或泵入适宜降压药，同时进行有创或无创性血压监测，一旦达到初始靶目标血压，可以开始口服降压药，静脉用药逐渐减量直至停用。

常用静脉降压药的选用：

1）硝普钠：可用于恶性高血压、高血压脑病、主动脉夹层，尤适用于高血压危象合并左心衰竭。开始剂量为0.3～0.5μg/(kg·min)，根据疗效逐渐以0.5μg/(kg·min)递增至目标血压，维持量3μg/(kg·min)，极量10μg/(kg·min)，如达极量经10μg/(kg·min)

降压不理想，应考虑停药。代偿性高血压禁用，儿童、孕妇、高血压脑病、脑卒中应慎用，因可引起冠状动脉窃血，心肌梗死早期亦应慎用。连续使用超过 48 ~ 72 小时或剂量 > 2g/(kg · min) 时可能导致氰化物中毒。

2）硝酸甘油：主要适用于急性肺水肿和缺血性心脏病如急性冠脉综合征等。开始 5 ~ 10μg/min 速度静脉滴注，然后每 3 ~ 5 分钟增加 5 ~ 10μg/(kg · min) 至达满意疗效，极量为 100μg/(kg · min)，肺水肿极量可达 200μg/min。有颅内高压、青光眼、肥厚型梗阻性心肌病、脑出血或颅脑外伤者禁用。

3）尼卡地平：适用于高血压急症及手术时异常高血压的短期急救处理，尤其是高血压急症伴急性心功能不全所致低心排血量者，可使心脏和脑缺血减轻。起始剂量 0.5μg/(kg · min) 静脉滴注，逐步增加剂量将血压降至目标血压，一般剂量为 0.5 ~ 6μg/(kg · min)，可增加至 10μg/(kg · min)。禁用于急性心肌炎、心肌梗死、重度主动脉狭窄、右心功能不全并狭窄、颅内出血未停止、脑卒中伴颅内增高者。与硫酸镁合用可能抑制子宫收缩。

4）地尔硫䓬：适用于高血压急症合并快速型心律失常或心绞痛患者。可用 5 ~ 10mg 静脉注射 1 分钟，或 5 ~ 15μg/(kg · min) 持续泵入。禁用于心动过缓、房室传导阻滞、严重充血性心力衰竭、严重心肌病、妊娠期妇女。

5）乌拉地尔：适用于嗜铬细胞瘤引起的高血压急症，用量 12.5mg 稀释后静脉注射，10 ~ 15 分钟效果不理想可重复注射，必要时可加至 50mg，静脉注射最大剂量不超过 75mg。也可以 100mg 稀释至 50ml（浓度最大为 4mg/ml，泵入速度一般为 6 ~ 24mg/h，依据降压需要调整速度）。禁用于哺乳期妇女，禁用于主动脉峡部狭窄或动静脉分流的患者（肾透析时的分流除外）。

6）酚妥拉明：适用于嗜铬细胞瘤引起的高血压急症及高血压合并心力衰竭，用法为 2.5 ~ 5mg 静脉注射，20 ~ 30 分钟后可按需重复给药。禁用于严重动脉硬化及肾功能不全者，冠心病、心肌梗死、肾炎或胃溃疡患者。

7）艾司洛尔：可用于高血压急症合并心动过速患者。静脉注射后即刻发挥作用，5 分钟后发挥最大效应，用法 1mg/kg，30 秒内静脉注射，继之以 0.15mg/(kg · min) 泵入，最大维持量 0.3mg/(kg · min)。支气管哮喘、严重慢性阻塞性肺疾病、窦性心动过缓、Ⅱ ~ Ⅲ度房室传导阻滞、难治性心力衰竭、心源性休克。

8）拉贝洛尔：可用于高血压急症合并心动过速、嗜铬细胞瘤引起的高血压、妊娠期高血压等。开始时缓慢静脉注射 25 ~ 50mg，以后每隔 15 分钟重复注射，总剂量可达 200mg，也可以 1 ~ 4mg/min 泵入。急性心力衰竭、支气管哮喘、Ⅱ ~ Ⅲ度房室传导阻滞、窦性心动过缓者应慎用或禁用。

9）硫酸镁：可用于妊娠期高血压，严重先兆子痫。用 5g 稀释至 20ml，静脉缓慢推注 5 分钟，继以 1 ~ 2g/h 维持；或 5g 稀释至 20ml，每 4 小时一次深部肌内注射。总量 25 ~ 30g/d。当尿量 <600ml/d、呼吸 <16 次/分、键反射消失时应及时停药。

10）利尿剂：用于存在继发充血或容量超负荷的急性心力衰竭或肾衰竭患者。急性心力衰竭时使用袢利尿剂，初剂量呋塞米 20 ~ 40mg（布美他尼 0.5 ~ 1mg，托拉塞米 10 ~ 20mg）。水、电解质严重失调者禁用。

常用口服降压药的选用：在静脉用药的 6 ~ 12 小时内宜加用口服降压药，静脉用药和口服用药的联合与衔接，可防止停止用静脉降压药后血压回升，巩固疗效，保证后续稳定、长期的降压效应。目前主张的联合用药方案主要有：

1）利尿剂和血管紧张素转化酶抑制剂（ACEI）或血管紧张素受体阻滞剂（ARB）。

2）利尿剂和β受体阻滞剂。

3）β受体阻滞剂和长效二氢吡啶类钙拮抗剂。

4）钙拮抗剂和ACEI或ARB。

5）β受体阻滞剂和α受体阻滞剂。

应注意：高血压急症不宜含服或口服硝苯地平。

2. 高血压急症不同临床类型的治疗

（1）急性主动脉夹层　可单用拉贝洛尔，或尼卡地平、乌拉地尔、硝普钠联用艾司洛尔、美托洛尔。对于急性主动脉夹层应迅速将血压降低并维持尽可能低的水平，收缩压至少降至120mmHg，在保证器官灌注的基础上能降至100mmHg最理想，心率控制在60～80次/分。胸痛明显者立即静脉使用大剂量吗啡。

（2）脑出血　选择拉贝洛尔、尼卡地平、乌拉地尔、利尿剂等。如收缩压（SBP）>200mmHg或平均动脉压（MAP）>150mmHg，就考虑持续静脉用药积极降压，并每5分钟监测血压1次；如果SBP>180mmHg或MAP>130mmHg，且有颅内压升高的证据或怀疑有颅内压升高，应考虑监测颅内压，可间断或持续静脉给药降压，维持脑灌注压为60～80mmHg；如果SBP>180mmHg或MAP>130mmHg，且没有颅内压升高的证据，可间断或持续静脉给药适度降压（MAP>110mmHg，或目标血压为160/90mmHg），密切监测血压，使SBP维持在180mmHg以下，MAP维持在130mmHg以下。

（3）蛛网膜下腔出血　推荐短效、能持续静脉滴注的药物，如尼卡地平、拉贝洛尔和艾司洛尔可靠性及安全性良好，尽量避免用硝普钠。此外由于蛛网膜下腔出血血管痉挛的风险也较高，常规静脉滴注尼莫地平，既可降血压，也能防止脑动脉痉挛。

（4）急性缺血性脑卒中　急性缺血性脑卒中伴高血压的患者，一般不予降压治疗。当SBP>220mmHg或DBP>120mmHg；或伴有严重心力衰竭、主动脉夹层或高血压脑病；或SBP>185mmHg或DBP>110mmHg，准备血管内溶栓者，才考虑降压。降压要求迅速、平稳地降至所需水平，选用尼卡地平、拉贝洛尔、艾司洛尔、乌拉地尔等。舌下含服硝苯地平可引起血压急剧下降明显增加心脑血管风险，应禁止使用。

（5）高血压脑病　选用乌拉地尔、拉贝洛尔、尼卡地平、非诺多泮等。在降压同时镇静、抗惊厥及控制脑水肿，可用甘露醇等脱水降颅压。

（6）急性心力衰竭　高血压急症引起的急性左心衰竭，可选择硝普钠、拉贝洛尔、硝酸甘油、奈西立肽、乌拉地尔、利尿剂。对SBP>100mmHg者，选择血管扩张剂；对收缩压为90～100mmHg者，选择正性肌力药或血管扩张剂；对收缩压小于90mmHg，如果存在血容量的不足，应补充血容量的同时使用升压药如多巴胺或去甲肾上腺素。

（7）急性冠脉综合征　选用硝酸甘油、艾司洛尔、拉贝洛尔、尼卡地平等。高血压急症合并急性冠脉综合征对原发病的治疗如溶栓、抗凝、血管再通是十分重要的。对溶栓治疗者血压应控制在160/110mmHg以下。

（8）子痫和先兆子痫　选用拉贝洛尔、尼卡地平和乌拉地尔积极降压；同时镇静、抗惊厥、预防抽搐，常用药物为硫酸镁，肌内注射或静脉用药。而硫酸镁因有试验表明静脉注射30分钟后并没有明显血压降低，因此有专家不推荐其作为抗高血压的药物。

（9）急进型或恶性高血压　选用硝普钠、拉贝洛尔、乌拉地尔。数日内将血压控制在160/100mmHg以下，以尿量及肾功能为指标，将血压控制到脏器灌流能够维持的最低水平。

（10）肾功能不全　选用尼卡地平、非诺多巴、拉贝洛尔等。

二、中医治疗

（一）辨证论治

本病病因众多，病机复杂多变，多种因素相互影响，导致脏腑功能紊乱，气血阴阳失调，气机升降失常，风火内生，痰瘀互结，病证有虚有实，或虚实夹杂，其辨证要点是辨虚实，虚主要辨肝、脾、肾虚，实主要分清痰浊、气滞、血瘀、风动；治疗原则为潜阳熄风、化痰开窍、行气活血、滋阴降火。

1. 肝阳上亢证　素有头痛、头胀、胸胁胀满，心烦易怒，口苦口干，时觉肢体麻木，多在有情志失调后突然头痛加剧，或恶心呕吐，面红目赤，急躁不安；或行走不稳，甚则昏仆，不省人事，肢体强痉拘急，大便干结，小便色黄，舌质红，苔黄，脉弦紧。

治法：平肝潜阳，熄风止痉，豁痰开窍。

方选：天麻钩藤饮合镇肝熄风汤加用至宝丹或安宫牛黄丸。

组成：天麻钩藤饮　天麻　钩藤　石决明　栀子　黄芩　夏枯草　杜仲　赤白芍　益母草　牛膝　葛根　半夏。

镇肝熄风汤　怀牛膝　生赭石　生龙骨　生牡蛎　生龟板　生杭芍　玄参　天冬　川楝子　生麦芽　茵陈　甘草。

2. 痰浊上扰证　素头晕头胀，或头重，胸部胀满，恶心泛涎，神疲肢倦，或过食肥甘厚味，体态肥胖；突然头晕头胀，或头痛加剧，或喉有痰鸣，昏厥倒地，舌淡红，苔白腻，脉弦滑。

治法：健脾化痰，豁痰熄风，辛温开窍。

方选：半夏白术天麻汤合涤痰汤或苏合香丸。

组成：半夏白术天麻汤　党参　茯苓　白术　天麻　法半夏　橘红　苡仁　大枣　甘草。

涤痰汤　半夏　茯苓　陈皮　竹茹　菖蒲　胆星　枳实　天麻　钩藤　僵蚕。

3. 肝肾阴虚证　平素头晕目眩，耳鸣耳聋，两目干涩，视物不清，少寐多梦，五心烦热，手足心热，腰膝酸软，肢体麻木，在活动劳累状态中突然头昏头痛加剧，昏厥倒地，甚则神志不清，肢体抽搐，舌红少苔，脉弦细数。

治法：滋补肝肾，豁痰开窍。

方选：左归丸合至宝丹或安宫牛黄丸。

组成：左归丸　熟地黄　山茱萸　山药　龟板　枸杞子　牛膝　菟丝子　石决明　益母草　女贞子　黄精。

（二）常用中成药

神志不清者，可选用醒脑静注射液20ml加入5%葡萄糖注射液250ml静脉滴注，每日1～2次。

瘀血阻滞者，可选用血塞通注射液200～400mg加入5%～10%葡萄糖注射液250～

500ml 静脉滴注，每日 1 次；或脉络宁注射液 10～20ml 加入 5%～10% 葡萄糖注射液 250～500ml 静脉滴注，每日 2 次。

真气衰微、元阳暴脱者，可选用参麦注射液或生脉注射液 40～60ml 加入 50% 葡萄糖注射液中静脉注射，或参附注射液 60ml 加入 10% 葡萄糖注射液中静脉滴注。

（三）其他疗法

针灸治疗：高血压急症应遵循上病下取的取穴原则，避免头部穴位的强刺激及灸法，实证，可选用肝俞、行间、解溪，用泻法；虚证者，选曲池、足三里、太溪，用补法。出现闭证者：可用毫针泻法及三棱针点刺出血，位置：人中、十二井、太冲、丰隆、劳宫。

总的来说，目前中医药降压效果尚不理想，在高血压急症发作期降压及相关治疗仍应以西药为主，只有在病情初步控制合用中药才可能取得较好效果。

扫码“练一练”

（邓海霞）

扫码“学一学”

第十五章　急性肾衰竭

急性肾衰竭（acute renal failure，ARF）是指肾小球滤过功能在数小时至数周内迅速下降而引起的以氮质代谢产物蓄积以及水、电解质、酸碱平衡紊乱为主要特征的一组临床综合征。临床以少尿和无尿、氮质血症、高血钾和代谢性酸中毒等为主要表现。国外文献报道，ARF 的发病率为 209/100 万 ~254/100 万，在住院患者中占 0.37% ~1.00%，在重症监护治疗病房（ICU）患者中占 16% ~17%。尽管近年来肾脏替代治疗技术和危重症救治水平均显著提高，但 ARF 患者总体病死率仍高达 26.5% ~45.0%，ICU 病房 ARF 患者病死率更高达 51.9% ~ 83.0%。

本病在中医学中无相应的病名，大多数学者认为本病是外邪侵袭、阴亏血耗、尿路阻塞所致，根据其临床表现，临床可参照“癃闭”“关格”进行论治。

【病因病机】

一、西医病因、病理生理

（一）病因

根据急性肾衰竭发病机制的不同，临床上一般将其分为肾前性、肾性、肾后性三大类。

1. 肾前性 ARF　是由于各种原因导致循环血容量减少（如严重的烧伤、大出血、剧烈腹泻呕吐、过度利尿）或有效循环血容量减少（如心源性休克、感染性休克），随之肾血流量减少，肾小球滤过率降低而导致肾功能障碍。

2. 肾性 ARF　是由于各种肾脏实质疾患所致，最常见的病因为急性肾缺血和肾毒性物质损伤肾小管。按其病变部位和性质不同可分为五类：急性肾小管坏死、急性肾小球肾炎或血管炎、急性间质性肾炎、急性肾实质坏死及肾血管病变。

3. 肾后性 ARF　是由于各种原因引起急性尿路梗阻形成肾积水，导致肾实质受压，肾脏功能急剧下降。可见于前列腺疾病（肥大、新生物）、输尿管腔内梗阻（结石、血块、坏死的肾组织）、输尿管浸润或压迫（肿瘤）、各种结晶梗阻（如磺胺结晶、尿酸结晶等）。

（二）发病机制

ARF 的发病机制十分复杂，有多种因素参与，目前尚无一种学说能圆满地解释 ARF 的发病机制，不同的病因、病情和病期，有不同的始动机制和持续发展因素。

肾前性 ARF 是肾血流减少导致肾小球滤过率降低所致，如果肾灌注能及时纠正，则能逆转肾损害，但若肾灌注持续不能恢复，则可发生肾脏实质损伤，从肾前性转向肾性。

肾后性 ARF 主要是梗阻反流使近端小管压力增高，当超过肾小球压力时，入球微动脉阻力增加，肾小球滤过率下降。

肾性 ARF 约 80% 由急性肾小管坏死（ATN）形成，即狭义的急性肾衰竭。其发病机制主要为：①肾血流动力学变化学说，主要为肾血流量下降，使肾灌注压明显降低，肾内血流重新分布，肾皮质缺血而肾髓质充血，肾小球入球小动脉收缩；②肾缺血再灌注损伤学说，实验表明肾缺血后肾血流再通时，反而可见细胞的损伤继续加重，目前认为细胞内钙负荷和氧自由基在此起重要作用。

二、中医病因、病机

1. 外邪侵袭 风热、湿热、瘟疫毒邪外袭，或有害物质中毒，风热湿浊毒邪壅塞三焦，气化不利，肾脏开合失司，水道不得通调，致湿热溺毒浊邪壅盛体内而发病。

2. 阴亏血耗 剧烈腹泻、呕吐，大面积烧伤，严重外伤，大量失血，热病极期，灼伤阴津，使机体阴血严重耗竭，真阴亏竭，孤阳独亢，或阳随阴脱，元阴元阳衰竭，气化失司而发病。

3. 尿路阻塞 瘀血败精、肿块结石、药物结晶等阻塞尿路，致水道不通，小便排出不畅或不能排出而发病。

以上病因可互相夹杂，亦可互为因果，本病早期以实证热证为主，顺证后期正气受损，以气阴两虚多见；逆证则常发生内闭外脱、阴竭阳亡。其病位在肾，与肺脾三焦关系密切，其基本病机是肾气化失司，尿毒壅滞三焦。

【诊断】

1. 临床表现 AFR 临床一般都经过少尿或无尿期、多尿期及恢复期三个阶段。

（1）少尿或无尿期　患者每日尿量少于 400ml 为少尿，每日少于 100ml 为无尿。此期持续时间不一致，一般为 1～3 周。临床上除少尿外，还有其他一系列临床表现。

1）水、电解质和酸碱平衡紊乱

a. 水钠潴留：表现为全身水肿，血压升高，可有肺水肿、脑水肿及心力衰竭，常危及生命。

b. 高钾血症：可见四肢乏力、感觉异常、胸闷、憋气等症状，可致心率缓慢、心律失常，甚至心室纤颤、停搏，是此期的首位死因。

c. 代谢性酸中毒：表现为恶心、呕吐、疲乏、嗜睡及深大呼吸（Kusmaul 呼吸），重者昏迷死亡。

d. 高磷血症、低钙血症及低钠血症等。

2）尿毒症症状

a. 消化系统症状：食欲减退、恶心呕吐、腹胀腹泻等，严重者可发生消化道出血。

b. 呼吸系统症状：除合并感染的咳嗽咳痰的症状外，还有呼吸困难、胸痛憋闷等表现。

c. 循环系统症状；多有高血压及心力衰竭、肺水肿表现，还可有心律失常、心包炎等表现。

d. 神经系统症状：表现为疲乏、头痛、嗜睡、肌肉抽搐，甚至意识障碍及昏迷等尿毒症脑病症状。

e. 血液系统症状：有正细胞正色素贫血表现，一般不严重；血小板数目正常或减少；凝血功能障碍及出血倾向。

（2）多尿期　每日尿量达 2500ml 称为多尿。进行性尿量增多是肾功能开始恢复的一个标志，通常进入多尿期 1 周以后，血尿素氮和肌酐才开始下降。持续多尿可发生低钾血症、失水和低钠血症，仍易合并感染和上消化道出血等合并症。

（3）恢复期　多尿期后，肾小管上皮细胞再生、修复，尿量恢复正常，大多数患者肾小球滤过功能在3～6个月逐渐恢复。少数患者遗留不同程度的肾功能永久性损害。

2. 实验室与其他检查

（1）肾功能检查　表现为进行性氮质血症，血尿素氮（BUN）和血肌酐（Scr）进行性上升，每日Scr平均增加>44.2μmol/L，或>88.4μmol/L（高分解代谢者），BUN增加>3.6mmol/L。

（2）血液检查　有轻、中度贫血；血pH、碱储备和碳酸氢根常低于正常，二氧化碳结合力下降；血钾升高，血钙降低，血磷升高，血钠正常或偏低。

（3）尿液检查　蛋白尿，常以中、小分子蛋白为主；尿沉渣检查可见肾小管上皮细胞、红细胞、白细胞、上皮细胞管型、颗粒管型及红白细胞管型等；尿比重低且较固定，多在1.015以下；尿渗透压常<350mOsm/L；尿钠排出增多，多在20～60mmol/L；尿与血渗透压之比低于1.1。应注意尿液检查须在输液、使用利尿剂、高渗药物前进行，否则指标的可靠性会下降。

（4）影像学检查　尿路超声检查、磁共振或放射性核素显像、CT检查有助于急、慢性肾衰竭的鉴别和了解ARF的病因。

（5）肾活检　是重要的诊断手段。在排除肾前性及肾后性因素后，没有明确病因或无法解释的ARF通过肾活检可明确肾性AFR的诊断。

3. 诊断依据　根据基础肾功能正常、原发病因、短时间内进行性血肌酐和尿素氮升高，可以明确诊断。

（1）病史　有引起ARF的病因。

（2）症状　典型表现为少尿，每日尿量<400ml或每小时尿量少于17ml；或无尿，每日尿量<100ml。还可有全身水肿等尿毒症毒素潴留的症状。

（3）体征　可有高血压、水肿、贫血等体征。

（4）实验室检查　Scr绝对值每日平均增加>44.2μmol/L或>88.4μmol/L（高分解代谢者）；或在24～72小时内Scr在原有水平上升高25%～100%。

【鉴别诊断】

1. 与慢性肾衰竭相鉴别

（1）既往有慢性肾脏病史，或平时有水肿、血尿、泡沫尿、多尿或夜尿增多的现象。

（2）患者呈慢性病容，面色晦暗，营养不良，多为重度贫血，还有尿毒症性心血管并发症、骨病或神经病变。

（3）影像学检查示双肾缩小、结构紊乱。

2. 与肾前性少尿相鉴别　患者有血容量不足或心血管衰竭病史，单纯性肾前性少尿氮质血症程度多不严重，补充血容量后尿量增加，血Cr恢复正常。尿常规改变也不明显，尿比重在1.020以上，尿渗透压浓度大于500mOsm/kg，尿钠浓度在20mmol/L以下，尿、血肌酐和尿素氮之比分别在40∶1和20∶1以上。

3. 与肾后性尿路梗阻相鉴别　有泌尿系结石、盆腔脏器肿瘤或手术史，突然完全性无尿或间歇性无尿（一侧输尿管梗阻而对侧肾功能不全表现为少尿或非少尿），有肾绞痛与肾区叩击痛，尿常规无明显改变，B型超声波泌尿系统检查或尿X线检查常可较快作出鉴别诊断。

【治疗】

一、西医治疗

（一）肾脏替代治疗

可供选择的透析方式包括间歇性血液透析（IHD）、腹膜透析（PD）和连续性肾替代治疗（CRRT）。其主要目的是维持水、电解质、酸碱稳定，防止肾脏进一步损伤，促进肾功能恢复，为其他治疗创造条件。

1. 透析指征 ①少尿，尿量<200ml/12h；②无尿，尿量<50ml/12h；③严重高钾血症，≥6.5mmol/L；④严重酸中毒，pH<7.10；⑤氮质血症，BUN≥30mmol/L；⑥急性肺水肿；⑦尿毒症脑病、尿毒症心包炎、尿毒症神经病变或肌病；⑧严重的低钠血症，Na^+<115mmol/L或高钠血症>160mmol/L；⑨高热；⑩存在可透析性的药物过量。

2. 透析方式的选择 前述透析技术各有其利弊，应根据个体情况及医疗、经济条件选择。①血液透析：优点是代谢废物的清除率高、治疗时间短，但容易有血流动力学不稳定和需要抗凝而增加出血的风险，还可能延迟肾功能恢复的时间。适用于存在高分解代谢，近期有腹部手术史以及心力衰竭明显者。②腹膜透析：腹膜透析无需抗凝、血流动力学稳定，但其透析效率较低，有并发腹膜炎的危险。适合于伴有活动性出血、血管通道建立有困难、老年、心血管功能不好、低血压或儿童病例。③连续性肾替代治疗：具有持续滤过替代肾小球功能的特点，血流动力学稳定，并可在床旁操作，适用于危重病例的抢救。但费用昂贵，需要24小时医护人员监护，持续使用肝素有增加出血的危险。

（二）非肾脏替代治疗

主要通过减轻损伤、促进修复，达到改善肾功能的目的。

1. 原发病因治疗 纠正原发病和可逆性致病因素。

2. 并发症治疗

（1）少尿期的治疗 此期常因急性肺水肿、高钾血症、上消化道出血和并发感染等导致死亡。故治疗重点为调节水、电解质和酸碱平衡，控制氮质潴留，防治并发症和原发病。

1）一般治疗：卧床休息，饮食以清淡流质或半流饮食为主，严格控制食物及药物中钾的摄入量。

2）维护水平衡：严格记录24小时出入量，补液以“量出为入”为原则。每日补液量=（显性失液量+非显性失液量-内生水量）。由于非显性失液量和内生水量的计算常有困难，每日大致的补液量，可按前一日尿量加500ml计算。下列几点可作为观察补液量是否恰当的指标：①每日体重平均下降0.5%~1.0%；②皮肤无脱水或水肿现象；③中心静脉压为6~12cmH_2O。

3）利尿：ATN少尿病例在判断无血容量不足的因素后，可试用呋塞米（速尿），每日200mg静脉滴注，1~2次/日，无效则停止给药，有透析指征者应尽早透析。

4）纠正高钾血症：是少尿期的主要死因，血钾高于8mmol/L可导致心跳骤停，属临床危急情况，最有效的方法是肾脏替代疗法。若不能透析时紧急处理措施如下：①伴代谢性酸中毒者，可给予5% $NaHCO_3$ 注射液100～250ml静脉滴注，纠正酸中毒的同时又可以促进钾离子转移回细胞内；②10%葡萄糖酸钙注射液10～20ml稀释后缓慢静脉注射，以拮抗钾离子对心肌的毒害作用；③10%～50%葡萄糖注射液加入胰岛素后静脉滴注，可促使葡萄糖和钾离子转移至细胞内合成糖原；④预防措施：限制饮食中含钾高的食物，纠正酸中毒，不输库存血，积极控制感染和清除机体坏死组织。

5）代谢性酸中毒：如 HCO_3^- 低于15mmol/L应及时治疗，可予5% $NaHCO_3$ 注射液100～250ml静脉滴注。

6）感染：是常见并发症，也是死亡的主要原因之一。应尽早使用抗生素。根据细菌培养和药物敏感试验选用对肾无毒或低毒的药物，并注意根据内生肌酐清除率调整用药剂量。

7）心力衰竭：最有效的治疗是尽早进行透析，其余处理措施与普通患者基本相同。但本病患者对利尿剂的反应很差；洋地黄制剂的疗效也差，而且容易发生洋地黄中毒，应使用速效制剂，一般应用常规剂量的1/3～1/2即可。

（2）多尿期的治疗　多尿期威胁生命的并发症依然存在，治疗重点仍为维持水、电解质和酸碱平衡，控制氮质血症，治疗原发病和防治各种并发症。仍应维持透析治疗，可逐渐减少透析次数，直至血Cr $<265\mu mol/L$ 并稳定在此水平以下。

（3）恢复期的治疗　一般无需特殊处理，定期随访肾功能，避免使用肾毒性的药物。

二、中医治疗

（一）辨证论治

由于中药富含钾离子，口服容易导致或加重高血钾血症，因此中药煎剂仅适用于非少尿型ARF或ARF少尿期已透析患者。

本病辨证要点是辨虚实，早期多实，后期多虚实夹杂。实主要有邪热与湿毒，虚则常见气阴两亏，甚则亡阳、亡阴。治疗原则为祛邪解毒、扶正固本。

1. 热邪炽盛证　持续发热，尿少或尿闭，口干欲饮，头痛身痛，心悸气促，烦躁不安，便结或便秘，舌质红，苔黄干或焦，脉数。

治法：清热解毒，通腑泄浊。

方选：白虎汤合泻心汤。

组成：

白虎汤：生石膏　知母　粳米　甘草。

泻心汤：大黄　黄连　黄芩

2. 湿热蕴结证　尿少或尿闭，纳呆食少，恶心呕吐，胸闷腹胀，身困发热，头痛烦躁，甚则神昏谵语，口苦口腻，舌红苔黄腻，脉滑数或濡数。

治法：清热利湿，解毒泄浊。

方选：甘露消毒丹合泻心汤。

组成：

甘露消毒丹：茵陈　滑石　黄芩　石菖蒲　贝母　射干　连翘　薄荷　白豆蔻　神曲　藿香　木通。

泻心汤：大黄　黄连　黄芩。

3. 气阴两虚证 尿少甚或尿闭，神疲乏力，气短心烦，口干，自汗或盗汗，手足心热，腰酸腰软，舌质淡红苔少，脉细弱。

治法：益气养阴。

方选：生脉散。

组成：人参　麦冬　五味子。

（二）专方专药治疗

1. 中药灌肠　有泻下、解毒、降浊等功能。以生大黄15～30g、附子10～15g、牡蛎30g，煎水成200ml，每日1～2次。

2. 生大黄9～15g，水煎服。

（三）常用中成药

1. 邪热炽盛证 神昏者，以醒脑静注射液20～40ml用葡萄糖稀释后静脉滴注或安宫牛黄丸1丸鼻饲或灌服，每日2次。伴有腑气不通者，四磨汤口服液，一次20ml，每日3次。

2. 亡阴亡阳者 参麦注射液或生脉注射液60～100ml，加入5%葡萄糖注射液250～500ml静脉滴注，每日1～2次；或参附注射液60～100ml，加入5%葡萄糖注射液250～500ml静脉滴注，每日1～2次。

（四）其他疗法

针灸：少尿期刺膀胱俞、中极、阴陵泉；多尿期刺关元、气海、大椎、足三里、三阴交。

扫码“练一练”

（袁维真）

第十六章　消化系统危重病症

第一节　上消化道大出血

扫码“学一学”

上消化道出血是指屈氏韧带以上的消化道病变引起的出血。急性上消化道大出血是指短时间内上消化道失血量超过1000ml，或达到循环血量的20%，其临床表现为呕血和（或）黑便、血便，并伴有头昏、心慌、血压下降甚至休克等血容量减少引起的急性周围循环衰竭症状，是临床常见的危急重症之一。

有资料统计，成年人急性上消化道出血每年发病率为100/10万~180/10万。虽然近年来上消化道出血的诊断和治疗水平已有较大提高，但在高龄、有严重基础病患者中病死率仍较高，临床应予以高度重视。

本病属中医学“血证之呕血、便血”范畴。早在《内经》中即有阐述，如《内经·厥论》曰：“阳明厥逆，喘咳身热，善惊衄呕血。”《金匮要略·惊悸吐衄下血胸满瘀血病脉证治》最早记载了泻心汤、黄土汤等治疗呕血、便血的方剂。《诸病源候论·血病诸候》将血证称为血病，对血证的病因病机做了较详细的论述。《济生方·失血论治》认为失血可由多种原因导致，“所致之由，因大虚损，或饮酒过度，或强食过饱，或饮啖辛热，或忧思恚怒”。《医学正传·血证》率先将各种出血病证归纳在一起，并以“血证”之名概之。自此之后，血证之名即为许多医家所采用。《先醒斋医学广笔记·呕血》提出了著名的治呕血三要法，强调了行血、补肝、降气在治疗呕血中的重要作用。《景岳全书·血证》对血证的内容作了比较系统的归纳，将引起出血的病机提纲挈领地概括为“火盛”及“气虚”两个方面。《血证论》是论述血证的专书，提出止血、消瘀、宁血、补血的治血四法，成为通治血证之大纲。故本病可参照中医“呕血、便血”进行治疗。

【病因病机】

一、西医病因、病理生理

扫码“看一看”

上消化道疾病及全身性疾病均可引起上消化道出血。临床上最常见的病因是消化性溃疡、食管胃底静脉曲张破裂、急性糜烂出血性胃炎和肿瘤。现将上消化道出血的病因归纳列述如下。

1. 上消化道疾病

（1）食管疾病　食管炎（反流性食管炎、食管憩室炎）、食管癌、食管物理损伤（如食管贲门黏膜撕裂综合征、食管裂孔疝）或化学损伤。

（2）胃十二指肠疾病　消化性溃疡、胃泌素瘤、急性糜烂出血性胃炎、胃癌等。

2. 门静脉高压引起的食管胃底静脉曲张破裂或门脉高压性胃病

3. 上消化道邻近器官或组织的疾病

（1）胆管出血　胆管或胆囊结石、胆管蛔虫病、胆囊或胆管癌等。

（2）胰腺疾病累及十二指肠　胰腺癌、急性胰腺炎并发脓肿溃破。

（3）主动脉瘤破入食管、胃或十二指肠。

（4）纵隔肿瘤或脓肿破入食管。

4. 全身性疾病 包括过敏性紫癜、血友病、白血病、弥散性血管内凝血、尿毒症、结节性多动脉炎、系统性红斑狼疮、流行性出血热及各种严重疾病引起的应激状态下产生的应激相关胃黏膜损伤等多种全身性疾病。

二、中医病因、病机

关于呕血、便血的病因病机，概述如下。

1. 感受外邪 外邪侵袭、损伤脉络而引起出血，其中以感受热邪所致者居多。如风、热、燥邪损伤上部脉络，则引起呕血；热邪或湿热损伤下部脉络，则引起便血。

2. 情志过极 忧思恼怒过度，肝气郁结化火，横逆犯胃则引起呕血。

3. 饮食失节 饮酒过多以及过食辛辣厚味，或滋生湿热，热伤脉络，引起呕血、便血；或损伤脾胃，脾胃虚衰，血失统摄，而引起呕血、便血。

4. 劳倦过度 劳倦过度，损伤于气，则气虚不能摄血，以致血液外溢而致呕血、便血。

5. 久病或热病之后 久病或热病之后，或耗伤阴精，阴虚火旺，迫血妄行而致出血；或正气亏损，气虚不摄，血溢脉外而致出血。久病入络，血脉瘀阻，血不循经而致出血。

总之，各种原因导致脉络损伤或血液妄行，引起血溢脉外而形成血证。正如《三因极一病证方论·失血叙论》说：“夫血犹水也，水由地中行，百川皆理，则无壅决之虞。血之周流于人身荣、经、府、俞，外不为四气所伤，内不为七情所郁，自然顺适。万一微爽节宣，必致壅闭，故血不得循经流注，荣养百脉，或泣或散，或下而亡反，或逆而上溢，乃有吐、衄、便、利、汗、痰诸证生焉。”其共同的病机归结为火热熏灼、迫血妄行及气虚不摄、血溢脉外两类。

【诊断】

1. 临床表现 上消化道出血的临床表现主要取决于出血量及出血速度。

（1）呕血与黑便 是本病特征性表现。出血部位在幽门以上者常伴有呕血，幽门以下若出血量大、速度快，也可因血液反流入胃腔引起恶心、呕吐并表现为呕血。呕血多为棕褐色或呈咖啡渣样，如出血量大，未经胃酸充分混合即呕出，则色鲜红或夹血块。上消化道大量出血之后均有黑便，呈柏油样，黏稠而发亮，当出血量大，血液在肠内推进快，粪便可呈暗红色甚至鲜红色。

（2）失血性周围循环衰竭 急性大量失血由于循环血容量迅速减少而导致周围循环衰竭，一般表现为头昏、心慌、乏力，突然起立发生晕厥、心率加快、血压偏低等，严重者呈休克状态。

（3）贫血和血象变化 急性大量出血后均有失血性贫血，但出血早期血象可无明显变化，一般经 3～4 小时以上才出现贫血。贫血程度除取决于失血量外，还和出血前有无贫血基础、出血后液体平衡状况等因素有关。上消化道大出血后 2～5 小时白细胞计数可轻至中度升高，血止后 2～3 天才恢复正常。但在肝硬化患者，如同时有脾功能亢进，则白细胞计数可不增高。

（4）发热 上消化道大量出血后，多数患者在 24 小时内出现低热，持续 3～5 天后降至正常。引起发热的原因尚不清楚，可能与周围循环衰竭，导致体温调节中枢的功能障碍等因素有关。

（5）氮质血症　上消化道大量出血后一般数小时血尿素氮开始上升，24～48 小时可达高峰，大多不超出 14.3mmol/L（40mg/dl），3～4 天后降至正常。

2. 诊断思路

（1）上消化道大出血的早期诊断

1）症状及体征：患者出现呕血和（或）黑便症状，若伴有头晕、面色苍白、心率增快、血压降低等周围循环衰竭征象，急性上消化道大出血诊断可基本成立。部分患者出血量较大、肠蠕动过快也可出现血便。

2）胃镜检查：是目前诊断上消化道出血病因的首选检查方法。胃镜检查在直视下顺序观察食管、胃、十二指肠球部直至降段，从而判断出血病变的部位、病因及出血情况。多主张在出血后 24～48 小时内进行检查，称急诊胃镜检查。急诊胃镜检查还可根据病变的特征判断是否继续出血或估计再出血的危险性，并同时进行内镜止血治疗。在急诊胃镜检查前需先纠正休克、补充血容量、改善贫血。

（2）出血量的估计　成人每日消化道出血大于 5～10ml，粪便隐血试验出现阳性，每日出血量 50～100ml 可出现黑便，胃内储积血量在 250～300ml 可引起呕血，一次出血量不超过 400ml 时，一般不引起全身症状。出血量超过 400～500ml，可出现头昏、心慌、乏力等全身症状。短时间内出血量超过 1000ml，可出现周围循环衰竭表现。

急性大出血严重程度的估计最有价值的指标是血容量减少所导致周围循环衰竭的表现，而周围循环衰竭又是急性大出血导致死亡的直接原因。因此，对急性消化道大出血患者，应将对周围循环状态的有关检查放在首位，并据此作出相应的紧急处理。血压和心率是关键指标，需进行动态观察，综合其他相关指标加以判断。如果患者由平卧位改为坐位时出现血压下降（下降幅度为 15～20mmHg 或以上）、心率加快（上升幅度 >10 次/分），提示血容量明显不足，是紧急输血的指征。如收缩压 <90mmHg、心率 >120 次/分，伴有面色苍白、四肢湿冷、烦躁不安或神志不清则已进入休克状态，属严重大量出血，需积极抢救。

（3）出血病因诊断　既往病史、症状与体征可为出血的病因诊断提供重要线索，但确诊出血的原因与部位仍依赖器械检查。

1）胃镜检查：是目前诊断上消化道出血病因的首选方法。胃镜检查在直视下顺序观察食管、胃、十二指肠球部直至降段，从而判断出血部位、病因及出血情况。

2）X 线钡餐检查：目前已多为胃镜检查所代替，主要适用于有胃镜检查禁忌证或不愿进行胃镜检查者，但对经胃镜检查出血原因未明，疑病变在十二指肠降段以下小肠段，则有特殊诊断价值。检查一般在出血停止数天后进行。

3）其他检查：选择性腹腔动脉造影、放射性核素扫描、胶囊内镜及小肠镜检查等主要适用于不明原因消化道出血。由于胃镜检查已能彻底搜寻十二指肠降段以上消化道病变，故上述检查很少应用于上消化道出血的诊断。但在某些特殊情况，如患者处于上消化道持续严重大量出血紧急状态，胃镜检查无法安全进行或因积血影响视野而无法判断出血灶，同时患者又有手术禁忌，此时行选择性肠系膜动脉造影可能发现出血部位，并考虑进行介入治疗。

（4）不同病因出血的特点

1）溃疡病出血：占上消化道大出血患者的一半以上，多数患者有溃疡病史和症状，如慢性、周期性、节律性上腹痛，特别是在出血前疼痛加剧，出血后减轻或缓解，有助于消化性溃疡的诊断。但部分患者尤其是老年人可毫无病史或症状，常因突然出血而就诊。急诊胃镜是发现溃疡出血的重要手段，胃镜下溃疡处往往有活动性出血或血痂。

2）急性胃黏膜病变出血：又称应激性糜烂综合征，多位于胃体和胃底，发病机制与胃灌注减少、胃酸增加有关，临床表现缺乏特异性，故采集病史时应注意：①外源性因素，如饮酒、服用非甾体类药物或皮质激素等；②内源性因素，如严重创（烧、战）伤及大手术、急性脑血管病变、严重感染、败血症或脓毒血症等；③严重脏器功能不全等。

3）肝硬化食管胃底静脉曲张破裂出血：患者常有肝病史，可见肝掌、蜘蛛痣、腹水、脾大等，特点为出血量大。胃镜下可见食管胃底静脉曲张，其色泽可为白色、蓝色或红色。

4）恶性肿瘤出血：多数患者年龄较大，营养状况较差，有时在上腹部可触及肿块，症状特点为无规律的上腹痛，大出血前常有慢性少量渗血，表现为缺铁性贫血。胃镜下可见表面凹凸不平的肿块，其基底部为秽苔覆盖的较大溃疡，常见糜烂和出血。

5）食管贲门黏膜撕裂综合征：由于剧烈的呕吐，腹内压骤然增高，引起胃贲门及食管远端黏膜和黏膜下层撕裂并发出血。胃镜下可见贲门、食管和胃交界处及食管远端黏膜和黏膜下层的纵行撕裂，裂伤处有新鲜出血，或滴血或喷血，或见血块、血痂覆盖等。

【鉴别诊断】

本病当与以下疾病相鉴别：

1. 与消化道以外出血疾病相鉴别 某些口、鼻、咽部或呼吸道病变出血被吞入食管。服某些药物（如铁剂、铋剂等）和食物（如动物血等）引起粪便发黑。应对可疑患者可行胃液、呕吐物或粪便隐血试验。

2. 与下消化道出血相鉴别 呕血提示上消化道出血，黑便大多来自上消化道出血，而血便大多来自下消化道出血。但是，上消化道短时间内大量出血亦可表现为暗红色甚至鲜红色血便，此时如不伴呕血，常难与下消化道出血鉴别，应详细询问病史及体格检查，配合胃镜、结肠镜和X线钡剂造影检查，排除下消化道出血。

3. 与其他导致休克疾病相鉴别 以出血性休克来就诊的早期上消化道大出血患者，因尚未出现呕血和黑便，应注意与心源性休克、过敏性休克、急性重症胰腺炎或异位妊娠等疾病相鉴别。此时需及时直肠指检，可较早发现尚未排除的血便，有利于消化道出血早期诊断。

【治疗】

一、西医治疗

上消化道大出血病情急、变化快，严重者可危及生命，应采取积极措施进行抢救。抗休克、迅速补充血容量治疗应放在一切救治措施的首位。

（一）一般急救措施

患者应卧位休息，保持呼吸道通畅，避免呕血时血液吸入引起窒息，必要时建立人工气道。活动性出血期间应禁食。严密监测患者生命体征，必要时行中心静脉压测定。观察呕血与黑便情况，定期复查血红蛋白浓度、红细胞计数、血细胞比容与血尿素氮。大量出血者宜禁食，少量出血者可适当予以流质饮食。插胃管可帮助确定出血的部位、了解出血状况，必要时通过胃管用冰盐水洗胃止血；及时吸出胃内容物，预防吸入性肺部感染；也可灌注止血剂、鼻饲营养液等。

（二）积极补充血容量

立即查血型和配血，建立有效的静脉通道，尽快补充血容量。在配血前，可先输平衡液或葡萄糖盐水。对已知有肝病的患者使用含钠量高的液体如生理盐水时应有所节制。改善急性失血性周围循环衰竭的关键是要输血，一般输浓缩红细胞，严重活动性大出血考虑输全血，对已知凝血功能障碍的病人应补充凝血因子。下列情况为紧急输血指征：①收缩压 < 90mmHg，或较基础收缩压降低幅度 > 30mmHg；②血红蛋白为 50 ~ 70g/L，Hct < 25%；③心率增快（ > 120 次/分）。输血量视患者周围循环动力学及贫血程度而定，尿量是有价值的参考指标。应注意避免因输液、输血过快、过多而引起肺水肿，原有心脏病或老年患者必要时可根据中心静脉压调节输入量。

（三）止血措施

1. 食管、胃底静脉曲张破裂大出血　本病往往出血量大、再出血率高、死亡率高，在止血措施上有其特殊性。

（1）药物止血

1）抗利尿激素（血管加压素）：通过对内脏血管的收缩作用，减少门脉血流量，降低门脉压。血管加压素的推荐疗法是 0.2U/min 静脉持续滴注，视治疗反应，可逐渐增加剂量至 0.4U/min。研究证明，只有达到上述较大剂量，该药才能发挥止血效果，但此剂量不良反应大，常见的有腹痛、血压升高、心律失常、心绞痛，严重者可发生心肌梗死，因此有冠状动脉粥样硬化性心脏病、高血压者忌用。同时使用硝酸甘油，可以减少血管加压素引起的不良反应，此外硝酸甘油还有协同降低门静脉压的作用，用法为静脉滴注，根据患者血压调整剂量。若患者血流动力学稳定，必要时可合用 β 受体阻滞剂以降低门静脉压力。

2）三甘氨酰赖氨酸加压素（又名特利加压素）：为加压素拟似物，与加压素比较，该药止血效果好、不良反应少、使用方便（2mg/次、4 ~ 6 小时 1 次、静脉推注），然因价格昂贵，目前国内未推广使用。

3）生长抑素及其拟似物：可明显减少门脉及其侧支循环血流量，止血效果肯定，因不伴全身血流动力学改变，故短期使用几乎无严重不良反应。该类药物已成为近年治疗食管胃底静脉曲张出血的最常用药物。14 肽天然生长抑素，用法为首剂 250μg 静脉缓注，继以 250μg/h 持续静脉滴注，本品半衰期极短，应注意滴注过程中不能中断，若中断超过 5 分钟，应重新注射首剂。奥曲肽是 8 肽的生长抑素拟似物，该药半衰期较长，常用量为首剂 100μg 静脉缓注，继以 25 ~ 50μg/h 持续静脉滴注。

（2）内镜治疗　内镜直视下注射硬化剂或组织黏合剂至曲张的静脉（前者用于食管曲张静脉、后者用于胃底曲张静脉），或用皮圈套扎曲张静脉，不但能达到止血目的，而且可有效防止早期再出血，是目前治疗食管胃底静脉曲张破裂出血的重要手段。一般经药物治疗大出血基本控制，患者基本情况稳定，在进行急诊内镜检查同时进行治疗，必要时加气囊压迫。并发症主要有局部溃疡、出血、穿孔、瘢痕狭窄等，注意操作及术后处理可使这些并发症大为减少。

(3) 气囊压迫止血　经鼻腔或口插入三腔二囊管，注气入胃囊（囊内压 50 ~ 70mmHg），向外加压牵引（牵引重为 0.5kg），用以压迫胃底，若未能止血，再注气入食管囊（囊内压为 35 ~45mmHg），压迫食管曲张静脉。用气囊压迫过久会导致黏膜糜烂，故持续压迫时间最长不应超过 24 小时，放气解除压迫一段时间后，必要时可重复充盈气囊恢复牵引。气囊压迫止血效果肯定，缺点是患者痛苦大、并发症多（如吸入性肺炎、窒息、食管炎、食管黏膜坏死、心律失常等），由于不能长期压迫，停用后早期再出血率高。鉴于近年药物治疗和内镜治疗的进步，目前已不推荐气囊压迫作为首选止血措施，其应用宜限于药物不能控制出血时作为暂时止血用，以赢得时间去准备其他更有效的治疗措施。

(4) 外科手术或经颈静脉肝内门体静脉分流术　急诊外科手术并发症多、死亡率高，因此应尽量避免。但在大量出血上述方法治疗无效时唯有进行外科手术。有条件的单位亦可用经颈静脉肝内门体静脉分流术治疗，该法尤适用于准备做肝移植的患者。

2. 非曲张静脉上消化道大出血　除食管胃底静脉曲张破裂出血之外的其他病因引起的上消化道大出血，习惯上又称为非曲张静脉上消化道大出血，其中以消化性溃疡所致出血最为常见。止血措施主要有以下几种。

(1) 抑制胃酸分泌的药物　血小板聚集及血浆凝血功能所诱导的止血作用需在 $pH > 6.0$ 时才能有效发挥，而且新形成的凝血块在 $pH < 5.0$ 的胃液中会迅速被消化。因此，抑制胃酸分泌，提高胃内 pH 具有止血作用。临床上，对消化性溃疡和急性胃黏膜损害所引起的出血，常规予 H_2 受体拮抗剂或质子泵抑制剂，后者在提高及维持胃内 pH 的作用优于前者。急性出血期应通过静脉途径给药。

(2) 内镜治疗　消化性溃疡出血约 80% 不经特殊处理可自行止血，其余部分患者则会持续出血或再出血。内镜如见有活动性出血或暴露血管的溃疡应进行内镜止血。证明有效的方法包括热探头、高频电灼、激光、微波、注射疗法或上止血夹等，可视各单位的设备及病情选用。其他原因引起的出血，也可视情况选择上述方法进行内镜止血。

(3) 介入治疗　患者严重消化道大出血在少数特殊情况下，既无法进行内镜治疗，又不能耐受手术，可考虑在选择性肠系膜动脉造影找到出血灶的同时进行血管栓塞治疗。

(4) 手术治疗　内科积极治疗仍大量出血不止危及患者生命，须不失时机行手术治疗。不同病因所致的上消化道大出血的具体手术指征和手术方式各有不同，详见有关章节。

二、中医治疗

（一）辨证论治

对急性出血，临床上当以迅速止血为要法。应当分清病人证候虚实而分别论治。虚者补之，以益气摄血为主；实者泻之，以清热、泻火、凉血为主。若虚实夹杂，标本同见者，则当视其病情轻重，采用“急则治标，缓则治本”的原则。

1. 胃热壅盛证　呕血鲜红或紫黯，常混有食物残渣，脘腹胀闷，甚则作痛，口苦口臭；或便血鲜红，或先血后便，大便不畅，伴腹痛，舌质红，苔黄腻，脉滑数。

治法：清胃泻火，宁络止血。

方药：泻心汤合十灰散。

组成：黄芩　黄连　大黄　大蓟　小蓟　侧柏叶　茜草根　白茅根　棕榈炭　丹皮

栀子。

2. 肝火犯胃证　呕血色红或紫黯，胸胁疼痛，心烦易怒，面红目赤，口苦咽干，尿赤，便秘，舌质红绛，苔黄，脉弦数。

治法：泻肝清胃，凉血止血。

方药：龙胆泻肝汤。

组成：龙胆草　栀子　黄芩　柴胡　泽泻　生地黄　车前草　木通　当归　生甘草。

3. 气虚血溢证　吐血缠绵，时轻时重，或下血紫黯，或色黑如漆，先便后血，腹部隐痛，面色苍白，心悸气短，纳呆，乏力，头晕目眩，舌质淡，苔白，脉细弱。

治法：益气摄血。

方药：甘草人参白及汤。

组成：甘草　红参　白及粉。

（二）专方专药

1. 学者杨明均应用三黄泻心汤治疗胃热壅盛证的上消化道出血。

2. 学者任继学应用大柴胡汤加蒲黄、丹皮、桃仁、当归方送服黛蛤散治疗肝火炽盛的上消化道出血。

3. 学者陈绍宏拟定甘草人参汤加白及粉冲服治疗气虚血溢和气随血脱的上消化道大出血。

（三）常用中成药

可予云南白药0.5～1g，白及粉3g，每日3～4次，口服。

胃热壅盛证，可选用一清胶囊0.5g口服，每6小时1次。

气虚血溢证，可选用生脉注射液或参麦注射液50～100ml，加入5%葡萄糖注射液250～500ml静脉滴注，每日1～2次。参附注射液60～100ml，加入5%葡萄糖注射液250～500ml静脉滴注，每日1～2次。

（四）其他疗法

1. 针灸

呕血：选用上脘、大陵、神门、胃脘穴。

便血：选用脾俞、大肠俞、长强、关元、三阴交、承山穴，每次选用3～4穴，施平补平泻法。

2. 外治法　以蒜泥敷涌泉穴，引热下行治呕血。

（张晓云）

第二节　重症胰腺炎

扫码“学一学”

重症急性胰腺炎（severe acute pancreatitis，SAP）指具有下述5项临床表现之一的急性胰腺炎（acute pancreatitis，AP）：伴有一个或多个脏器功能障碍；伴胰腺坏死、假性囊肿、胰腺脓肿等局部并发症；Ranson评分≥3；APACHEⅡ评分≥8；CT分级为D或E级。SAP占急性胰腺炎的10%～20%，是一种典型的重症急性炎症性疾病。

SAP是消化系统常见的急腹症，起病急，病情凶险，并发症多，预后不良，随医学水平的发展死亡率虽明显下降，但 SAP 的总体死亡率仍高于 10%，伴局部坏死者死亡率为 20% ~30%，伴弥漫性坏死者死亡率可高达 50% ~80%。

本病与中医“脾心痛”的描述极为相似，另外，还可将其归为“腹痛”“胃脘痛”“胁痛”“胃心痛”“脾瘅”等病证范畴。

【病因病机】

一、西医病因、病理生理

重症急性胰腺炎的病因甚多，常见的病因是胆石症、酗酒和暴饮暴食。在我国，胆石症是急性胰腺炎发病的主要原因，在大多数地区居首位，占 60% ~70%，又称胆源性胰腺炎，发病与胆石大小、数量及胆管粗细密切相关，直径 <5mm 的微小结石，比大结石更容易引起壶腹部梗阻，从而导致胰腺炎的发生。胆石症导致 SAP 的高峰发病年龄偏大，危险性男性高于女性，而胆源性胰腺炎女性较多见是由于女性更易患胆石症。酗酒在 SAP 的发病中也占重要地位，高峰发病年龄较小，男性患者常见，且大多数乙醇相关的 SAP 发生在多年酗酒后。流行病学调查显示，在首次发作前平均酗酒时间，男性为 11 ~18 年，女性为 8 ~11 年。在 SAP 患者中，以酗酒和胆石症为病因者可达 70% ~80%。其次为暴饮暴食、高脂血症、高钙血症、ERCP、胰腺损伤等。尽管 SAP 病因较多，多数可找到致病因素，但仍有 10% ~20% 的 SAP 病因不明，称之为特发性胰腺炎。近些年来，由于人们饮食模式的改变，高脂血症性胰腺炎日渐增多；由于诊断方法和技术的进步，特发性 SAP 呈下降趋势，少见病因 SAP 的确诊率也有所提高。

SAP 的确切发病机制迄今虽尚未完全阐明，但目前已有共识，即胰腺自身消化的理论。SAP 的发病过程与病因因素作用下的一系列病理事件有关，首先出现的是腺细胞受损和胰脉血流减少，迅速及全胰组织，并引起全身反应，继而损伤多个器官。正常情况下，胰腺腺泡细胞内酶蛋白的形成与分泌过程处于与细胞质隔绝状态。胰腺各种蛋白酶进入十二指肠前，均处于无活性或微活性的酶原状态，进入十二指肠后，由近端小肠产生的肠肽酶激活胰蛋白酶原，再由胰蛋白酶激活其他各种有关的酶原。胰液中还存在中性胰蛋白酶、α_1 -抗胰蛋白酶、抗糜蛋白酶等多种蛋白酶抑制剂以抑制胰液中存在的少量已激活的胰酶活性。胰腺实质与胰管、胰管与十二指肠之间均存在压力差，胰液的分泌压也大于胆汁分泌压，因此一般情况下，十二指肠液和胆汁不会反流进入胰腺。另外，正常胰管具有黏膜屏障作用，它可以抵挡少量蛋白酶的消化作用。如胆汁中的细菌等有害因子破坏了胰管的黏膜屏障后，胰腺就有可能因各种自身酶的消化而产生炎症。上述各种病因导致胰胆管梗阻，十二指肠反流，胰腺管内压力增高，均可在胰腺内激活各种胰酶原形成 SAP，从而降解细胞蛋白，引起腺细胞死亡，在稍后阶段，消化酶还可漏入间质并被激活，引起腺细胞邻近的组织降解。急性胰腺炎始动的关键机制可能与腺细胞内酶激活和蛋白酶潴留共同作用有关。当激活的胰酶进入全身血液循环，引起远处脏器和全身酶系统损伤，即可产生大量炎症介质和细胞因子，引起 SIRS 和多脏器功能衰竭（multiple organ failure，MOF）。

二、中医病因、病机

中医认为本病多因饮食失节，或虫疾、胆囊或胆管疾患，或情志过极，酿成湿热或实热，蕴结于肝、胆、中焦，使气机郁滞，腑气不通。初期多为少阳病不解，邪热内传阳明而成，以少阳阳明合病或阳明腑实证为主，甚则发展为结胸里实证。进展期多为温热疫毒之邪内侵脏腑，外窜经络，气血两燔，毒火充斥脏腑，导致热深厥深、热入心包，甚至亡阴亡阳。恢复期以邪去正虚为主，多见气阴两伤或脾胃不和之证，亦可见脾虚湿困或余邪未尽，湿热留恋或热血相结而遗留症瘕积聚等证。

【诊断】

1. 临床表现

（1）症状

1）急性腹痛：为本病的主要表现和首发症状，突然起病，疼痛发生前大多患者有进食油腻、酗酒和暴饮暴食等诱因，少数可无明显诱因。腹痛剧烈，刀割样钻痛或绞痛，呈持续性，可有阵发性加剧，非一般止痛剂所能缓解。腹痛以上腹为多，其次为右或左上腹，脐周和下腹部极少见，可向左腰背部及左肩放射，严重时可引起全腹痛。极少数年老体弱患者可无腹痛或轻微腹痛，应予警惕。

2）腹胀：腹胀与腹痛同时存在，是大多数 SAP 患者的共有症状。一般腹胀都很严重，少数患者腹胀对其困扰超过腹痛，极少数老年患者只有腹胀而无腹痛。

3）恶心、呕吐及发热：恶心、呕吐发作早而频繁，酒精性胰腺炎患者的呕吐常于腹痛时出现，胆源性胰腺炎患者的呕吐常于腹痛发生后出现。呕吐后腹痛并不减轻。多数患者有中度以上发热，胆源性胰腺炎伴有胆管梗阻者，可有高热、寒战，胰腺坏死有感染时，高热为主要症状之一。

4）黄疸：呈进行性加重，可以是由胆结石在胆总管下端嵌顿引起，亦可由肿胀的胰头压迫胆总管下端所致。

5）低血压或休克：SAP 患者常发生，表现为烦躁不安、皮肤苍白、湿冷等，有极少数休克可突然发生，甚至发生猝死。

6）一个或多个器官功能障碍：器官功能障碍是 SAP 常见的并发症，多为炎性损伤所致，其临床表现与 SIRS/脓毒症（sepsis）的器官损害相同，可参见本书相关章节。约有 6% 的 SAP 患者在早期（起病 72 小时内）发生多器官功能障碍，并且按照 SAP 的规范无法阻止病情发展而很快死亡。

（2）体征

1）压痛：患者上腹或全腹压痛明显，可出现肌紧张、压痛、反跳痛等腹膜刺激征。

2）包块：可在患者上腹部扪及有明显压痛的块状物，块状物常为急性胰腺假囊肿或胰腺脓肿。

3）麻痹性肠梗阻：大多数患者可出现麻痹性肠梗阻，肠鸣音减弱或消失，可出现移动性浊音，腹水多为血性。

4）皮下瘀斑：出现在 SAP 患者两胁腹部皮肤成片青紫色改变者，称为 Grey－Tuner 征；出现在脐部者，称为 Cullen 征。Grey－Tuner 征是由于血性液体从肾旁间隙后面渗透至腰方肌后缘，然后再通过肋腹部筋膜流到皮下；Cullen 征是由于后腹膜出血渗入镰状韧带，随后由覆盖于韧带复合体周围的结缔组织进入皮下。发生率约占 SAP 患者的 3%。

5）其他：如手足搐搦，由低血钙引起，为预后不佳表现。

2. 实验室及辅助检查

（1）血、尿淀粉酶测定　血清淀粉酶在发病 6 小时后开始升高，24 小时达高峰，可持续 3～5 天，超过正常值 3 倍可确诊 AP，但淀粉酶的高低不一定反映病情轻重，出血坏死性胰腺炎淀粉酶可正常或低于正常。尿淀粉酶在 AP 发作 12～24 小时后开始上升，其下降缓慢，可持续 1～2 周，但其受患者尿量影响。淀粉酶的测值愈高，诊断的符合率愈高。

（2）血脂肪酶　在 AP 早期就有脂肪酶水平的升高，且与淀粉酶的升高呈平行关系，在诊断 AP 时，其敏感性和特异性均较高。

（3）血常规　白细胞计数及中性粒细胞升高，可显示核左移。

（4）生化检查　血钙明显降低提示胰腺有广泛的脂肪坏死，若低于 1.75mmol/L 提示患者预后不良。血糖一般呈轻度升高，与应激反应有关，后期则为胰岛细胞破坏、胰岛素不足所致，若长期禁食，血糖仍超过 11.0mmol/L 则反映胰腺广泛坏死，预后不良。SAP 时，由于红细胞的大量破坏，所释放的血红素不但与珠蛋白结合，而且还与白蛋白结合而出现血清正铁血白蛋白。

（5）动脉血气分析　动脉血气分析是急性胰腺炎治疗过程中非常重要的实验室指标，需要做动态观察，因为它一方面可反映机体的酸碱平衡失调与电解质紊乱，另一方面，也是早期诊断呼吸功能不全的依据。

（6）X 线片　胸、腹部平片有助于判断有无胸腹水、肠梗阻等。

（7）B 超　应作为常规初筛检查。SAP 时可发现胰腺实质肿胀，失去正常的形态，内部回声不规则，可表现为回声减弱或增强，或出现无回声区。可用于有无胆管结石和胰腺水肿、坏死的判断。

（8）腹部 CT　是诊断 SAP 的重要手段，准确率可达 70%～80%，可确定 AP 是否存在、评估其严重程度以及有无局部并发症。增强 CT 为诊断胰腺坏死的最有效方法。

（9）腹部 MRI　MRI 检查对 SAP 的诊断相似于 CT。

3. 诊断依据及诊断要点　推荐采用由中华医学会外科学分会胰腺外科学组于 2015 年发布的《急性胰腺炎诊治指南（2014 版）》诊断标准。

（1）急性胰腺炎的诊断标准　急性发作的上腹痛，伴有上腹部压痛或加上腹膜刺激征；血、尿和（或）腹水、胸水中淀粉酶升高达到实验室标准；影像学（超声、CT 等）或手术发现胰腺炎症、坏死等间接或直接的改变。具有上述第 1 项在内的 2 项以上标准，并排除其他急腹症后（如消化性溃疡合并穿孔、肠系膜动脉栓塞以及异位妊娠破裂等）诊断即可成立。

（2）重症急性胰腺炎的诊断标准　具备上述急性胰腺炎的临床表现和生化改变，以持续的器官功能衰竭的特征，衰竭时间大于 48 小时。且具有下列之一者：局部并发症（胰腺坏死、假性囊肿、胰腺脓肿）；器官衰竭；Ranson 评分≥3；APACHEⅡ评分≥8 分；CT 分级为 D、E 级。

病程分期：SAP 全病程大体可以分为三期，但不是所有患者都有三期病程。

（1）急性反应期　自发病至两周左右，可有休克、呼吸功能障碍、肾功能障碍和脑病等并发症。

（2）全身感染期　发病 2 周～2 个月，以全身细菌感染、深部真菌感染（后期）或双重感染为其主要临床表现。

（3）残余感染期　时间为发病 2 ~ 3 个月以后，主要临床表现为全身营养不良，存在后腹膜或腹腔内残腔，常常引流不畅，窦道经久不愈，伴有消化道瘘。

疾病严重程度的判定：

（1）Ranson 评分标准　20 世纪 70 年代初由 Ranson 提出，其评分系统被认为是急性胰腺炎严重程度估计指标的里程碑，该评分系统包括入院时的 5 项临床指标和 48 小时内的 6 项指标共 11 分，评分在 3 分以下为轻症，3 分以上时即为重症胰腺炎，5 分以上预后较差。

（2）APACHE Ⅱ（acute physiology and chronic health evaluation）评分　本法由 Knaus 创用。该评分系统的优点是：不但有急性指标和年龄参数，还有慢性健康评分，其次是不受患者入院后的时间限制，可反复评估严重度。评分降低表示病情好转，评分增加表示病情恶化，评分越高，病情越重。APACHE 评分在 8 分或 8 分以上为重症胰腺炎，预后不良。

（3）CT 影像学分级标准　根据炎症的严重程度分级为 A ~ E 级。A 级：正常胰腺。B 级：胰腺实质改变，包括局部或弥漫的腺体增大。C 级：胰腺实质及周围炎症改变，胰周轻度渗出。D 级：除 C 级外，胰周渗出显著，胰腺实质内或胰周单个液体积聚。E 级：广泛的胰腺内、外积液，包括胰腺和脂肪坏死，胰腺脓肿。A ~ C 级：临床上为 MAP；D ~ E 级：临床上为 SAP。

【鉴别诊断】

本病当与以下疾病相鉴别：

1. 与急性胆囊炎、胆石症相鉴别　常有反复发作史，其疼痛多位于右上腹，并向右肩部放射，多伴有畏寒、发热、寒战及黄疸，血、尿淀粉酶多正常；而 SAP 的疼痛更为剧烈，不能被镇痛解痉剂所缓解，多位于上腹部，常向左侧腰部放射，血、尿淀粉酶常升高。

2. 与消化性溃疡并发急性穿孔相鉴别　多有慢性溃疡病史，穿孔前有长短不一的消化性溃疡发作症状，并且有突然出现的全腹痛，体检可发现板状腹，肝浊音界缩小或消失，肠鸣音消失，X 线片检查可见膈下存在游离气体，血、尿淀粉酶值正常，腹腔穿刺液内偶可见有食物残渣。

3. 与胆管蛔虫症相鉴别　多见于儿童及青壮年，常突然发病，有上腹部剑突下的钻顶样疼痛，疼痛的发作与缓解无规律性，且症状严重但体征轻微，血、尿淀粉酶正常。

4. 与急性肾绞痛相鉴别　多为阵发性绞痛，向会阴部放射，肾区叩击痛阳性常合并有血尿、尿频、尿急、尿痛等，引起可见输尿管上段扩张及肾盂积水征象。

【治疗】

一、西医治疗

SAP 的治疗需应用多学科的诊疗技术，必须采取综合性措施，积极抢救治疗。治疗方案可参照由中华医学会外科学分会胰腺外科学组 2015 年发布的《急性胰腺炎诊治指南（2014 版）》相关内容制定。

（一）内科治疗

1. 监护　应尽可能转入重症监护病房（ICU），进行系统及器官功能监测，针对器官功能衰竭及代谢紊乱采取相应的措施（参见有关章节）。

2. 禁食和胃肠减压 可减少胰腺分泌，减少胃酸的刺激及减轻肠胀气和肠麻痹，在SAP中，禁食至少两周，过早进食会导致胰腺假性囊肿的发生。

3. 维持水盐电解质平衡及保持血容量 充分的液体复苏是SAP早期治疗的基石。SAP患者常有大量体液的丢失，而造成有效血液循环量的减少。胰腺组织对血流量的变化极为敏感，有效血液循环量的减少会引起胰腺微循环灌注减少而加重胰腺组织的坏死，因此应及时补足血液循环量，纠正水、电解质及酸碱平衡紊乱。常用胶体液（红细胞悬液、血浆、白蛋白）和晶体液（平衡液、代血浆），用量需根据患者的血压、心率、神志、尿量等指标综合考虑。

4. 营养支持 SAP患者耗氧增加，合成代谢减弱，蛋白质分解增强而出现负氮平衡，故合理的营养支持对SAP的治疗是必需的。营养支持是SAP患者不可或缺的治疗措施。早期一般采用全胃肠外营养（TPN）；如无肠梗阻，应尽早进行空肠插管，过渡到肠内营养（EN）。当患者血流动力学及心肺功能稳定，肠道功能恢复后，就应考虑EN营养支持可增强肠道黏膜屏障，防止肠内细菌移位引起胰腺坏死合并感染。一般认为早期EN给予低三酰甘油、氨基酸和短肽为主要氮源的预消化制剂较为适宜，可加用谷氨酰胺制剂，早期给予热量20～25kcal/(kg·d)，严重阶段过后需要25～35kcal/(kg·d)。

5. 减少胰液分泌 生长抑素及其类似物具有抑制胰液和胰酶分泌，抑制胰酶合成的作用。虽疗效尚未最后确定，但目前国内学者多推荐尽早使用。生长抑素剂量为250μg/h；生长抑素的类似物奥曲肽为25～50μg/h，持续静脉滴注，疗程3～7天。

6. 抑制胰酶活性 仅用于重症胰腺炎的早期，但疗效尚有待证实。抑肽酶可抗胰血管舒缓素，使缓激肽原不能变为缓激肽，尚可抑制蛋白酶、糜蛋白酶和血清素，20万～50万U/d，分2次溶于葡萄糖液静脉滴注；加贝酯可抑制蛋白酶、血管舒缓素、凝血酶原、弹力纤维酶等，根据病情，开始每日100～300mg溶于500～1500ml葡萄糖盐水，以2.5mg/(kg·h)速度静脉滴注。2～3日后病情好转，可逐渐减量。

7. 抗生素的应用 感染是SAP患者死亡的主要原因，因此预防和治疗感染已成为降低SAP死亡率的关键。用药时应注意以下几点：①抗菌谱应广；②药物对主要病原菌应有强大的杀灭、抑制作用；③抗生素必须兼顾厌氧菌，可选用第三代头孢菌素或甲砜霉素类以降低胰腺坏死后感染。SAP患者应及早应用抗生素治疗，且至少维持14天。

8. 镇痛 SAP患者的腹痛往往非常严重而难以控制，因而许多患者需要麻醉性镇痛剂。在麻醉性镇痛剂中，吗啡可引起Oddi括约肌收缩，而哌替啶可使括约肌松弛，因此胆源性胰腺炎患者的镇痛应选择哌替啶，芬太尼尤其适用于肾功能不全患者，但要注意呼吸抑制问题。

（二）针对病因的治疗

1. 胆源性急性胰腺炎 首先要鉴别有无胆管梗阻病变，凡伴有胆管梗阻者，应及时解除。若无胆管梗阻者先行非手术治疗，待病情缓解做后期处理。

2. 高血脂性急性胰腺炎 近年来明显增多，需要早期监测血脂，避免应用可能升高血脂的药物，限用脂肪乳剂。常用小剂量低分子肝素和胰岛素以增加脂蛋白酶的活性，加速乳糜微粒的降解。快速降脂技术有血脂吸附和血浆置换。

3. 其他病因　如甲状旁腺功能亢进者应作降钙治疗或甲状旁腺肿瘤切除。

（三）内镜下治疗

对疑有胆源性胰腺炎的患者实行早期（发病后 24 ~ 72 小时内）ERCP 检查及治疗已达成共识，其首选治疗是内镜下行 Oddi 括约肌切开术（EST）及（或）放置鼻胆管引流。

（四）CRRT 治疗

CRRT 即连续肾脏替代疗法（continuous renal replacement therapy）的英文缩写，又名床旁血液滤过。治疗原理是以对流的方式进行血液滤过，通过透析膜两侧的压力差清除中间代谢产物，主要应用于急性肾衰竭、重症感染、多脏器功能衰竭、中毒、代谢免疫疾病等。CRRT 临床应用目标是清除体内过多水分，清除体内代谢废物、毒物，纠正水电解质紊乱，确保营养支持，促进肾功恢复。在急危重症患者的抢救治疗中已得到了广泛应用。

SAP 患者中，CRRT 主要是通过清除炎症介质如细胞因子、趋化因子、补体、血栓素、血小板活化因子、白三烯、激肽等达到恢复体内 SIRS 和 CARS 的平衡，通过调节免疫稳态，调节容量负荷，改善电解质、酸碱平衡等来达到治疗的目标。早期胰腺组织的坏死与促炎症因子密切相关，MODS 与 SIRS 和 CARS 的失衡有关。SAP 早期，基于阻断胰腺坏死和缓解 SIRS 的原理，应于确诊后 48 ~ 72 小时内进行。对于高脂血症性胰腺炎患者，推荐使用血浆置换，用于 24 ~ 48 小时后 TG 血浓度仍 > 1000mg/dl 的重症胰腺炎患者。

（五）腹腔灌洗

通过腹腔灌洗可清除腹腔内细菌、内毒素、胰酶、炎性因子等，减少这些物质进入血循环后对全身脏器有损害。

（六）手术

外科治疗主要针对胰腺局部并发症继发感染或产生压迫症状，如消化道梗阻、胆道梗阻以及胰瘘、消化道瘘、假性动脉瘤破裂出血等其他并发症。胰腺及胰周无菌坏死积液无症状者无需手术治疗。

手术适应证有：①胰腺坏死合并感染，在严密监测下考虑手术治疗，行坏死组织清除及引流术；②胰腺脓肿，可选择手术引流或经皮穿刺引流；③胰腺假性囊肿，视情况选择手术治疗、经皮穿刺引流或内镜治疗；④胆管梗阻或感染，无条件进行 EST 时予手术解除梗阻；⑤诊断未明确，疑有腹腔脏器穿孔或肠坏死者行剖腹探查术。

（七）局部并发症的治疗原则

1. 急性液体积聚　多会自行吸收，无需手术，也不必穿刺，可使用中药芒硝外敷以加速吸收。

2. 胰腺及胰周组织坏死　经加强治疗 24 小时，若无临床症状者，可严密观察；若病情继续恶化时，需做坏死组织清除术加局部灌洗引流；对于包裹性坏死感染，可作坏死组织清除术加局部灌洗引流。

3. 急性胰腺假性囊肿　囊肿小于 6cm，无症状者临床观察；若出现症状或体积增大者，可先行经皮穿刺引流术；若继发感染者，宜行外引流术。囊肿大于 6cm，无感染坏死组织块者，可做经皮穿刺引流术。囊肿经过三个月仍不吸收者，宜做内引流术。

4. 胰腺脓肿　应立即做手术引流，包括经皮穿刺引流、腹腔镜下脓肿引流、开腹脓肿引流。

5. 肠外瘘 十二指肠或空肠瘘可采用持续双腔管低负压引流，可自愈。结肠瘘宜行近端造瘘以减轻胰周病灶的感染，后期行结肠造瘘还纳。

二、中医治疗

（一）辨证论治

治疗方案可参照《重症急性胰腺炎中西医结合诊治指南》制定。常根据自然病程分为初期、进展期、恢复期三期进行辨证论治。

1. 初期：急性反应期（气血郁闭期、结胸里实期） 往来寒热，胸胁苦满，呕吐不止，胃脘拘急疼痛，郁郁而烦，便秘，或热结旁流，甚则潮热、烦躁谵语、腹痛拒按、大便硬结，舌苔黄燥，脉沉实有力。

治法：通里攻下，理气开郁。

方选：大柴胡汤合大陷胸汤。

组成：柴胡　黄芩　枳实　赤芍　半夏　大黄　芒硝　甘遂。

2. 进展期：全身感染期（热毒炽盛期） 高热，肿痛，狂躁谵妄，四肢厥逆，汗出，口干大渴，两目昏谵，骨节烦疼，腰如被杖，吐衄，发斑，项强口噤，舌绛甚则舌肿，干黑无苔，或焦黑起刺，脉浮大而数，或沉数。

治法：清热解毒。

方选：清胰承气汤。

组成：柴胡　黄芩　木香　川楝子　元胡　枳实　厚朴　大黄。

3. 恢复期（正虚邪恋、余热未清期） 呼吸气短，神疲乏力，少气懒言，自汗，纳呆便秘，口干咽痛，五心烦热，午后潮热，颧红，低热盗汗，或伴见干咳少痰、咳呛咯血、上气喘促、脘痛灼热、头晕目眩、心悸肢肿、腰酸耳鸣，舌红，苔少而数，或有裂纹，脉虚细而数。

治法：补气养阴，润肠生津，兼清余热。

方选：生脉散、增液汤合竹叶石膏汤。

组成：人参　麦冬　五味子　生地　元参　沙参　赤芍　竹叶　生甘草　生石膏　天花粉。

（二）专方专药治疗

1. 生大黄 加开水浸泡，纱布过滤后冷却至37℃，通过空肠导管内给予或保留灌肠，2次/天，7天为1个疗程。

2. 清胰汤 柴胡、白芍、黄芩、厚柏、枳实、木香、生大黄、玄明粉。

3. 柴芍承气汤 柴胡、生大黄、白芍、黄芩、丹参、木香、黄连、延胡索、芒硝、郁金、川楝子、厚朴、枳实、甘草、茵陈、栀子。

4. 大柴胡汤 柴胡、黄芩、木香、玄胡、白芍、生大黄、芒硝。

（三）常用中成药

1. 茵栀黄注射液 每次20～50ml，加入250～500ml液体中静脉滴注，1～2次/天，适于肝胆湿热证或伴有黄疸者。

2. 复方丹参注射液 每次10～20ml，加入250～500ml液体中静脉滴注，1次/天，适于各种证型胰腺炎。

3. 血必净注射液　每次 20～50ml，加入 250～500ml 液体中静脉滴注，1 次/天，适于各种证型胰腺炎。

（四）其他疗法

1. 针灸疗法　取足三里、脾俞、胃俞、太冲、梁门、阳陵泉、下巨虚等穴，用泻法。呕吐重者配内关，腹胀明显者配上巨虚。每日 1 次，10 天为 1 个疗程。

2. 中药外敷　冰片 20g、芒硝 50g，碾成末状外敷于胰腺体表投影区，2 次 /天，中间垫一层纱布以减轻对皮肤的刺激性。

（张参军）

第三节　急性肝衰竭

扫码“学一学”

急性肝衰竭简称急性肝衰竭（acute liver failure，ALF），是由多种因素引起的急性严重肝脏损害，导致其合成、解毒、排泄和生物转化等功能发生严重障碍或失代偿，发病 26 周内出现以凝血障碍和黄疸、肝性脑病、腹水等为主要表现的一组临床综合征。

中医学中没有关于急性肝衰竭的病名记载，根据其主要临床特征可将其归为中医的“黄疸”“疫黄”“急黄”“神昏”“厥证”“鼓胀”“血证”“积聚”“脱证”等病证中。

【病因病机】

一、西医病因、病理生理

导致急性肝衰竭的原因较多，病毒感染、药物及毒物中毒是引起急性肝衰竭的常见病因，其他原因如自身免疫性肝病、代谢紊乱、缺血缺氧等都可引起急性肝衰竭，但仍有 15%～20% 的患者不能明确具体病因。不同病因引起急性肝衰竭的发病机制及病理生理过程也有所不同。

在病毒所致的急性肝衰竭中，病毒诱发急性肝衰竭的机制主要是病毒直接造成肝细胞表面结构改变或细胞破坏，在此基础之上诱发过度的免疫反应，以肿瘤坏死因子 α（TNF-α）为核心的细胞因子作用形成内毒素细胞因子轴－肝损伤关系，肿瘤坏死因子为防止病毒复制，通过快速溶解病毒感染的肝细胞，从而导致急性肝衰竭。

药物及毒物中毒所诱导的急性肝衰竭机制很复杂，主要因药物直接或间接损伤肝细胞或（和）其代谢系统，也可诱发免疫损伤。

此外，缺血缺氧可引起肝细胞的广泛坏死。急性肝衰竭常合并内毒素血症，可通过单核巨噬细胞系统介导产生各种细胞因子，对肝细胞有毒性作用。急性肝衰竭时代谢产物在血内潴留，反过来对肝细胞有进一步损伤作用。

二、中医病因、病机

本病多由内外因共同作用，以致湿热、瘀毒蕴结，弥漫三焦，内伤营血，上蒙清窍，发为急黄。其诱因主要与外感湿热疫毒之邪、内伤饮食或用药不慎、素体热盛等有关。本病的病因病机可概括为如下几个方面。

1. 由于外感湿热疫毒之邪，由表入里，或直中于里，内攻脏腑，困阻中焦，熏蒸肝胆，致使肝失疏泄，郁而不达，胆汁外溢而发黄。

2. 由于饮食失洁，或嗜食肥甘厚味，或用药不慎，致使运化失司，湿浊内生，郁而发热，湿热熏蒸肝胆而发黄。

3. 素体阳盛，脾胃有热或肝火偏旺，复感湿热之邪，或内生湿浊，化火化毒，火毒内攻，郁结肝胆，内陷心包，扰动营血，发为急黄。

在以上内外因共同作用下，致湿热壅盛，熏蒸肝胆，胆汁外溢而发黄疸，或热入营血，迫血妄行，发斑吐衄；或内陷心包，上蒙清窍，则神昏谵语；甚或脏腑衰竭，内闭外脱，阴阳离决而死亡。

【诊断】

1. 临床表现 在急性肝衰竭发展过程中，机体有多系统受累，临床表现复杂，除全身体质极度虚弱、全身情况呈进行性加重、高度乏力、发热等一般状态外，又以神经精神症状最为突出。

（1）肝性脑病 最早出现，多为性格改变如情绪激动、精神错乱、嗜睡等，后可有扑翼样震颤、阵发性抽搐，渐入昏迷，各种反射消失。癫痫发作，肌痉挛在急性肝衰竭脑病中多于慢性肝性脑病。

（2）黄疸 黄疸在短期内迅速加深是其特征。极少数患者黄疸较轻甚至完全缺如，往往见于Ⅱ型爆发性肝衰竭。

（3）出血 有50%～80%的急性肝衰竭会发生出血，常见的部位为上消化道、皮下、鼻腔等，颅内出血也可发生，往往后果严重。

（4）肝臭与肝脏进行性缩小 肝臭的产生对临床诊断有提示作用。此外，肝脏的大小对急性肝衰竭预后有重要意义。

2. 实验室及辅助检查

（1）血清胆红素测定 常呈进行性增高。

（2）血清氨基转移酶 血清丙氨酸氨基转移酶（ALT）及天门冬氨酸氨基转移酶（AST）常明显升高，尤以后者升高更明显。当血清胆红素显著升高而氨基转移酶下降，此现象称为“胆酶分离”现象，对急性肝衰竭的诊断及预后有重要意义。

（3）血清胆固醇与胆固醇酯 胆固醇与胆固醇酯主要在肝细胞内合成，正常血清胆固醇浓度为2.83～6.0mmol/L，如低于2.6mmol/L则提示预后不良。急性肝衰竭时胆固醇脂也常明显下降。

（4）血清胆碱酯酶活力 胆碱酯酶有两种，即乙酰胆碱酯酶和丁酰胆碱酯酶。后者在肝细胞内合成，急性肝衰竭时此酶活力常明显下降。

（5）血清白蛋白 最初可在正常范围内，白蛋白逐渐下降则预后不良。

（6）凝血功能检查 发病数天内即有凝血酶原时间延长及凝血酶原活动度降低。凝血酶原时间测定是目前最常用的评估肝细胞功能指标之一，但需排除因维生素K缺乏所致的凝血酶原时间延长。

（7）其他检查 肝炎病毒标志物包括甲、乙、丙、戊及其他病毒抗体的检查有助于病因的诊断；血氨、血浆氨基酸测定有助于肝性脑病的诊断及处理；细菌学检查有利于确定感染的存在；电解质检查对监测患者病情极为重要。

3. 诊断　急性肝衰竭的临床诊断需要依据病史、临床表现和辅助检查等综合分析而确定（参照《肝衰竭诊疗指南》）。

（1）急性肝衰竭　急性起病，2 周内出现Ⅱ度及以上肝性脑病（按Ⅳ度分类法划分）并有以下表现者。

1）极度乏力，并有明显厌食、腹胀、恶心、呕吐等严重消化道症状。

2）短期内黄疸进行性加深。

3）出血倾向明显，PTA≤40%，且排除其他原因。

4）肝脏进行性缩小。

（2）亚急性肝衰竭　起病较急，15 天～26 周出现以下表现。

1）极度乏力，有明显的消化道症状。

2）黄疸迅速加深，血清总胆红素大于正常值上限 10 倍或每日上升≥17.1μmol/L。

3）凝血酶原时间明显延长，PTA≤40%并排除其他原因者。

【鉴别诊断】

本病当与以下疾病相鉴别：

1. 与胆管阻塞性疾病及严重胆管感染相鉴别　此类疾病一般黄疸深，而肝功能损害轻，ALT 上升幅度小，并常有发热、腹痛、肝大等特点可资鉴别。

2. 与淤胆性肝炎相鉴别　黄疸较深时会误诊为肝衰竭，但本症消化道症状轻，血清 ALT 升高及 PT 延长不明显。患者多有明显皮肤瘙痒及粪便颜色变浅，血清 ALP 及 γ－GT 活性明显升高，极少出现肝性脑病、出血及腹水。

3. 与高黄疸病毒性肝炎相鉴别　患者血清胆红素超过171μmol/L，甚至达到 500～600μmol/L，但一般情况较好，全身乏力和消化道症状不很严重，出血倾向不明显，PTA＞40%。此类患者预后一般较好，但也有部分患者进一步加重而发生肝衰竭。

【治疗】

一、西医治疗

急性肝衰竭多采用内科综合治疗，目的在于维持血流动力学、脑、肾功能的稳定，逆转代谢紊乱，预防或控制并发症。有条件可采用人工肝支持系统及肝移植，后者明显提高生存率。

（一）内科综合治疗

目前肝衰竭的内科治疗尚缺乏特效药物和手段，原则上强调早期诊断、早期治疗，针对不同病因采取相应的综合治疗措施，并积极防治各种并发症。

1. 一般支持治疗　卧床休息，减少体力消耗，减轻肝脏负担；加强病情监测；高碳水化合物、低脂、适量蛋白质饮食，保证每日 6272kJ（1500kcal）以上总热量；积极纠正低蛋白血症，并酌情补充凝血因子；注意纠正水电解质及酸碱平衡紊乱；注意消毒隔离。

2. 针对病因和发病机制的治疗

（1）针对病因治疗或特异性治疗　①对 HBV－DNA 阳性的肝衰竭患者，在知情同意的基础上可尽早酌情使用核苷类似物如拉米夫定等，但应注意后续治疗中病毒变异和停药后病情加重的可能；②对于药物性肝衰竭，应首先停用可能导致肝损害的药物，对乙酰氨基酚中毒所致者，给予 *N*－乙酰半胱氨酸（NAC）治疗，最好在肝衰竭出现前即用口服活性炭加 NAC 静脉滴注；③毒蕈中毒根据欧美的临床经验可应用水飞蓟素或青霉素。

（2）免疫调节治疗　目前对于肾上腺皮质激素在肝衰竭治疗中的应用尚存在不同意见，非病毒感染性肝衰竭，如自身免疫性肝病及急性乙醇中毒（严重酒精性肝炎）等是其适应证。为调节肝衰竭患者机体的免疫功能、减少感染等并发症，可酌情使用胸腺素 α_1 等免疫调节剂。

（3）促肝细胞生长治疗　为减少肝细胞坏死，促进肝细胞再生，可酌情使用促肝细胞生长素和前列腺素 E_1 脂质体等药物，但疗效尚需进一步确认。

（4）其他治疗　可应用肠道微生态调节剂、乳果糖或拉克替醇，以减少肠道细菌易位或内毒素血症，酌情选用改善微循环药物及抗氧化剂，如 NAC 和还原型谷胱甘肽等治疗。

3. 治疗肝性脑病

（1）去除诱因，如严重感染、出血及电解质紊乱等。

（2）限制蛋白质饮食。

（3）应用乳果糖或拉克替醇，口服或高位灌肠，可酸化肠道，促进氨的排出，减少肠源性毒素吸收。

（4）视患者的电解质和酸碱平衡情况酌情选择精氨酸、鸟氨酸－门冬氨酸等降氨药物。

（5）酌情使用支链氨基酸或支链氨基酸与精氨酸混合制剂以纠正氨基酸失衡。

（6）人工肝支持治疗。

4. 防治并发症

（1）脑水肿　①有颅内压增高者，给予高渗性脱水剂，如20%甘露醇或甘油果糖，但肝肾综合征患者慎用；②袢利尿剂，一般选用呋塞米，可与渗透性脱水剂交替使用；③人工肝支持治疗。

（2）感染　一旦出现感染，应首先根据经验用药，选用强效抗生素或联合应用抗生素，同时可加服微生态调节剂。尽可能在应用抗生素前进行病原体分离及药敏试验，并根据药敏实验结果调整用药。同时注意防治二重感染。

（3）出血　①对门静脉高压性出血患者，首选生长抑素类似物，也可使用垂体后叶素；内科保守治疗无效时，可手术治疗；②对弥漫性血管内凝血患者，可给予新鲜血浆、凝血酶原复合物和纤维蛋白原等补充凝血因子，血小板显著减少者可输注血小板，可酌情给予小剂量低分子肝素或普通肝素，对有纤溶亢进证据者可应用氨甲环酸或止血芳酸等抗纤溶药物。

（二）人工肝支持治疗

人工肝是指通过体外的机械、物理化学或生物装置，清除各种有害物质，补充必需物质，改善内环境，暂时替代衰竭肝脏部分功能的治疗方法，能为肝细胞再生及肝功能恢复创造条件或等待机会进行肝移植。人工肝支持系统分为非生物型、生物型和组合型三种。非生物型人工肝已在临床广泛应用并被证明确有一定疗效。生物型及组合生物型人工肝不仅具有解毒功能，而且还具备部分合成和代谢功能，是人工肝发展的方向，现正处于临床研究阶段。

（三）肝移植

近年来，肝移植已取得了较大进展，肝移植配合人工肝技术使急性肝衰竭患者的抢救成功率可达70%以上，1年及5年受体生存率可达73%及60%，但供肝的缺乏是目前该措施的主要限制因素，其长期效果亦有待于进一步确定，影响疗效最大的因素可能为乙肝及肝癌的复发。

二、中医治疗

（一）辨证论治

1. 湿热壅盛证　黄疸急起，迅速加深，高热烦渴，呕吐频作，胁痛腹胀，烦躁不安，大便秘结或胶黏不爽，小便如浓茶，舌质红，苔黄燥或黄腻，脉弦数或滑数。

治法：清热解毒，利湿退黄。

方选：茵陈蒿汤、黄连解毒汤合五味消毒饮。

组成：茵陈蒿　栀子　大黄　黄连　黄芩　黄柏　紫花地丁　蒲公英　野菊花　金银花　紫背天葵。

2. 热毒内陷证　身目发黄，高热尿闭，衄血便血，皮肤发斑，烦躁不安，或狂乱抽搐，甚则谵语昏迷，舌质红绛，舌苔秽浊或黄褐干燥，脉弦数。

治法：清热解毒，凉血开窍。

方选：犀角散。

组成：水牛角　黄连　栀子　茵陈　大黄　芒硝　赤芍　白藓皮　土瓜根　柴胡　天花粉　煅贝齿　石菖蒲。

（二）专方专药治疗

急性肝衰竭并发肝性脑病：可用安宫牛黄丸1粒口服，每日1~2次。或配合醒脑静注射液20ml加入10%葡萄糖注射液中静脉滴注。

（三）常用中成药

热毒内陷证：醒脑静注射液20~40ml加入10%葡萄糖注射液250~500ml中静脉滴注，每日一次。可用安宫牛黄丸1粒口服，每日1~2次。可用紫雪散1支，口服，每日1~3次。

（四）其他疗法

灌肠：对腹胀便秘者，或不能服用中药汤剂，可采用生大黄煎液灌肠。

针刺：对于肝性脑病者，可用传统方式或电针进行穴位治疗，选太冲、涌泉、人中、百会、肝俞等穴。

（张建平）

扫码“练一练”

第十七章 神经系统危重病症

扫码“学一学”

第一节 癫痫持续状态

癫痫（epilepsy）是多种原因所致脑部神经元高度同步化异常放电而引起的，以发作性、短暂性、重复性及通常为刻板性的中枢神经系统功能失常为特征的综合征。每次发作的短暂过程称为痫样发作，反复多次发作所引起的慢性神经系统病症则称为癫痫。癫痫持续状态（status epilepticus）是指一次癫痫发作包括各种类型癫痫发作持续时间长于同一发作类型大部分患者发作的时程，没有自行缓解，或者反复发作期间中枢神经系统功能无法恢复基线状态。

癫痫是一种神经系统常见病，据流行病学统计显示其患病率为5.0‰~11.2‰，我国目前只有900万以上患者。可见于各个年龄组，青少年和老年是癫痫发病的两个高峰年龄段。

此病属中医“痫病”范畴。

【病因病机】

一、西医病因、病理生理

（一）病因

癫痫的病因非常复杂，有明确的脑部疾病或导致脑组织代谢障碍的一些全身疾病引发的癫痫称之为症状性或继发性癫痫；目前病因不明的称为特发性癫痫。一般说来，婴幼儿的癫痫主要与产伤、颅内出血、代谢障碍或遗传因素有关；儿童和青少年期主要与脑炎、寄生虫、脑外伤、中毒性脑病等有关；成年期多与脑肿瘤、脑血管畸形、代谢异常或内分泌失调等有关；老年期则多见于脑血管病、糖尿病和脑萎缩等。

（二）病理生理

癫痫的发病机制尚未完全清楚。神经元异常放电是癫痫的病变基础。异常放电系离子异常跨膜运动所致，后者的发生则与离子通道结构和功能异常有关。起步神经元的异常放电通过神经元间连接通道多方向扩布，从而变为成千上万神经元高度同步化放电。有研究表明，癫痫患者神经元突触有明显的功能异常，这种病态突触通过突触囊泡的快速循环再生使正常情况下每秒仅能传播数次或数十次神经冲动的突触传递功能增加到数百次/秒，使痫样放电得以迅速扩布。

二、中医病因、病机

1. 病因 中医学认为本病的发生与多种因素有关，分为先天和后天两方面。先天因素包括禀赋不足、妊娠失调等；后天因素则包括七情失调、脑部外伤、脑内虫证、饮食失调、六淫邪毒等，或患它病之后诱发而致。

2. 病机 痫病的病理因素总以痰为主，每由风、火触动，痰瘀内阻，蒙蔽清窍而发病。

以神机失用为本，风、火、痰、瘀致病为标。痰浊内阻，脏气不平，神机受累，元神失控是病机关键。

痫病与五脏均有关联，主要责之于心肝，肝经风火内动，顽痰闭阻心窍是痫病的主要病机特点。

【诊断】

1. 临床表现

（1）共性　是所有癫痫发作的共同特征，即发作性、短暂性、重复性、刻板性。发作性指癫痫突然发生，持续一段时间后迅速恢复，间歇期正常；短暂性指发作持续时间较短，除癫痫持续状态外，很少超过半小时；重复性指癫痫反复发作的特征；刻板性指每种类型发作的临床表现几乎一致。

（2）“个性”　是不同类型癫痫所具有的特征，是一种类型的癫痫区别于另一种类型癫痫的主要依据。

2. 实验室及辅助检查

（1）脑电图表现　脑电图是诊断癫痫最重要的辅助诊断依据。癫痫脑电图的典型表现是棘波、尖波、棘 - 慢或尖 - 慢复合波。但是，不能单纯依据脑电活动的异常或正常来确定或否定癫痫的诊断。

（2）影像学及实验室检查　CT、MRI、单光子发射计算机断层显像（SPECT）有助于明确症状性癫痫的病因。

3. 诊断依据　癫痫诊断需遵循三步原则。

（1）确定是否为癫痫　癫痫有两个特征：脑电图上的痫样放电和癫痫的临床发作，而病史是主要的诊断依据，需要通过病史了解：①发作是否具有癫痫发作的共性。②发作表现是否具有不同发作类型的特征。

（2）明确癫痫发作的类型　在肯定是癫痫后还需仔细区别癫痫发作的类型。不同类型的癫痫治疗方法亦不同，发作类型诊断错误，可能导致药物治疗的失败。

（3）确定癫痫的病因　如是继发性癫痫，还需确定癫痫的病因。为探讨脑部疾病的性质，可考虑进行头颅 CT、MRI、理化检验或脑血管造影等检查。

【治疗】

一、西医治疗

（一）急救处置

1. 将患者置于安全处，让患者头转向一侧，以利于口腔分泌物流出，防止误吸。
2. 患者在张口状态下，可在上下臼齿垫以软物，防止舌头咬伤。
3. 保持呼吸道通畅，解开衣扣以利呼吸，给予吸氧。
4. 抽搐时轻按四肢固定，不可强压患者肢体，以防误伤及脱臼。
5. 监测呼吸、血压、脉搏、体温、氧饱和度等，有条件可进行脑电监测。

（二）癫痫持续状态的治疗

癫痫持续状态的治疗原则：保持稳定的生命体征和进行心肺功能支持；终止呈持续状

态的癫痫发作，减少发作对脑部神经元的损害；寻找并尽可能根除病因及诱因；处理并发症。终止发作可选用下列方法。

1. 地西泮（安定） 为首选药物。成人首次静脉注射10～20mg，注射速度为2～5mg/min，于20分钟后重复给药，或用100～200mg地西泮溶于5%葡萄糖溶液中，于12小时内缓慢静脉滴注。

2. 苯妥英钠 成人静脉注射每次150～250mg，注射速度<50mg/min，需要时30分钟后可再次静脉注射100～150mg，一日总量不超过500mg。

3. 10%水合氯醛 20～30ml加等量植物油保留灌肠，每8～12小时1次，适用于肝功能不全或不宜使用苯巴比妥类药物者。

4. 副醛 8～10ml肌内注射或用植物油稀释后保留灌肠。

5. 丙戊酸钠 丙戊酸钠注射液15～30mg/kg静脉推注后，以1mg/(kg·h）速度静脉滴注维持。

6. 苯巴比妥 以0.1g肌内注射，间隔8小时重复。

上述方法无效，按难治性癫痫持续状态治疗。

（三）难治性癫痫持续状态

难治性癫痫持续状态是指持续的癫痫发作，对初期的一线药物地西泮、氯硝西泮、苯巴比妥、苯妥英钠等治疗无效，发作后大于40分钟。原则是迅速终止发作，可选用下列药物。

异戊巴比妥：是难治性癫痫持续状态的标准疗法，疗效较好。成人每次0.25～0.5g，1～4岁的儿童每次0.1g，>4岁的儿童每次0.2g，用注射用水稀释后缓慢静脉注射（每分钟不超过100mg)。低血压、呼吸抑制、复苏延迟是其主要的不良反应，因而在使用中往往需行气管插管、机械通气来保证生命体征的稳定。

咪达唑仑：由于其起效快（1～5分钟出现药理学效应，5～15分钟出现抗癫痫作用)，使用方便，对血压和呼吸的抑制作用比传统药物小。常用剂量为首剂静脉注射0.15～0.2mg/kg，然后按0.05～0.40mg/(kg·h）静脉滴注维持。新生儿可按0.1～0.4mg/(kg·h）持续静脉滴注。

丙泊酚：2mg/kg负荷量静脉注射，追加1～2mg/kg直至发作控制后。持续静脉泵注1～10mg/（kg·h)至24小时。

（四）治疗脑水肿

癫痫反复发作可引起脑水肿，后者又会加重癫痫发作，故需应用甘露醇或地塞米松，积极治疗脑水肿。

（五）其他

维持呼吸、循环功能，纠正水、电解质及酸碱平衡紊乱，控制高热及感染等。

二、中医治疗

药物治疗有中药复方辨证治疗、辨病辨证结合使用中成药治疗，配合针灸疗法。

（一）辨证论治

1. 痰热闭窍证 平素急躁易怒，心烦失眠，口苦咽干，便秘溲黄，发作时不省人事，面色潮红，两目上视，牙关紧闭，口吐涎沫，或喉中痰鸣，或伴怪叫，项背强直，四肢抽搐，甚则二便自遗。舌质红，苔多白腻或黄腻，脉弦滑而数。

治法：清肝泻火，化痰开窍。

方选：发作时灌服安宫牛黄丸，苏醒后服用黄连解毒汤合定痫丸。

组成：黄连　黄芩　黄柏　栀子　竹沥　石菖蒲　胆南星　半夏　天麻　全蝎　僵蚕　琥珀　朱砂　茯神　远志。

2. 风痰闭窍证　发病前多有眩晕，胸闷，乏力，痰多，心情不悦。发作时面色晦暗青灰而黄，手足冰冷，昏愦，抽搐发作，口吐涎沫。舌质淡，苔白腻，脉多沉细或沉迟。

治法：熄风涤痰，开窍定痫。

方选：半夏白术天麻汤合涤痰汤。

组成：制半夏　胆星　竹茹　枳实　菖蒲　白术　天麻　陈皮　茯苓　炙甘草　生姜　大枣。

3. 脱证　频频抽搐，不省人事，偏阳衰者：伴面色苍白，鼻鼾息微，汗出肢冷，脉微欲绝；偏阴竭者：伴面红身热，躁动不安，脉数急。

方药抢救：立即用独参汤灌服苏合香丸，偏阳衰者，加用参附注射液静脉注射或静脉滴注；偏阴竭者，加用生脉注射液静脉滴注；喉中痰声沥沥者，用鲜竹沥灌服。

（二）常用中成药

1. 口服药物　安宫牛黄丸 1 丸灌服，每日 1 次；或牛黄清心丸 1 丸灌服，每日 1 次，适用于痰热闭窍证。

2. 静脉药物

（1）醒脑静注射液 20～40ml，加入 5% 葡萄糖注射液 250ml 静脉滴注，每日 1 次，适用于痰热闭窍证的治疗。

（2）参麦注射液或生脉注射液 20～40ml，加入 5% 葡萄糖注射液 250ml 静脉滴注；或参附注射液 20～40ml，加入 5% 葡萄糖注射液 250ml 静脉滴注，适用于脱证的治疗。

（三）其他疗法

针灸治疗，取督脉经穴为主。毫针刺用泻法。处方：百会、水沟、后溪、涌泉。

（岳黎明）

第二节　急性脑血管意外

扫码“学一学”

急性脑血管意外，又称急性脑血管病、脑卒中或脑中风，是指起病急骤、迅速出现局限性或弥漫性脑功能缺失征象的脑血管性临床事件，包括缺血性脑血管疾病和出血性脑血管疾病，具有发病率高、致残率高、死亡率高和复发率高的特点。缺血性脑血管疾病包括短暂性脑缺血发作（TIA）和脑梗死；出血性脑血管疾病包括脑出血和蛛网膜下腔出血。

据统计，我国每年新发脑卒中约 200 万人；每年死于脑血管病约 160 万人；存活的患者数（包括已痊愈者）有 600 万～700 万。在幸存患者中 50%～70% 不同程度丧失劳动能力、生活不能自理，其中重残者占 40% 以上。2003 年 WHO 的 MONICA 调查研究结果显示：北京复发性脑卒中为 27%，居世界各国主要城市之首；还有一个非常值得注意的问题是：

近些年来脑血管疾病年轻化日渐明显，对中年人的身心健康构成了威胁。据现状分析，我国脑血管病的发病率和患病率还会继续上升，对社会的危害也日趋严重。

本病属于中医“中风”范畴，本章重点论述脑出血和脑梗死。

扫码“看一看”

【病因病机】

一、西医病因、病理生理

（一）脑出血

脑出血又称出血性脑卒中，是指原发性非外力损伤性脑实质内出血，故又名自发性脑内出血，好发于40岁以上的高血压病患者。动脉壁中层发育缺陷、动脉硬化和高血压是脑出血的三个重要因素，其中高血压是导致脑出血最重要的独立危险因素。

1. 脑血管受损出血 脑动脉壁中膜和外膜较薄弱，无外弹力纤维层，肌纤维较少，易受损伤。长期高血压使小动脉发生玻璃样变及纤维素样坏死，血压骤升时血管壁易破裂出血。

2. 微小动脉瘤形成与破裂 血管内膜层粥样硬化、脂肪样变和平滑肌纤维变性坏死以及淀粉样变可使动脉壁抗张力强度和弹性降低，向外膨隆形成微小动脉瘤。当高血压病患者血压进一步升高时，血管不能收缩以增大阻力而丧失了保护作用，微小动脉破裂导致脑出血。

出血对脑组织的损伤是脑功能缺失的病理生理学基础。其中最重要的是血肿分解产物和脑组织受损释放出血管活性物质所致的脑水肿、血－脑屏障破坏、局部脑血流量降低、凝血纤溶系统变化及颅内压增高。

（二）脑梗死

脑梗死又称缺血性脑卒中，是指各种原因所致的脑部血液供应障碍，导致局部脑组织缺血、缺氧性坏死。血管壁病变、血液成分异常和血流动力学改变是引起脑梗死的主要原因。

1. 血管壁病变 高血压、糖尿病、血脂异常和高龄等引起的动脉粥样硬化和小动脉透明变性、硬化、纤维素样坏死，是导致脑动脉血流受阻的病理生理学基础，其中最重要的是血管壁重塑、斑块向血管腔侵犯造成的血管狭窄和斑块破裂、脱落形成血栓导致的血管阻塞。

2. 血液成分异常 红细胞增多症、原发性血小板增多等各种原因导致血液黏稠度增加、血流缓慢、凝血功能障碍，易致血栓形成引发脑血管阻塞。

3. 血流动力学改变 各种原因导致的低血压、严重心律失常、心肌梗死引起脑的灌注压下降导致脑组织供血减少；或在动脉壁病变的基础上导致血栓形成，阻塞脑血管。

4. 其他因素 心源性栓子、代谢异常、遗传等也可造成脑梗死。部分患者可能病因不明确。

脑组织对缺血、缺氧损害非常敏感，血流阻断30秒脑代谢即可发生改变，1分钟后神经元功能活动停止，持续中断超过5分钟神经细胞就会发生不可逆性损害，出现脑梗死。急性脑梗死病灶是由中央坏死区及其周围的缺血半暗带组成，中央坏死区由于完全性缺血导致脑组织发生不可逆性损害，但缺血半暗带由于侧支循环存在，尚有大量存活的神经元，若能在短时间迅速恢复缺血半暗带血流，该区的损伤具有可逆性，神经细胞仍可存活并恢复功能。

二、中医病因、病机

《内经》记述的“大厥”“薄厥”等病证，与中风病在卒中昏迷期的一些临床表现相似。如《素问·调经论》曰：“血之与气，并走于上，则为大厥，厥则暴死”，《素问·生气通天论》云：“阳气者，大怒则形气绝，而血菀于上，使人薄厥”。唐宋以前多以“内虚邪中”立论。《金匮要略》正式将本病命名为中风，认为中风之病因为络脉空虚、风邪入中，创立了在络、在经、在腑、在脏的分证方法。唐宋以后多以“内风”立论。刘河间倡导“心火暴盛，而水衰不能制，……则卒暴僵仆”；李东垣提出“正气自虚”；朱丹溪认为“湿痰生热”；王履将中风分为“真中风”“类中风”；张景岳力倡“非风”论，认为“内伤积损”是中风的病因；李中梓将中风病分为闭、脱二证；王清任推崇“气虚血瘀”之说，创立补阳还五汤。

当今学者关于中风病因病机的论述颇为丰富，学者王永炎提出“毒损脑络”；学者张伯礼认为中风病机为气虚中络，络脉瘀滞；学者任继学倡导血凝为瘀，瘀血生痰，痰闭清窍或痰热腑实为中风之病机；学者王新陆提出“脑浊”；学者陈绍宏提出中风病的成因与虚、瘀、痰、火、风有关，即“元气亏虚为本，气虚生瘀，血瘀生痰，痰郁化火，火极生风”。

综上所述，中风的病因病机概括为在元气亏虚基础上，加之饮食失节、情志失调、劳倦内伤等诱因，以致瘀血、痰浊内生，痰郁化火、火极生风，气血逆乱，上犯脑窍，导致脑脉闭阻或脑脉血溢，发为中风。

【诊断】

1. 临床表现

（1）脑出血

1）症状：脑出血好发于40岁以上中老年人，多有高血压病史，常在情绪激动或活动中突然发病，出现局灶性神经功能缺损症状，因出血部位的不同而表现各异，如基底节区出血，出现典型的“三偏”征（病变对侧偏瘫、偏身感觉障碍、偏盲）；脑叶出血则局灶性或全身性癫痫的发作几率较高；脑室出血轻者可仅有头痛、恶心、呕吐，严重者可出现昏迷、高热，甚则于较短时间内死于脑疝。

2）体征：血压常明显增高，可伴肌张力增高、病理反射征及脑膜刺激征阳性，严重者可出现皮肤苍白、瞳孔缩小或瞳孔不等大、眼肌麻痹、呼吸先深慢后变浅快，甚则伴去大脑性强直。

（2）脑梗死

1）症状：脑梗死的临床症状取决于梗死灶的部位和面积，主要表现为局灶性神经功能缺损的症状，如偏瘫、失语等，患者一般意识清楚，当发生大面积脑梗死时，可出现意识障碍，甚至危及生命。

2）体征：根据梗死灶的部位和面积可出现局灶性神经功能缺损的体征，如偏身感觉障碍、肌力降低、肌张力增高、病理反射征阳性等，局灶性体征多在发病后几小时或1~2日达到高峰。

2. 实验室及辅助检查

（1）血液化验和心电图检查　血液化验包括血常规、血流变、血生化（包括血脂、血糖、肝肾功、电解质），这些检查有利于发现脑血管病的危险因素。

（2）神经影像学检查　头颅CT是最有效最迅速的检查方法，脑出血者扫描可见病灶中心呈高密度改变，病灶周边常有低密度水肿带；脑梗死发病24小时内常规扫描多无明显改变，24～48小时后可有梗死区低密度改变，头颅磁共振（MRI）扫描能早期发现梗死灶。

3. 诊断依据及诊断要点　参照2015年国家卫生计生委脑卒中防治工程委员会制定的《中国脑出血诊疗指导规范》和《中国缺血性脑卒中急性期诊疗指导规范》。

（1）脑出血

1）临床特点：多在动态下急性起病，出现局灶性神经功能缺损症状，常伴有头痛、呕吐，可伴有血压增高、意识障碍和脑膜刺激征。

2）神经影像学检查：头颅CT扫描是诊断脑出血安全有效的方法，扫描可见病灶中心呈高密度改变，病灶周边常有低密度水肿带。

（2）脑梗死

1）临床特点：多在静态下急性起病，迅速出现局灶性神经功能缺损症状和体征，持续24小时以上，发病多无或仅有轻度意识障碍，病情严重者可呈进行性加重甚至昏迷。动态起病者以心源性脑梗死多见，部分病例在发病前有短暂性脑缺血（TIA）发作。

2）神经影像学检查：发病24小时内头颅CT扫描多无明显改变，24～48小时后可有梗死区低密度改变；头颅MRI扫描能早期发现梗死灶。

【鉴别诊断】

脑出血当与以下疾病相鉴别。

1. 与脑梗死相鉴别　脑梗死患者高血压程度常不及脑出血者严重，有动脉粥样硬化或栓子来源的证据，病前可有短暂性脑缺血发作病史。除大面积脑梗死严重脑水肿外，颅内高压表现多不明显。经CT、MRI等影像学检查可鉴别诊断。

2. 与蛛网膜下腔出血相鉴别　蛛网膜下腔出血以青壮年多见，起病急骤，常见剧烈头痛、呕吐，无偏瘫等神经功能缺损表现或程度较轻，脑膜刺激征明显，CT检查示蛛网膜下腔高密度影，腰椎穿刺可见血性脑脊液和脑脊液压力增高。鉴于腰椎穿刺在颅内压升高的患者可诱发脑疝形成，在脑动脉瘤患者可致动脉瘤破裂，宜慎用。脑血管造影（DSA）可发现动脉瘤或血管畸形等病因。

【治疗】

一、西医治疗

（一）脑出血

1. 内科治疗　有条件医院应将卒中急性期患者收入卒中单元进行治疗。监测生命体征，建立静脉通道，降低颅内压，调整血压，防止继续出血，预防和治疗各种并发症，必要时行手术治疗。

（1）一般处理

1）绝对卧床休息，监测生命体征、神志及瞳孔变化，如烦躁不安者，可用安定类药物，禁用吗啡类药物。

2）开放气道，维持呼吸循环稳定，必要时行机械通气。

3）发病24～48小时内应禁食，48小时后根据患者意识和吞咽情况给予流食或鼻饲以营养支持、维持水及电解质平衡。

4）有尿潴留者应留置导尿；对昏迷患者要定时翻身，防止压疮；保持功能体位，防止肢体畸形。

（2）调整血压　脑出血患者不要急于降血压，因为脑出血后的血压升高是对颅内压升高的一种反射性自我调节，应先降颅内压，再视血压情况来调整血压，使血压维持180/105mmHg左右。避免血压降低幅度过大，造成脑灌注不足。血压过低者应升压治疗，以维持正常脑灌注压。

（3）脑支持治疗　包括对颅内压、血糖、体温及癫痫症状的控制。

1）高颅内压的治疗：对于严重的高颅内压应立即应用脱水剂，甘露醇疗效确切，必要时合用利尿剂，定期监测肝、肾功能；或脑脊液侧脑室引流。通过血压及颅内压的实时监测，维持脑灌注压＞70mmHg。

2）控制血糖：卒中24小时内持续高血糖（＞11.1mmol/L）常提示预后不良，应合理使用胰岛素控制血糖，将血糖控制在8.3mmol/L以下。开始使用胰岛素时应1～2小时监测血糖一次，血糖低于2.8mmol/L时应给予10%～50%的葡萄糖口服或注射纠正。

3）控制体温：主要是明确病因，脑血管意外后常见的发热原因为中枢性高热和意识障碍误吸导致的肺部感染，应针对病因治疗。目前推行的亚低温治疗有助于急性期的脑组织保护，减轻脑损害。

4）癫痫发作时，给予适当的抗癫痫治疗。脑叶出血者，在出血后及时短期预防性使用抗癫痫药可能可以降低早期癫痫的风险。

（4）止血剂的使用　脑出血一般不使用止血药，自发性脑出血的出血一般可在10秒钟内自行停止，故止血药适用于凝血机制紊乱所致的颅内出血，且疗程不超过一周。

（5）防治并发症　脑出血常见的并发症有消化道出血、肺部感染、泌尿道感染、压疮和深静脉血栓等。

1）消化道出血多发生在脑出血后24小时内，特别是4小时内多发，以呕血为主。基本原则是降低颅内压、控制脑水肿、减轻下丘脑及脑干损害，同时给予止血药、胃黏膜保护药及制酸剂等治疗。对于出血严重者，有条件的可行内镜下止血。

2）严重的肺部感染应采取排痰措施，保证呼吸道通畅，必要时行气管切开术。患者出现尿潴留，特别是发生无张力性膀胱时，常并发泌尿系感染，应给予留置导尿，每日定时冲洗膀胱。加强护理，定时翻身，预防压疮。

3）原发性急性颅内出血和偏瘫患者，可利用间断充气加压装置对肢体产生周期性压力来达到改善静脉回流，预防深静脉血栓形成的目的。

（6）如病情稳定，推荐早期活动进行康复训练。

2. 外科治疗　手术目的主要是尽快清除血肿、降低颅内压、挽救生命，其次是尽可能早期减少血肿对周围脑组织的压迫，降低致残率。手术指征尚无定论，与出血部位、出血量、病情严重程度等相关。但患者意识状态的改变是决定手术的重要指征（具体参见重症颅脑损伤相关内容）。

（二）脑梗死

1. 治疗原则 有条件医院应将急性期卒中患者收入卒中单元进行治疗。迅速改善脑部血液供应，促进侧支循环，保护缺血半暗带，控制脑水肿，治疗原发病，防治卒中并发症。

2. 一般处理 以稳定患者病情为目的，控制影响卒中转归的全身系统性疾病。具体措施如下。

（1）卧床休息，监测生命体征、瞳孔、意识状态及神经功能缺失症状和体征的变化。

（2）畅通气道和通气 确保患者呼吸循环稳定。呕吐者应侧卧位，防治误吸，及时清理呼吸道分泌物，保持呼吸道通畅。血氧饱和度 < 92% 或血气分析提示缺氧时应给予常规吸氧，气道功能严重障碍者应给予气道支持（气管插管或切开）及呼吸支持。

（3）维持内环境稳定 对于可正常进食的营养不良患者应以口服饮食补充营养。严重卒中或存在意识障碍的患者，定期监测水盐电解质水平，常规建立静脉通道，合理补液和（或）使用脱水剂、利尿剂，维持水电解质、酸碱平衡，并早期鼻饲。

（4）控制血压 血压过高与过低都与卒中预后不良有关。对于收缩压≥200mmHg 或舒张压≥110mmHg，或伴有严重心功能不全、主动脉夹层、高血压脑病的患者需谨慎降压，应在密切监测下使用静脉降压药物（具体药物用法用量参见高血压急症）。准备溶栓者，应使收缩压 < 180mmHg 且舒张压 < 100mmHg。在给予静脉溶栓后至少最初 24 小时内维持血压低于 180/100mmHg。脑卒中后低血压的患者应积极寻找和处理原因，必要时可采取扩容升压措施。

（5）控制血糖 血糖高于 11.1mmol/L 时，建议静脉给予胰岛素控制血糖，将血糖控制在 8.3mmol/L 以下，监测避免发生低血糖。血糖低于 2.8mmol/L 时应给予 10% ~20% 的葡萄糖口服或注射纠正。

（6）控制体温 处理方法同脑出血。

（7）控制脑水肿 结合患者病情，必要时给予脱水治疗，同时应注意监测血电解质。对于大面积脑梗死严重脑水肿，内科治疗无效者可施行开颅减压术或部分脑组织切除术。

3. 特殊治疗 以保护和挽救缺血半暗带内具有可逆性损伤的神经元为主要目的，避免病情进一步发展恶化，包括溶栓、抗血小板等治疗。

（1）溶栓治疗 急性脑梗死超早期溶栓治疗的目的是通过使闭塞的动脉再通，恢复梗死区的血供，尽可能挽救缺血半暗带脑组织的缺血损伤，使部分神经功能得到恢复。目前认为有效抢救半暗带组织的时间窗为发病后 4.5 小时内，包括静脉溶栓和动脉溶栓。

静脉溶栓：明确的证据表明，缺血性卒中发病后 4.5 小时内应用重组组织型纤溶酶原激活物（rt－PA）不仅显著降低患者死亡和严重残疾的危险性，而且还明显改善卒中后生存者的生活质量；发病后 6 小时内经静脉应用尿激酶（UK）相对安全有效。指南推荐在缺血性脑卒中发病后 4.5 小时内对符合条件的患者使用静脉 rt－PA 治疗，使用方法：rt－PA 0.9mg/kg（最大剂量为 90mg），其中 10% 在最初 1 分钟内静脉推注，其余持续滴注 1 小时；发病后 6 小时内如不能使用 rt－PA 可考虑使用尿激酶，使用方法：UK 100 万 ~150 万 IU 溶于生理盐水 100 ~200ml，持续静脉滴注 30 分钟。如果计划溶栓或已经溶栓的患者，24 小时内不应使用阿司匹林或其他抗栓治疗。

动脉溶栓：因大脑中动脉闭塞导致严重脑卒中且不适合静脉溶栓的患者，在发病后6小时内可考虑行动脉溶栓。对于急性基底动脉阻塞的患者也可考虑动脉溶栓。其他类型缺血性卒中的动脉溶栓尚未得到充分的证据证实。

（2）抗血小板治疗　阿司匹林是唯一经过评价的治疗急性缺血性脑卒中的口服抗血小板药物。指南推荐发病后48小时内开始接受口服阿司匹林，并给予负荷量（150～300mg/d），不推荐其他抗血小板药物（单用或联用）用于治疗急性缺血性脑卒中。

（3）抗凝治疗　对大多数急性缺血性脑卒中患者，不推荐无选择地早期进行抗凝治疗。特殊情况下溶栓后还需抗凝者，应在溶栓24小时后使用抗凝剂。

（4）其他治疗　对缺血性脑卒中治疗可能有一定效果的其他方法，如降纤、扩容、神经保护剂等，因没有确切的证据证明其对急性脑梗死的治疗是安全有效的，当前不推荐常规用于缺血性卒中的急性期治疗，在临床工作中可酌情使用。

4. 防治并发症　加强护理，定时翻身拍背、早期活动，评价跌倒风险，防止患者跌倒，预防压疮、肺部感染和深静脉血栓等并发症。脑梗死常见的并发症有出血转化、癫痫、泌尿道感染、压疮、深静脉血栓等。

（1）症状性出血转化　应停用抗栓治疗等致出血药物，对于需要抗栓治疗的患者，可于出血转化病情稳定后7～10天开始抗栓治疗；对于再发血栓风险相对较低或全身情况较差者，可用抗血小板药物代替华法林。

（2）癫痫　脑卒中后癫痫持续状态，参照癫痫持续状态治疗原则处理，不推荐预防性使用抗癫痫药物。

其他并发症处理参见脑出血相关内容。

二、中医治疗

（一）辨证论治

临床辨证采取张仲景的在络、在经、在腑、在脏分证方法，根据神机受损的程度与有无神志昏蒙分为中经络与中脏腑。两者根本区别在于中经络一般无神志改变，而中脏腑多有神志改变，又因邪正虚实不同，可分为闭、脱之证。闭证主要见神昏，半身不遂，肢体拘急等症；脱证可见神昏，半身瘫软，手撒肢冷，二便自遗等症。根据病因病机治疗，采用复元醒脑、逐瘀化痰、泄热熄风等治疗方法，出现闭、脱二证当分别治以祛邪开窍和扶正固脱。

1. 中经络

邪阻经络：半身不遂，偏身麻木，感觉减退或消失，头昏目眩，口眼歪斜，言语蹇涩或不语，可伴见气短乏力，自汗出，心烦易怒，呼吸气促，口燥咽干，痰多而黏，尿赤便秘，舌质暗淡或紫暗，苔薄白或白腻，脉弦滑或弦细数。

治法：活血化瘀，化痰通络。

方选：化痰通络汤。

组成：法半夏　茯苓　天竺黄　胆南星　天麻　丹参　香附　大黄等。

2. 中脏腑

（1）闭证　起病急骤，神昏，半身不遂，肢体拘急，项强身热，甚则手足抽搐，四肢厥冷，或伴见肢体松懈，瘫软不温，面白唇暗，痰涎壅盛，舌质红绛或淡胖，苔黄腻而干或白腻，脉弦滑数或沉实有力。

治法：清热化痰，醒神开窍。

方选：羚角钩藤汤。

组成：羚羊角　桑叶　钩藤　菊花　生地黄　白芍　川贝母　竹茹　茯神　甘草。

（2）脱证　神昏或昏愦，肢体瘫软，手撒肢冷，大汗淋漓或冷汗如珠，二便失禁，舌痿，脉沉缓或沉微。

治法：益气固脱。

方选：参附汤合桂枝龙骨牡蛎汤。

组成：人参　附子　桂枝　龙骨　牡蛎　大枣　白芍　生姜　甘草。

（二）专方专药

1. 天津张伯礼等拟定具有化瘀止血的七香散为治疗脑出血的基本方。
2. 长春任继学等拟定醒脑健神胶囊，应用于临床治疗中风急性期。
3. 成都陈绍宏拟定中风醒脑方，并制成成药中风醒脑液用于临床。

（三）常用中成药

1. 中经络　邪阻经络：缺血性中风患者可用丹参注射液 20 ~ 40ml 或注射用血塞通 200 ~ 400mg加入液体 250 ~ 500ml 静脉滴注，每日 1 次。伴有腑气不通者，四磨汤口服液，一次 20ml，每日 3 次。

2. 闭证　醒脑静注射液 20 ~ 40ml 加入液体 250ml 静脉滴注，每日 1 ~ 2 次。

3. 脱证　参附注射液、生脉注射液或参麦注射液 50 ~ 100ml 静脉滴注或静脉注射。

（四）其他疗法

中脏腑者可加用针灸治疗，主穴：水沟、四神聪、百会、风池、劳宫。配穴：痰浊涌盛者配中脘、丰隆、列缺；便秘者配支沟、通里；呕吐者配曲池、合谷。操作方法：手法平补平泻，以进针后得气为度，留针 30 分钟，10 分钟行针一次。

扫码“练一练”

（张晓云）

第十八章　血栓性血小板减少性紫癜

扫码“学一学”

血栓性血小板减少性紫癜（thrombotic thrombocytopenic purpura，TTP）是一种原因不明的以血栓性微血管病变为特征的临床综合征，以发热、血小板减少性紫癜、微血管性溶血性贫血、中枢神经系统和肾脏损害五联征为主要临床表现，属于内科急重症，其5大主征中最为重要的是微血管病性溶血性贫血和血小板减少。1925年，Moschcowrtz首先报道本病，又称为Moschcowrtz综合征。

本病少见，发病率约每年为1/100万，为血友病A的1%。本病可见于任何年龄，多在10～40岁发病，年轻妇女稍多，好发于育龄期，以祖国急性爆发型最常见。如不治疗，可迅速在短期内死亡。少数起病缓慢，可有关节痛等前驱症状。

TTP以急性爆发型最常见，起病急骤，7～14天出现症状，病情严重，约有75%的患者在发病3个月内死亡；10%～20%的患者表现为慢性反复发作型，呈间断性发作，间歇期数年至数月不等，也有少数患者一次治愈后不再发作。

本病当属祖国医学“血证”范畴。

【病因病机】

扫码“看一看”

一、西医病因、病理生理

大部分TTP病例的病因不明，仅少数可能和感染、自身免疫病、肿瘤、妊娠、药物等有关。其发病机制主要与免疫介导或药物直接毒性作用有关，不同药物预后不同。主要病理变化为全身各器官小血管中广泛存在透明血栓，致使小血管栓塞。发病机制与以下几方面有关。

1. VWF质量异常　VWF（血管性血友病因子）具有参与血小板黏附和运载凝血因子Ⅷ的功能。血管损伤、多种激动剂（如肾上腺素、凝血酶等）均可刺激内皮细胞产生超大型VWF多聚体（UL－VWF）。UL－VWF介导血小板黏附内皮细胞表面的能力较正常VWF多聚体很强，还可直接介导血小板之间的聚集。生理情况下，UL－VWF瞬间被UVWF裂解酶裂解成更小的血浆VWF多聚体，避免血小板过度聚集所致血栓形成。VWF被作为是内皮细胞损伤或功能紊乱的标志物之一。近期研究发现，除ADAMTS13以外，还有其他的酶参与UL－VWF多聚体水平的调节。因此，VWF质量受多因素影响，其质量异常在TTP发病中起重要作用。

2. 血管内皮损伤　此为本病的中心发病机制：血管内皮细胞合成前列环素（PGI_2），可抑制血小板黏附、聚集，各种病理状态下造成血管内皮细胞损伤，PGI_2水平明显降低，使得血小板聚集、黏附作用加强。

3. ADAMTS13缺陷　VWF裂解蛋白酶被证实为基质金属蛋白酶家族的第13位成员，命名为ADAMTS13。ADAMTS13由肝脏星状细胞和内皮细胞合成，除直接酶解VWF外，新发现其羧基端还能以自由巯基化的方式直接抑制血小板聚集。

4. 血小板异常活化　急性TTP患者血浆中发现多种物质可刺激血小板活化、黏附、聚集，参与TTP的发生发展。

二、中医病因、病机

本病病因有先天不足、情志不遂、感受外邪、药毒所伤等因素。先天不足、肾精亏虚，导致气血虚少，气虚则无以推血运行，血虚则脉道艰涩而致血瘀；感受外邪特别是感受湿热之邪，阻塞中焦，脾运不健，痰湿内生，阻塞胆道，发为黄疸；过食药毒，中伤脾胃，脾气不足，统摄失权，血溢脉外则见出血；情志不遂，气机不畅，气阻痰生，脉络受阻、血溢脉外发为紫癜（瘀斑）。总之本病与虚、痰、瘀密切相关；虚是疾病之因，血瘀为疾病之果，出血是疾病发生发展的必然现象。本病的病因有内有外，有虚有实，虚主要为脾肾两亏，气血不足，实主要以痰、瘀、湿密切相关。

【诊断】

1. 临床表现

（1）血小板减少性出血　皮肤瘀点、瘀斑或紫癜，其他如鼻出血、胃肠道出血、血尿、月经过多，视网膜出血也可发生，血小板计数明显下降者有颅内出血的危险。

（2）微血管病性溶血性贫血　当红细胞经过病变血管时，由于机械损伤而被破坏，引起中至重度贫血，半数病例可出现黄疸。

（3）神经精神症状　典型病例的临床表现首先见于神经系统，其严重程度常决定本病的预后。神经系统表现的多变性为本病的特点之一。患者有不同程度的意识紊乱、有头痛和（或）失语、眩晕、痉挛、惊厥、感觉异常、视力障碍、知觉障碍、定向障碍、癫痫发作、谵妄、嗜睡、昏迷等，病变初期为一过性，具有波动性、反复发作等特点；患者若出现轻瘫、偏瘫，可于数小时内恢复。其机制可能是大脑皮质或脑干小血管病变所致。

（4）肾脏病变　有肾脏病变的患者，近90%表现为蛋白尿、镜下血尿、管型尿（肉眼血尿较少）；有患者可发生肾皮质坏死导致急性肾衰竭。

（5）发热　90%的患者在病程的某一阶段发热，为低中度发热，可能与体温调节中枢受损、组织坏死、继发感染等因素有关。

（6）其他少见症状　心肌多灶性出血性坏死，心肌有微血栓形成，可并发心力衰竭或猝死；心电图示复极异常或各种心律失常，尸检为急性心肌梗死；也有报道肺出血、ARDS、呼吸衰竭，认为由肺小血管受累所致；约20%患者出现腹部血管栓塞表现。

2. 实验室检查

（1）血常规　正色素正细胞性贫血，中重度贫血，末梢血片可见有核红细胞、棘形红细胞、红细胞碎片；PLT明显减少，常为（10～50）$\times 10^9$/L，严重者可降至（1～10）$\times 10^9$/L。血象中可见巨大血小板，血小板寿命缩短<24小时，白细胞增高伴核左移，并可出现幼稚粒细胞。

（2）骨髓象　呈溶血性贫血表现，红细胞系统增生明显活跃，巨核细胞正常或增多，产生血小板障碍。

（3）vWF－CP水平　检测vWF－CP基因ADAMTS13突变和测定患者血浆中vWF－CP的自身抗体，有助于判断血栓性微血管病分型、预测疗效和疾病转归。最新研究表明：测定患者血浆中vWF－CP活性的分子水平、检测vWF－CP基因ADAMTSB突变和测定患者血浆中的vWF－CP自身抗体是诊断先天性TTP或获得性TTP的主要依据。

（4）出凝血检查　出血时间正常，束臂试验阳性，凝血酶原时间、部分活化凝血酶原时间可延长，纤维蛋白原可减少，纤维蛋白降解产物可阳性，但一般无典型 DIC 的实验室表现。

（5）溶血指标检查　直接 Coombs 试验（－），但继发者半数可阳性，血清胆红素可增高，游离血红蛋白增高、结合珠蛋白下降及血红蛋白尿提示血管内溶血。

（6）血液生化检查　乳酸脱氢酶 100% 增高，与临床病程和严重程度相平行。

（7）可出现镜下血尿、蛋白尿、管型尿，氮质血症及血肌酐增高。

（8）皮肤活检　为最安全的病理诊断辅助方法。小动脉、毛细血管中有均一性“透明样”血小板血栓，PAS 染色阳性，可有血管内皮细胞增生，内皮下“透明样”物质沉积，小动脉周围纤维化，栓塞局部可有坏死，但无炎性细胞浸润或炎性反应。

3. 诊断依据

(1)主要表现

1）溶血性贫血，外周血片中可见红细胞碎片和异形红细胞。

2）血小板计数 $<100\times10^9/L$。

(2)次要表现

1）发热。

2）特征性的神经系统症状。

3）肾损害：包括血肌酐 $>177\mu mol/L$ 或尿常规检查发现血尿、蛋白尿、管型尿。

若有两项主要表现加上任何一项次要表现，可以诊断 TTP。

【鉴别诊断】

本病当与下列疾病相鉴别。

1. 与 Evans 综合征相鉴别　是特发性血小板减少性紫癜伴自身免疫性溶血性贫血。具有血小板减少和溶血表现，易与 TTP 混淆。但 Evans 综合征是血管外溶血，破碎红细胞不增高，尿隐血试验或尿 Rous 试验（－），通常 Coombs 试验（＋）。临床无神经精神异常。

2. 与原发性血小板减少性紫癜（idiopathic thrombocytopenic purpura，ITP）相鉴别　是一种免疫性外周血小板破坏增多、血小板数减少、血小板寿命缩短而引起的常见的出血性疾病。ITP 不伴有溶血，一般对激素治疗反应较好。

【治疗】

一、西医治疗

1. 血浆置换结合血浆输注法　血浆置换（PE）是目前治疗 TTP 的一线方案，一旦确诊或高度可疑的急性 TTP 患者，应积极行 PE 治疗，延误 PE 治疗是患者不良预后的主要因素之一，血浆置换的量为 2000ml 或（40～60ml/kg），每日 1～2 次，血浆置换后根据患者血小板计数及临床表现改善的情况，交替给予血浆输注和血浆置换，输注 FFP：20～40ml（kg·d），病情稳定后输注量减少或输注间隔延长。

2. 肾上腺糖皮质激素　地塞米松 10～20mg/d 或甲泼尼龙 40～80mg/d 静脉滴注，病情稳定后逐渐减量，维持 4～8 周。

3. 免疫球蛋白 效果不及血浆置换疗法，适用于血浆置换无效或多次复发的病例，剂量0.4g/（kg·d）静脉滴注，3～5天/周，连续3～4周。

4. 应用抗血小板药物 低分子右旋糖酐注射液500ml＋复方丹参针40～60ml/天静脉滴注，7～14天。

5. 成分输血 严重贫血时谨慎输注洗涤红细胞。但输注红细胞对于TTP患者有一定风险，可能加剧微血栓形成而使溶血加剧。血小板输注可能加重血栓形成致使病情恶化，需特别谨慎。只有在血小板显著减少致颅内出血危及生命的出血症状才考虑选用。

6. 其他治疗 包括对症、支持及降颅压、维持水、电解质平衡等。

二、中医治疗

（一）辨证施治

本病的辨证要点主要是辨虚实，虚主要为脾肾两亏，气血不足，实主要辨痰、瘀、湿，而瘀血又为其基本的病理改变。治疗以活血化瘀为基本原则。

1. 热毒内盛，瘀血内阻 壮热不退、头痛较剧、面红目赤、心烦口渴、狂躁不安，甚或神昏谵语、惊厥失语、肌肤瘀斑密集，吐血、便血、尿血。或小便短赤、大便秘结，舌绛或紫暗有瘀斑，苔黄，脉数。

治法：清热解毒，活血化瘀。

方选：清瘟败毒饮合血府逐瘀汤。

组成：生地 丹皮 赤芍 栀子 黄芩 黄连 生石膏（先煎） 当归 枳壳 柴胡 陈皮 川芎 红花 桃仁 甘草。

2. 痰湿内蕴，瘀血内阻 发热，面目发黄，胁下积块，鼻、尿血、肌肤瘀黑。舌红苔黄腻，脉数或滑数。

治法：清热利湿，活血化瘀。

方选：三仁汤合桃红四物汤。

组成：薏苡仁 蔻仁 杏仁 陈皮 白术 黄芩 黄连 滑石 大黄 川芎 丹参 当归 桃仁 红花。

3. 气血不足，瘀血内阻 起病缓慢、斑疹隐隐、气短懒言、倦怠乏力、面色萎黄、鼻衄、尿血、便血。舌淡苔薄白，脉细。

治法：益气养血，活血化瘀。

选方：八珍汤合桃红四物汤。

组成：黄芪 党参 茯苓 白术 桃仁 红花 丹参 川芎 当归 熟地 苏木 茜草 三七 甘草。

（二）常用中成药

安宫牛黄丸 1丸，2次/日或至宝丹1丸，2次/日。

丹参注射液40ml＋生理盐水250ml静脉滴注，每日1次。或清开灵注射液20～40ml＋5%葡萄糖250ml静脉滴注，每日1次。或醒脑静20ml＋5%葡萄糖250ml静脉滴注，每日1次。

【预后】

TTP复发是指在完全缓解30天后再发生TTP临床表现。TTP疾病复发率约为30%，多出现在疾病首次发作后的1年内。遗传性TTP及抑制物阳性的特发性TTP患者易复发。定期检测PLT和ADAMTS13活性有助于预后判断，对抑制物检测持续阳性者需注意疾病复发。

（宋国林）

扫码“练一练”

扫码“学一学”

扫码“看一看”

第十九章　代谢内分泌危重病症

第一节　低血糖

低血糖症（hypoglycemia）是一组多种病因引起的血浆（或血清）葡萄糖（简称血糖）浓度过低，临床上以交感神经兴奋和脑细胞缺糖为主要表现的综合征。一般引起低血糖症状的血浆葡萄糖阈值为2.8～3.9mmol/L，然而，对于反复发作的低血糖病人，这一阈值则会向更低的血糖浓度偏移。低血糖症可以发生在非糖尿病病人，也可以发生在糖尿病病人。

祖国医学并无相应病名，但根据其病因和临床表现可将其归属中医的“心悸”“脱证”“神昏”“虚风”范畴。

【病因病机】

一、西医病因、病理生理

（一）非糖尿病病人的低血糖症

1. 引起低血糖症的药物　药物是最常见的引起低血糖因素。在糖尿病病人中主要由胰岛素和促胰岛素分泌剂所致。在非糖尿病个体中可能由酒精、喹诺酮类、β受体阻滞剂、血管紧张素转换酶抑制剂等所致。

2. 引起低血糖症的相关疾病　可以根据发病机制将其分为胰岛素介导性和非胰岛素介导性两大类。胰岛素介导的低血糖又称内源性高胰岛素血症，可由胰岛B细胞肿瘤、胰岛B细胞功能性疾病、胰岛素自身免疫性低血糖等引起。非胰岛素介导的低血糖常见于重症疾病所致，如肝衰竭、肾衰竭、心力衰竭、脓毒症或营养不足，也有非胰岛细胞肿瘤、肾上腺皮质功能减退或垂体-肾上腺功能低下引起者。

（二）糖尿病人的低血糖

外源性胰岛素和刺激内源性胰岛素分泌的药物会刺激葡萄糖的利用增加，如果使用不当可引起低血糖，甚至是严重或致死性低血糖的发生。在用于2型糖尿病的药物中，胰岛素增敏剂（二甲双胍、噻唑烷二酮类）、α-葡萄糖苷酶抑制剂、胰高血糖素样肽-1受体激动剂、钠-葡萄糖协同转运蛋白2抑制剂和二肽基肽酶-Ⅳ抑制剂引起低血糖的风险很小。

大脑几乎完全依靠葡萄糖提供能量。由于大脑不能合成和储存葡萄糖，因此，需要持续地从循环中摄取充足的葡萄糖以维持正常的脑功能和生存需要。生理情况下空腹血浆葡萄糖维持在70～110mg/dl（3.9～6.1mmol/L）较为狭窄的范围内。维持血糖平衡依靠神经信号、激素、代谢底物的网络调控，其中胰岛素起着主要作用。生理状况下，降低胰岛素分泌是防止低血糖的第一道防线；胰岛A细胞分泌的高血糖素的增高是防止低血糖的第二道防线；肾上腺素分泌增加作为第三道防线。临床上出现低血糖症状和体征的血糖阈值并非一个固定的数值，而是根据不同病因、低血糖发生的频率和持续时间的不同而存在差异。例如，血糖控制不佳的糖尿病病人的低血糖阈值往往较高，这些病人出现低血糖症状时血糖可以在正常范围（又称假性低血糖）；另外，一些情况下低血糖阈值可以偏低，例如，反复发作低血糖的病人，出现低血糖症状时的血糖往往更低。

二、中医病因、病机

低血糖的发生多为禀赋素弱，或病后体虚，脾胃不健，气血乏源，致心肝血虚，元神失主，气虚阳脱而发为本病。另外服药不当或饮酒过量，药毒或酒毒耗伤气血，导致气虚阳脱也可发为本病。

【诊断】

一、临床表现

1. 症状　低血糖的症状可归纳为以下两方面。

（1）自主神经低血糖症状　包括出汗、颤抖、心悸、紧张、焦虑、饥饿、流涎、软弱无力、眩晕、面色苍白、心率加快、四肢冰凉、收缩压轻度升高等。上述症状归因于交感神经活动增强。

（2）大脑神经元低血糖症状　包括大汗、意识混乱、行为异常、视力障碍、瞳孔散大、木僵、嗜睡，血糖浓度更低时出现癫痫发作和昏迷。尽管严重的长期低血糖可导致未被注意到的糖尿病病人发生脑死亡，但绝大多数低血糖发作在葡萄糖水平升至正常后能够逆转，而罕见的致死性发作通常认为是低血糖引起室性心律失常的结果。

昏迷的老年人和危重病患者，因反应能力下降，应特别注意鉴别是否有低血糖的存在。

2. 体征　面色苍白和出汗是低血糖的常见体征。心率和收缩压上升，但上升幅度不会很大。

二、实验室及辅助检查

低血糖症的实验室检查除常规血糖测定外，测定血浆相关激素，如胰岛素、C 肽、胰岛素原和 β－羟丁酸水平以及胰岛素自身抗体，并且观察注射 1.0mg 胰高血糖素后的血糖反应，通过这些步骤可以鉴别内源性或外源性胰岛素介导的低血糖和可能的病因。

三、诊断依据

对于非糖尿病病人的低血糖，可依据 Whipple 三联征进行诊断：①低血糖症状；②发作时血糖低于 2.8mmol/L；③供糖后低血糖症状迅速缓解。少数空腹血糖降低不明显或处于非发作期的患者，应多次监测有无空腹或吸收后低血糖，必要时采用 48 ~ 72 小时禁食试验。而接受药物治疗的糖尿病患者只要血糖水平≤3.9mmol/L 就属低血糖范畴。

【鉴别诊断】

低血糖有时可误诊为精神病、神经疾患（癫痫、短暂脑缺血发作）或脑血管意外等。

1. 低血糖病因的鉴别 磺脲类药物、胰岛素用量过多、胰岛素瘤等。

2. 交感神经兴奋表现的鉴别 甲状腺功能亢进症、嗜铬细胞瘤、自主神经功能紊乱、糖尿病自主神经病变、更年期综合征等。

3. 精神－神经－行为异常的鉴别 精神病、脑血管意外、糖尿病酮症酸中毒昏迷、高血糖高渗状态等（具体见相关章节）。

【治疗】

一、西医治疗

治疗包括两方面：一是解除神经供糖不足的症状，二是纠正导致低血糖症的各种潜在原因。

1. 低血糖发作的处理 轻者口服糖水、含糖饮料，或进食糖果、饼干、面包、馒头等即可缓解。对于药物相关性低血糖，应及时停用相关药物。重者或疑似低血糖昏迷患者，应及时测定毛细血管血糖，甚至无需血糖结果，及时给予50%葡萄糖液60～100ml静脉注射，继以5%～10%葡萄糖液静脉滴注，直至患者清醒，血糖恢复正常水平。中枢神经系统血糖恢复至正常的时间滞后于其他组织，输注葡萄糖的时间应持续数小时，以免再次发生低血糖症。

在静脉滴注葡萄糖的同时，如血糖不升，可给予氢化可的松100mg和（或）胰高糖素0.5～1mg，肌内或静脉注射。

神志不清者，切忌喂食以避免呼吸道窒息。使用胰岛素或促胰岛素分泌剂联合α－葡萄糖苷酶抑制剂的病人，应使用纯葡萄糖来治疗有症状的低血糖。

2. 病因治疗 确诊为低血糖症尤其空腹低血糖症发作者，大多为器质性疾病所致，应积极寻找致病原因进行对因治疗，若因药物引起者，应停药或调整用药。疑胰岛素瘤者，则应术前明确定位并进行肿瘤切除术，预后大多良好。临床可参照图19－1进行救治。

二、中医治疗

（一）辨证施治

辨证要点：首辨发作期和缓解期。发作期是指低血糖发作时。缓解期是指低血糖纠正后，主要是预防低血糖反复发作。治疗原则：急性期益气固脱，缓解期补益气血。

1. 气虚阳脱（发作期） 突然心悸大汗不止，汗出如油，声短息微，面皖神疲，四肢厥冷，或不省人事，舌淡少津、脉虚大无力或微细欲绝。

治法：益气回阳固脱。

方选：生脉散合参附汤。

组成：人参　麦冬　五味子　熟附片。

2. 气血两虚（缓解期） 头晕心悸，面色皖白，乏力自汗，或食后脘腹胀满，嗳气频频，恶心呕吐，手抖，便溏，舌淡边有齿痕，苔薄，脉虚弱。

治法：益气养血。

方选：归脾汤。

组成：人参　白术　黄芪　当归　炙甘草　茯苓　远志　木香　酸枣仁　龙眼肉　大枣　生姜。

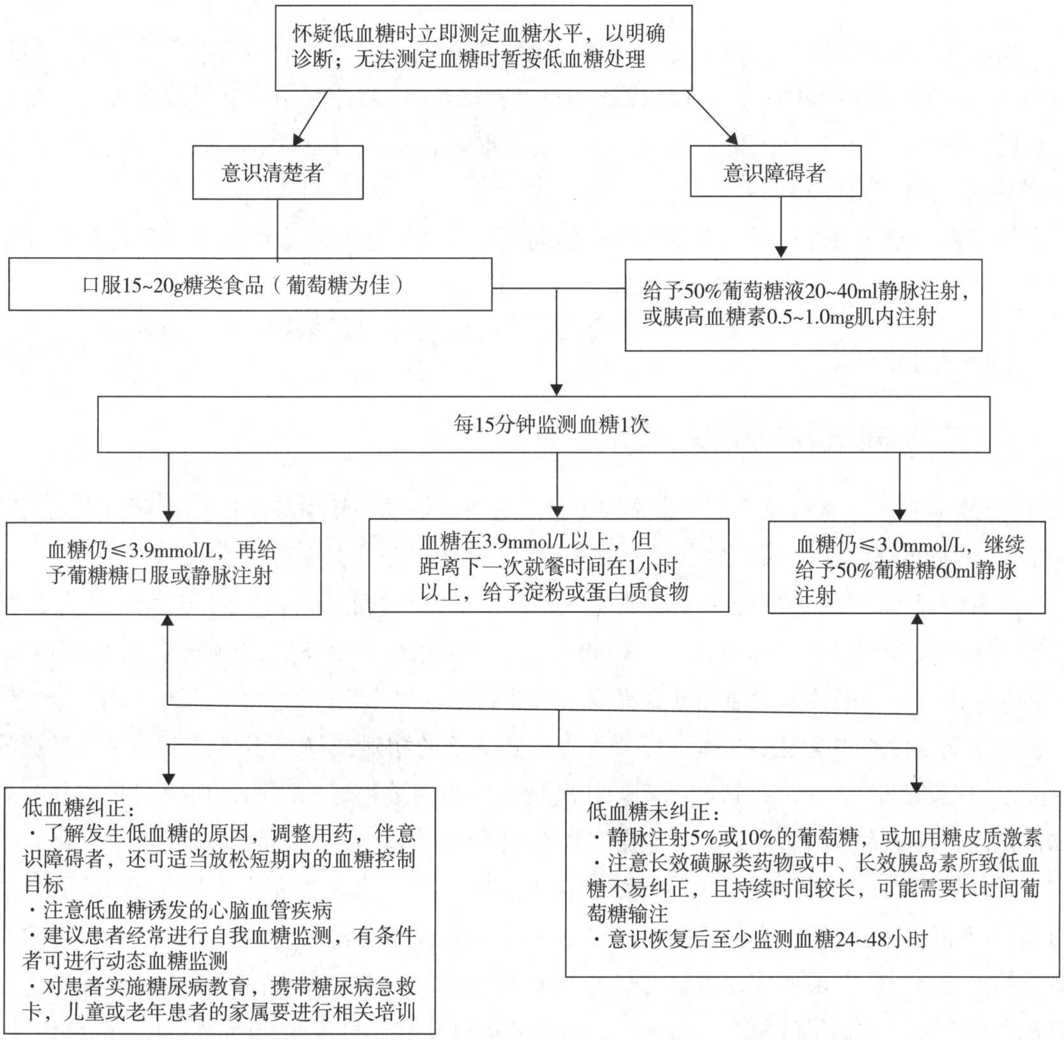

图 19－1　低血糖症的救治流程

（二）专方专药治疗

低血糖后昏迷者，可予醒脑静注射液 20～40ml 用 5% 葡萄糖 250ml 稀释后静脉滴注。

（三）中成药治疗

气虚阳脱型：参麦注射液 60～100ml，加入 5% 葡萄糖注射液 250～500ml 静脉滴注，每日 1～2 次。参附注射液 60～100ml，加入 5% 葡萄糖注射液 250～500ml 静脉滴注，每日 1～2 次。黄芪注射液 50ml 加入 5% 葡萄糖注射液 250～500ml 静脉滴注，每日 1～2 次。

气血两虚型：人参归脾丸。口服。

（四）其他治疗

气虚阳脱型可取人中、百会、足三里、内关等穴，针灸并用，针用补法，灸至病情缓解为止。

（苏玉杰）

扫码“学一学”

扫码“看一看”

第二节　糖尿病酮症酸中毒

糖尿病酮症酸中毒（DKA）是糖尿病的急性并发症，它是由于胰岛素严重不足引起酮体堆积，导致代谢性酸中毒。临床以高血糖、高血酮和代谢性酸中毒为主要表现。它是糖尿病的急性并发症，也是内科常见的急症之一。本病病死率约为10%，死亡的主要原因是循环衰竭、低钾血症和感染。

糖尿病酮症酸中毒在中医学中无相应的病名，根据其症状和发病机制，可将其归为中医学中的“消渴”“暴吐”“神昏”“脱证”等病范畴。

【病因病机】

一、西医病因、病理生理

糖尿病酮症酸中毒常见诱发因素是胰岛素不适当减量或突然中断治疗、感染、严重创伤、大手术、严重吐泻、急性心肌梗死、急性脑血管病、妊娠、分娩、精神刺激等。

正常情况下，脂肪酸经β－氧化后生成乙酰CoA，在线粒体内大部分乙酰CoA与乙酰乙酸进入三羧酸循环，产生ATP、CO_2和水；小部分乙酰CoA转化为游离脂肪酸（FFA）和在肝脏中缩合为酮体并经血循环到周围组织被氧化。

糖尿病酮症酸中毒发病的基本环节是由于胰岛素的相对或绝对不足，不能产生足够的草酰乙酸把乙酰CoA带入三羧酸循环；其次是血糖不能被很好地利用，而引起脂肪分解增加以供能，结果大量脂肪分解，产生游离脂肪酸和三酰甘油，游离脂肪酸经β－氧化后生成大量乙酰CoA，这些乙酰CoA在肝脏缩合成酮体，酮量的增加超过了周围组织的氧化能力而引起高酮血症。酮体中的乙酰乙酸和β－羟基丁酸都是较强的酸，血酮升高使血中有机酸浓度增高，引起酸血症；大量有机酸与体内碱基结合成盐而从肾脏排出，造成机体碱储备大量丢失，加重了酸中毒；血pH下降，患者通过换气过度来减低$PaCO_2$，部分代偿，可出现深大呼吸，甚至昏迷。

二、中医病因、病机

糖尿病属中医学“消渴病”范畴。消渴的病理始于阴虚，起于燥热，阴虚是其本，燥热表现在肺胃，是其标，两者互为因果，阴愈虚燥热愈盛，燥热愈盛阴愈虚。

糖尿病酮症酸中毒可在消渴病迁延日久不愈基础上，突因暴饮暴食，或暴吐暴泻，或外感热毒，或严重金疮、跌扑损伤等，更伤阴血津液，致使湿毒、热毒、瘀毒内盛，甚至精血枯竭，阴阳俱衰，而并发“神昏”“脱证”等危候。

【诊断】

1. 临床表现

（1）症状

1）糖尿病症状加重：烦渴、尿量增多，疲倦乏力等。

2）消化系统症状：食欲不振、恶心、呕吐等。

3）呼吸系统症状：酸中毒时呈深大呼吸，呼出气体中有丙酮味（烂苹果味）。

4）神经精神症状：有明显个体差异，早期感头晕，头疼、精神萎靡，甚至昏迷。

5）脱水症状：尿量减少，皮肤黏膜干燥，眼球下陷等。

6）其他：部分患者有剧烈腹痛，腹肌紧张，偶有反跳痛，常被误诊为急腹症。

（2）体征

1）酸中毒时呼吸深而快，呈 Kussmaul 呼吸；动脉血 pH 低于 7.0 时，由于呼吸中枢麻痹和肌无力，呼吸渐浅而缓慢。

2）嗜睡、烦躁、反应迟钝，甚至昏迷，腱反射消失，经常出现病理反射。

3）脱水量达到体重 15% 以上，出现心率增快、血压下降、四肢厥冷等循环衰竭体征。

4）腹痛者，常有腹肌紧张，偶有反跳痛等体征。

2. 实验室及辅助检查

（1）高血糖　一般在 16.7～33.3mmol/L，超过 33.3mmol/L 时多伴有高渗性高血糖状态或有肾功能障碍；有时高达 33.3～55.5mmol/L 以上，可伴有高渗性昏迷。

（2）高血酮　强阳性，一般多在 4.8mmol/L 以上，有时高达 30mmol/L，血酮 >5 mmol/L 即有诊断意义。

（3）pH　血 pH <7.35，严重者血 pH <7.0；CO_2 结合力常 <13.38 mmol/L；剩余碱及实际重碳酸盐降低。

（4）血电解质　血钠大多 <135mmol/L，少数正常，偶可升高；若血钠 >150mmol/L，应疑及伴有高渗性昏迷。血钾初期正常或偏低；当少尿、无尿和严重酸中毒时，血钾 >5.5mmol/L 而发生高钾血症；血钾 <3mmol/L 而致低钾血症。血磷、血镁可低于正常。

（5）血浆渗透压　轻度升高，有时达 330mOsm/L 左右。

（6）血脂　常显著升高。

（7）尿素氮、肌酐　因失水、循环衰竭及肾功能不全而升高。

（8）白细胞　常增多。

（9）血红蛋白与红细胞及其比容　常升高，升高幅度与失水程度有关。

（10）尿酮、尿糖　多呈强阳性。

3. 诊断依据

（1）有糖尿病病史和酮症酸中毒的临床表现。有的 1 型糖尿病患者首次发病即表现为酮症酸中毒，仔细询问后可有糖尿病症状。

（2）尿酮体阳性或强阳性是酮症酸中毒诊断的重要依据。

（3）可伴有代偿或失代偿性代谢性酸中毒。

（4）如尿糖和酮体阳性伴血糖增高，血 pH 和（或）二氧化碳结合力降低，无论有无糖尿病病史，都可诊断为糖尿病酮症酸中毒。

以上 4 项可以确诊糖尿病酮症酸中毒，必须注意，酮症时即使无感染白细胞总数及粒细胞也可明显增高，可出现一过性高尿酸血症。

糖尿病酮症酸中毒分为轻度、中度和重度。轻度仅有酮症而无酸中毒，称为糖尿病酮症；中度除酮症外，还有轻至中度酸中毒称为糖尿病酮症酸中毒；重度是指酸中毒伴意识障碍，称为糖尿病酮症酸中毒昏迷。

【鉴别诊断】

本病应与其他糖尿病昏迷相鉴别，如低血糖昏迷、乳酸性酸中毒、非酮症性高渗性昏迷等（表19－1）。对轻症，应与饥饿性酮症相鉴别，后者主要见于较严重恶心呕吐，不能进食的患者。

表19－1　糖尿病昏迷鉴别诊断

	酮症酸中毒	低血糖昏迷	高渗性昏迷	乳酸性酸中毒
病史	多发生于青少年、较多有糖尿病史，常有感染、胰岛素治疗中断等病史	有糖尿病史，有注射胰岛素、口服降血糖药、进食过少，体力过度等病史	多发生于老年，常无糖尿病史，常有感染、呕吐、腹泻等病史	常有肝、肾功能不全，低血容量休克、心力衰竭，饮酒，服DBI等病史
起病及症状	慢（2～4天）有厌食、恶心、呕吐、口渴、多尿、昏睡等	有饥饿感、多汗、心悸、手抖等交感神经兴奋表现	慢（数日）有嗜睡、幻觉、震颤、抽搐等	较急，有厌食、恶心、昏睡及伴发病的症状
体征				
皮肤	失水、潮红	潮湿多汗	失水	失水
呼吸	深、快	正常	加快	深、快
脉搏	细速	速而饱满	细速	细速
血压	下降	正常或稍高	下降	下降
化验				
尿糖	阳性＋＋＋＋	阴性或＋	阳性＋＋＋＋	阴性或＋
尿酮	＋～＋＋＋	阴性	阴性或＋	阴性或＋
血糖	显著增高，多为16.7～33.3mmol/L	显著降低＜2.8mmol/L	显著增高，一般为33.3mmol/L以上	正常或增高
血酮	显著增高	正常	正常或稍增高	正常或稍增高
血钠	降低或正常	正常	正常或显著升高	降低或正常
pH	降低	正常	正常或降低	降低
CO_2结合力	降低	正常	正常或降低	降低
乳酸	稍升高	正常	正常	显著升高
血浆渗透压	正常或稍升高	正常	显著升高，常＞350mOsm/L	正常

【治疗】

一、西医治疗

糖尿病酮症酸中毒的治疗原则是纠正内分泌代谢紊乱，去除诱因，防止各种并发症，减少病死率。快速扩容、纠正高血糖症和高血酮症及代谢性酸中毒、防止低钾血症和感染等是其主要治疗措施。

1. 快速扩容　1～2小时内予0.9%生理盐水1000～2000ml静脉滴注。第一个24小时内输液3000～5000ml。血糖降到13.9mmol/L改用5%葡萄糖生理盐水，亦加适量速效胰岛素。防止低血糖，避免脑水肿；如有心功能不全或有冠心病者要注意输液速度。

2. 胰岛素治疗　一般采用小剂量胰岛素治疗方案，开始以0.1U/(kg·h)给予胰岛素，如在第1小时内血糖下降不明显，且脱水已基本纠正，胰岛素剂量可加倍。当血糖降至13.9mmol/L时，胰岛素剂量减至0.05～0.1U/(kg·h)。治疗中1～2小时测血糖、钾、钠、尿糖、尿酮等项目。

3. 纠正电解质紊乱和酸中毒　在胰岛素及补液治疗后，患者尿量正常，血钾低于

5.5mmol/L 即可静脉补钾。治疗前已有低钾血症，尿量≥40ml/h 时，在胰岛素及补液治疗同时必须补钾。血钾 <3.3mmol/L 可危及生命，此时应立即补钾，当血钾升至 3.5mmol/L 时，再开始胰岛素治疗，以免发生心律失常、心脏骤停和呼吸肌麻痹。血 pH <7.1 时当给予 5% $NaHCO_3$ 注射液 84ml 静脉滴注，并补充 1g KCl；pH <7.0 给予 5% $NaHCO_3$ 168ml 静脉滴注，并补充 2g KCl。

4. 去除病因和治疗并发症　积极治疗休克、心力衰竭和心律失常、脑水肿和肾衰竭等并发症；保持良好的血糖控制，及时治疗感染及其他诱因。

二、中医治疗

（一）辨证论治

糖尿病酮症酸中毒其辨证要点主要是辨虚实，虚证主要辨是否出现阳脱证、气随津脱证，实证主要辨毒热和瘀血主次；以养阴清热，解毒活血、扶正固脱等为治法。

1. 实证

（1）毒热内盛证：高热，烦躁，神昏，恶心呕吐，舌质红绛，脉数。

治法：清热解毒。

方选：清瘟败毒饮。

组成：生石膏　生地黄　水牛角　黄连　栀子　桔梗　黄芩　知母　赤芍　玄参　连翘　竹叶　丹皮　甘草。

（2）毒扰心神证：神昏谵语，躁扰不宁，口渴，面赤，心悸失眠，舌红苔黄，脉数等为常见症的证候。

治法：清热解毒开窍。

方选：安宫牛黄丸。

组成：牛黄　郁金　犀角（用代用品）　黄连　朱砂　梅片　麝香　珍珠　山栀　雄黄　金箔衣　黄芩。

2. 虚证

（1）气随津脱证：面色苍白，口唇青紫，汗出肢冷，呼吸微弱，舌淡脉细数等。

治法：益气救阴固脱。

方选：生脉散。

组成：人参　麦冬　五味子。

（2）阳脱证：冷汗淋漓，身凉肢厥，神倦息微，面色苍白，脉微欲绝，舌淡苔润。

治法：回阳固脱。

方选：参附汤。

组成：人参　制附片。

（二）专方专药治疗

1. 气随津脱证者，予生脉注射液或参麦注射液 50ml 静脉注射，每 4～6 小时一次，直到症状改善。

2. 阳脱者，予参附注射液 50ml 静脉注射，每 4～6 小时一次，直到症状改善。

3. 视病情需要静脉滴注 0.9% 生理盐水或平衡盐液。纠正代谢性酸中毒，可用 5% 碳酸氢钠 100～250ml 静脉滴注；维持水、电解质平衡。

4. 神昏者，予醒脑静注射液稀释于 0.9% 生理盐水 250ml 中静脉滴注，每日 1～2 次。或用安宫牛黄丸鼻饲，每次 1 丸，每日 2 次。

（三）常用中成药

1. 消渴丸

成分：北芪、生地、花粉、优降糖（每丸含 0.25mg，即 10 丸消渴丸含一片优降糖）。

功用及主治：滋肾养阴、益气生津。具有改善多饮、多尿、多食等临床症状及较好的降低血糖的作用。主治 2 型糖尿病。

2. 金芪降糖片

成分：黄连、黄芪、金银花等。

功能及主治：清热益气，主治气虚内热消渴病，症见口渴喜饮，易饥多食，气短乏力等。用于轻中型 2 型糖尿病。

3. 金诃降糖胶囊

成分：冬虫夏草、龟板、郁金等药物精制而成。

功能主治：益肾固精，生津止渴，降糖。用于糖尿病。

4. 珍芪降糖胶囊

成分：黄芪、黄精、珍珠等。

功能主治：成人各类型糖尿病、老年型糖尿病、幼年稳定型糖尿病。预防糖尿病合并症。滋阴补肾，生津止渴。肝昏迷、尿毒症、低血糖、糖尿病酮症患者遵医嘱使用。

（叶　勇）

扫码“学一学”

第三节　糖尿病高渗性昏迷

糖尿病高渗性昏迷亦称非酮症型高渗性昏迷，是指糖尿病患者在某些诱因下，血糖极度升高，血钠过高、脱水，血浆渗体透压升高而无明显酮症酸中毒，多伴有不同程度的神经精神症状或昏迷为主的临床综合征，是老年糖尿病患者常发生的急性并发症之一。本病预后不佳，死亡率高达 40%～70%。

非酮症型高渗性昏迷属于中医学“消渴”“神昏”“脱证”等病范畴。

【病因病机】

一、西医病因、病理生理

非酮症型高渗性昏迷的基本病因是胰岛素不足和脱水。患者体内胰岛素绝对或相对不足，在各种诱因作用下，如严重感染、心绞痛或心肌梗死、脑血管意外、外科手术等急性情况，或饮水不足，或发热、严重呕吐、腹泻等高糖摄入，或饮大量高糖饮料或静脉输入高糖等，或大量服用影响糖代谢的药物等，使血糖显著升高，严重的高血糖和糖尿引起渗透性利尿，致使水及电解质大量自肾脏丢失。故高血糖、脱水及高血浆渗透压逐渐加重。

另外，各种诱因可使患者胰岛素分泌进一步减少，对抗胰岛素的激素水平升高以及血糖浓度的显著升高。

高血糖和糖尿造成渗透性利尿，尿渗透压的50%左右是由尿液中的葡萄糖维持，故患者失水常远比电解质丢失严重。这时，患者多有主动饮水以维持体内水平衡能力的下降和肾功能不全，故高血糖及脱水严重。脱水和低血钾一方面能引起皮质醇、儿茶酚胺和胰升糖素等升糖激素分泌的增多，另一方面又能进一步抑制胰岛素的分泌，继而造成高血糖状态的继续加重，形成恶性循环，最终导致非酮症型高渗性昏迷的发生。

二、中医病因、病机

非酮症型高渗性昏迷可在消渴病迁延日久基础上，突因暴饮暴食，或剧烈吐泻，或严重金疮跌扑、出血等，更伤阴血津液；或外感热毒，致使湿毒、热毒、瘀毒内盛，营阴被灼，热毒扰动心神而见神志不清；阴液极度耗损，导致阴竭阳亡，而见皮肤干燥，四肢厥冷，脉微细欲绝等危候。

【诊断】

1. 临床表现　主要为严重的脱水和神经系统两组症状与体征。

（1）严重脱水，常伴循环衰竭症状与体征　可见体重明显下降，皮肤干燥少汗和弹性下降，眼球凹陷，舌体干并可有纵行裂纹。病情严重者可有周围循环衰竭的表现，脉搏细而快，脉压缩小，立位低血压，甚至四肢厥冷，发绀，呈休克状态。有的由于严重脱水而少尿、无尿。

（2）神经系统症状与体征　本症患者意识障碍存在与否主要取决于血浆渗透压升高的速度与程度，与酸中毒关系不大。除感觉神经受抑制而神志淡漠、迟钝甚至木僵外，运动神经较多受累，常见者有脑卒中、偏瘫，失语、偏瘫、眼球震颤和斜视以及全身性癫痫发作等。反射常亢进或消失，前庭功能障碍时有幻觉、谵语、烦躁不安等。体温可上升达到40℃以上，可能为中枢性高热。

本病若诊治不及时，可出现一系列并发症，如血管栓塞、休克、心力衰竭、肾衰竭、呼吸衰竭，呼吸窘迫综合征，应激性溃疡所致消化道出血，弥漫性血管内凝血（DIC），脑水肿，脑血管意外、严重心律失常等，导致较高的死亡率。

2. 实验室及辅助检查

（1）血糖明显增高，多为33.3～66.6mmol/L。

（2）血钠常>145mmol/L，有时可达180mmol/L，但可正常，甚或偏低。

（3）血清渗透压>320mOsm/L，有时可达450mOsm/L以上。

（4）血钾>5mmol/L，但可正常或偏低。

（5）血氯稍增高。

（6）血pH大多正常或稍偏低于7.35，也可高于正常，达7.35；约半数以下可伴轻度酸中毒。

（7）血清HCO_3^-稍低或正常。

（8）血清酮可稍增高，有时伴发酮症酸中毒者更高。

（9）尿糖呈强阳性，早期尿量明显增多，晚期尿少或尿闭。

（10）血尿素氮常中度升高，肌酐亦高，大都属肾前性（失水、循环衰竭）或伴有急性肾衰竭所致。

（11）血白细胞明显升高，血红细胞比容亦增高，如正常者大多有贫血并存。

（12）血游离脂肪酸一般不增高。

（13）脑脊液渗透压较持久地增高。

3. 诊断依据 根据患者的临床表现特点和可能存在的诱发因素，结合血糖、血钠和血浆渗透压的测定，可及时做出正确诊断。

（1）血糖≥33.3mmol/L。

（2）有效血浆渗透压≥320mOsm/L。

（3）血清碳酸氢根≥15mmol/L，或动脉血 pH≥7.30。

（4）尿糖呈强阳性，而尿酮阴性或为弱阳性。

【鉴别诊断】

本病当与糖尿病酮症酸中毒和其他原因引起的昏迷相鉴别，参见“糖尿病酮症酸中毒”鉴别诊断。此外有高热者有时与脑炎相混淆，尤其在夏季流行季节，必要时应检查脑脊液，以助诊断。有抽搐者还须除外癫痫、脑血管意外等。

【治疗】

一、西医治疗

由于严重失水、高渗状态为本病的特点，故迅速扩容、纠正高渗为处理的关键。同时，应去除诱因，防止各种并发症，降低病死率。

1. 迅速扩容

（1）有低血容量休克者，应先静脉滴注生理盐水，以较快地提高血容量，升高血压，改善肾血流，恢复肾脏功能，在血容量恢复、血压回升至正常且稳定，而血浆渗透压仍高时，改用0.45%氯化钠液。

（2）血压正常而血钠>150mmol/L者，开始即用低渗液。当血浆渗透压降至350mmol/L以下，血钠在140～150mmol/L以下时，应改输等渗氯化钠液，若血糖降至13.89～16.67mmol/L时，改输5%葡萄糖液或葡萄糖盐水。

（3）休克患者或收缩压持续<80mmHg者，开始除补等渗液外，应间断输血浆或全血。

补液量的估计，可按血浆渗透压计算患者的失水量，计算公式：失水量（L）=［患者血浆渗透压（mmol/L）－正常血浆渗透压］×体重（kg）×0.6；也可按患者发病前体重的10%～12%估算失水量作为补液量。

补液速度按先快后慢的原则：第1小时可补充1～1.5L，前4小时补充1.5～3L，以后逐渐减慢速度，一般第1天可补充估计失水量的一半左右。若补液4～6小时后仍无尿者，可给予呋塞米40mg，应注意患者的心功能，对老年人有心脏病者必须做中心静脉压监护。

补液途径：使用静脉输注与使用胃管鼻饲两条途径。

2. 胰岛素应用 以5～6U/h胰岛素静脉滴注，与补液同时进行。当血糖降13.9mmol/L时应改用5%葡萄糖液或葡萄糖盐水，按每2～4g葡萄糖给1U胰岛素的比例，在输液瓶内加入胰岛素输注，病情稳定后改为胰岛素皮下注射。

3. 补钾　患者体内钾总量减少，且用胰岛素治疗后血钾即迅速下降，故应及时补钾。如患者无肾衰竭、少尿及高血钾（>5.5mmol/L），治疗开始即应补钾。用量根据尿量、血钾、心电图等灵活掌握，每天3~8g不等。患者清醒后，钾盐可部分或全部以口服补充。

4. 纠正酸中毒　部分患者同时存在酸中毒，一般不需特殊处理。合并有严重酸中毒者，每次给予5%碳酸氢钠不超过150ml。

5. 治疗诱因及并发症　感染是最常见的诱因，也是引起患者后期死亡的主要因素。必须一开始就给予足量有效抗生素治疗，这是降低病死率和治疗成功的关键。

6. 维持重要脏器功能　合并心力衰竭者应控制输液量和速度，避免引起低血钾和高血钾，应随访血钾和心电图。应保持血浆和血糖下降速度，以免引起脑水肿。应加强呼吸循环监测，仔细调整代谢紊乱。对症处理，加强支持疗法，以维持重要脏器功能。有高凝状态者给予小剂量肝素治疗，以防血栓形成。

二、中医治疗

（一）辨证论治

其辨证要点主要是辨虚实，虚主要分清是否出现阳脱证、气随津脱证，实主要辨毒热和瘀血主次；治疗原则为养阴清热，解毒活血、扶正固脱。

1. 实证

（1）毒热内盛证：高热，烦躁，神昏，恶心呕吐，舌质红绛，脉数。

治法：清热解毒。

方选：清瘟败毒饮。

组成：生石膏　生地黄　水牛角　黄连　栀子　桔梗　黄芩　知母　赤芍　玄参　连翘　竹叶　丹皮　甘草。

（2）热扰神心证：神昏谵语，躁扰不宁，口渴，面赤，心悸失眠，舌红苔黄，脉数等为常见症的证候。

治法：清热解毒开窍。

方选：安宫牛黄丸。

组成：牛黄　郁金　犀角（或代用品）　黄连　朱砂　梅片　麝香　珍珠　山栀　雄黄　金箔衣　黄芩。

2. 虚证

（1）气随津脱证：面色苍白，口唇青紫，汗出肢冷，呼吸微弱，舌淡脉细数等。

治法：益气救阴固脱。

方药：生脉散。

组成：人参　麦冬　五味子。

（2）阳脱证：以冷汗淋漓，身凉肢厥，神倦息微，面色苍白，脉微欲绝，舌淡苔润。

治法：回阳固脱。

方药：参附汤。

组成：人参　制附片。

（二）专方专药治疗

1. 气随津脱证者，予生脉注射液或参麦注射液 50ml 静脉注射，每 4～6 小时一次，直到症状改善。

2. 阳脱者，予参附注射液 50ml 静脉注射，每 4～6 小时一次，直到症状改善。

3. 视病情需要静脉滴注 0.9% 生理盐水或平衡盐液。纠正代谢性酸中毒，可用 5% 碳酸氢钠 100～250ml 静脉滴注；维持水、电解质平衡。

4. 神昏者，予醒脑静注射液稀释于 0.9% 生理盐水 250ml 中静脉滴注，每日 1～2 次。或用安宫牛黄丸鼻饲，每次 1 丸，每日 2 次。

（三）常用中成药

1. 消渴丸

成分：北芪、生地、花粉、优降糖（每丸含 0.25mg，即 10 丸消渴丸含一片优降糖）。

功用及主治：滋肾养阴、益气生津。具有改善多饮、多尿、多食等临床症状及较好的降低血糖的作用。主治 2 型糖尿病。

2. 金芪降糖片

成分：黄连、黄芪、金银花等。

功能及主治：清热益气，主治气虚内热消渴病，症见口渴喜饮，易饥多食，气短乏力等。用于轻中型 2 型糖尿病。

3. 金诃降糖胶囊

成分：冬虫夏草、龟板、郁金等。

功能主治：益肾固精，生津止渴，降糖。用于 2 型糖尿病。

4. 珍芪降糖胶囊

成分：黄芪、黄精、珍珠等。

功能主治：成人各类型糖尿病、老年型糖尿病、幼年稳定型糖尿病。预防糖尿病合并症。滋阴补肾，生津止渴。

（叶　勇）

第四节　甲状腺危象

扫码“学一学”

甲状腺危象（thyroid crisis）又称甲状腺功能亢进危象，简称甲亢危象，多发生于较重甲亢未治疗或控制不良的患者，由于一些诱因使原有甲状腺毒症在短期内急骤加剧和恶化，表现为以高热、大汗、心动过速、严重呕吐、腹泻、谵妄甚至昏迷等为特征的临床综合征。危象发生后病情进展很快，如不及时抢救，可导致多脏器功能衰竭，病死率很高，可高达 20% 以上。

甲状腺危象是一种甲状脉毒症病情极度加重的状态，是甲亢病程中出现的最严重并发症，但临床不常见，占甲亢患者的 1%～2%，多见于中老年患者，女性发病率为男性的 3～5 倍。

本病属于中医学“瘿病”“内伤发热”“心悸”“脱证”等病证的范畴。

【病因病机】

一、西医病因、病理生理

（一）发病诱因

甲状腺危象多发生于甲亢未治疗或控制不良的患者，诱发因素多，有内外科之分。内科方面的诱因最常见的是感染，其次是精神刺激、各种应激状态、突然停服抗甲状腺药物、妊娠、分娩等；外科方面的诱因有甲亢病情未控制而行手术，术中释放甲状腺素及甲状腺以外的手术等。一般来说，内科方面诱发的甲状腺危象，其病情较外科方面诱发的甲状腺危象更为常见，程度也较重。

（二）病理生理

甲状腺危象的发生并非因单一原因所致，而是由多方面综合因素引起的。有关甲状腺危象的发病机制和病理生理尚未明确，主要涉及以下几个方面。

1. 大量甲状腺激素释放　大量甲状腺激素突然释放至循环血中，导致血中甲状腺激素骤然升高，加重重要脏器的负荷，使其处于失代偿状态，从而诱发甲状腺危象，这是甲状腺危象的重要发病机制。

2. 血中游离甲状腺激素增加　各种感染、甲状腺以外其他部位的手术等应激，可使血中甲状腺激素结合蛋白质浓度减少，与其结合的甲状腺激素解离，血中游离甲状腺激素增多。这可以解释部分甲状腺危象患者的发病。

3. 机体对甲状腺激素反应的改变　由于某些因素的影响，使甲亢患者身体各系统的脏器及周围组织对过多的甲状腺激素适应能力减低，由此种失代偿而引起危象。

4. 其他　如儿茶酚胺结合和反应能力增加、肾上腺能活力增加、肾上腺皮质功能衰竭、甲状腺素在肝中清除降低等。在甲状腺危象发病机制中，儿茶酚胺起关键作用。甲状腺危象患者的儿茶酚胺结合位点增加，对肾上腺素能刺激反应力增加，阻断交感神经或服用抗交感神经或β－受体阻滞剂后甲亢和甲状腺危象的症状和体征可明显改善。

二、中医病因、病机

中医对甲状腺危象病因病机的认识可概括为以下几个方面。

1. 五志郁极化火　长期忧思恼怒，气郁化火，心火肝阳暴张，热灼阴伤，阴虚火旺、阳亢阴竭而发病。

2. 劳倦耗血伤阴　体劳太过，损伤脾胃，气血生化乏源，气血亏虚；或因房劳失节，肾气亏耗，精血内虚，阴不敛阳，虚火内生，亦致心肝之火暴张而发病。

3. 外感传里化火　素体内虚或阴亏肝旺，感受风热之邪，传变入里，内扰营血，以致心肝火盛，发为本病。

病变过程中，肝气横逆，克脾犯胃，则见恶心呕吐、腹泻；如邪热内盛，则发高热；热扰心神，则见神昏、谵妄。随着病势发展，邪气愈盛，正气愈虚，病变累及五脏，终致阴竭阳脱、心气衰竭，而见神志淡漠、心悸气喘或气息微弱、大汗淋漓、四肢厥冷等濒危之候。

【诊断】

1. 临床表现 甲状腺危象大多发生于典型甲亢患者，可有较长时间的甲状腺毒症表现，突然甲亢症状加重，可分为危象前期和危象期。另外约1/3危象发生于不典型甲亢。

（1）危象前期表现 常见烦躁、怕热、嗜睡、体重明显减轻，基础代谢率增加60%以上，发热，但体温低于39℃，心率常达120～159次/分，食欲突然减退，恶心、呕吐、腹泻，甚则出现黄疸。

（2）危象期表现 临床表现不一，但绝大多数患者具有高热、心动过速、中枢神经系统及胃肠道功能紊乱。体温常高达39℃以上，一般解热镇痛药难以奏效。可出现频繁恶心、呕吐、腹泻，导致血容量不足及电解质紊乱，约半数患者出现低钾血症。严重时可出现胃肠道功能衰竭，表现为急腹症和麻痹性肠梗阻，出现剧烈腹痛、腹肌紧张、严重的肠胀气甚至肠麻痹等。肝脾肿大，肝功能损害明显，甚至肝细胞功能衰竭，一旦出现黄疸，则预后不良。心率高达160～240次/分，严重者可出现心律失常、循环衰竭甚至心源性休克。可有胸痛、呼吸急促。中枢神经系统由于缺氧导致功能紊乱，表现为意识障碍、烦躁、情感易激、意识错乱、偏执、精神病，甚至昏迷。

（3）不典型甲亢危象表现 症状和体征不典型，突出的特点是表情淡漠，木僵，嗜睡，低热，明显乏力，心率减慢，脉压差小及恶液质，甲状腺常仅轻度肿大，最后陷入昏迷，甚至死亡。这类在临床上亦称为“淡漠型”甲状腺危象，可见于老年及极度衰弱者。

2. 实验室及辅助检查 通常无特异性发现，可表现为血清总T_3、总T_4、rT_3水平高于正常，但与一般甲亢患者的差异并不明显，血清游离T_3、T_4水平可明显升高。极少数患者血清T_3可在正常范围，可能与同时存在的非甲状腺疾病有关。多数患者会出现显著肝功能损害，表现为ALT、AST及LDH水平急剧升高，胆红素水平升高。心肌酶水平多升高。

其他常见血糖水平升高或降低，白细胞计数轻度升高。水、电解质紊乱，表现为低钾、低钠、高钙，轻度酸中毒。

3. 诊断依据 甲状腺危象缺乏特异性实验室指标，尚无统一诊断标准，其诊断主要依靠临床症状和体征。现仍常沿用Burch提出的计分法诊断甲状腺危象（表19－2）。

表19－2 甲亢危象的诊断标准

观察项目	临床表现	分数
体温（℃）	37.2	5
	37.8	10
	38.3	15
	38.9	20
	39.4	25
	≥40.0	30
心率（次/分）	99～109	5
	110～119	10
	120～129	15
	130～139	20
	≥140	25
心力衰竭	无	0

续表

观察项目	临床表现	分数
	轻度（脚肿）	5
	中度（双肺底湿音）	10
	重度（肺水肿）	15
心房颤动	无	0
	有	10
中枢神经系统	无	0
	轻度（焦虑）	10
	中度（谵妄、昏睡）	20
	重度（癫痫、昏迷）	30
消化系统	无	0
	中度（腹泻、恶心、呕吐、腹痛）	10
	重度（不能解释的黄疸）	20
诱因	无	0
	有	10

注：≥45 分为甲状腺危象，25～44 分为危象前期，<25 分则排除甲状腺危象。

另外，2016 年日本甲状腺内分泌学会发布的《甲状腺危象的管理（第 1 版）》可供参考：①中枢神经系统功能失调；②发热，体温超过 38℃；③心率 >130 次/分；④心力衰竭；⑤胃肠道功能失调。甲状腺危象诊断条件：出现第 1 项至少合并其他 4 项中任意 1 项；或除第 1 项外，其他项中至少符合 3 项以上。

甲状腺危象的诊断一般不难，但因其表现的多系统性，临床中不可片面地强调某一系统的症状而忽视了甲状腺危象的可能，进而导致治疗的延误。另外老年及淡漠型甲状腺危象的患者往往缺乏高热、大汗、心率增快等表现，应提高警惕，此时应结合血清甲状腺激素的检测而确诊，对临床高度疑似患者及有危象前兆者应按甲状腺危象来对待。

【鉴别诊断】

本病当与以下疾病相鉴别：

1. 冠心病合并心力衰竭　应与以快速型心律失常、心力衰竭和烦躁为主要表现的甲状腺危象相鉴别。甲状腺危象患者的第一心音增强，胆固醇偏低，扩张冠状动脉及强心治疗效果不明显。

2. 甲亢伴急性胃肠炎　两者均可有恶心、呕吐、腹泻等消化道症状。但本病可有不洁饮食史，一般发热不高；甲状腺危象多无痉挛性腹痛，以稀便为多，粪检无红细胞、白细胞和脓细胞，吐、泻时多伴大汗，脉压差增大和高热等其他甲亢症状。当临床鉴别有困难时，应按甲状腺危象处理。

3. 严重感染（如败血症）　甲状腺危象以持续高热伴大汗淋漓为特征，脉率增快比体温升高更明显，一般降温及抗感染治疗效果不佳。同时或多或少的存在其他甲亢表现。

【治疗】

一、西医治疗

治疗原则为抑制甲状腺激素的合成，减少已合成甲状腺激素的释放，拮抗甲状腺激素在外周的作用及对症支持治疗。

（一）一般治疗

1. 全身支持疗法 保证足够热量摄入及液体补充，每日需3000～6000ml。有心力衰竭可使用洋地黄及利尿剂，快速型房颤者可使用洋地黄及钙通道拮抗剂如维拉帕米等。应早使用胃黏膜保护剂或抗酸剂以预防应激性溃疡。

2. 解热镇静 高热患者积极物理降温，必要时可使用人工冬眠疗法。烦躁不安者可予安定（地西泮）5～10mg，不宜使用阿司匹林，大剂量的阿司匹林可增高患者的代谢率，还可使用血中游离甲状腺素增多。

3. 积极防治诱发因素。

（二）抑制甲状腺激素的合成

一旦诊断成立，立即使用大剂量抗甲状腺药物。硫脲类抗甲状腺药可以抑制甲状腺激素的合成，首选丙基硫氧嘧啶（PTU），口服或胃管内注入200～300mg，每6小时1次。也可用甲巯咪唑（他巴唑，MMI）20～30mg，每6小时1次。甲状腺危象时运用PTU优于甲巯咪唑，PTU不仅可抑制甲状腺激素的合成，还可抑制甲状腺外T_4向T_3转化，口服PTU 1天后，血中的T_3水平可降低50%。

（三）减少甲状腺激素的释放

于抗甲状腺药物治疗1小时后开始使用，静脉或口服大量碘溶液，可在24小时内以碘化钠溶液1.0g静脉滴注，也可口服复方碘溶液每天30滴左右，危象控制后即停用。

（四）拮抗甲状腺激素的外周作用

已释放入血中的甲状腺激素应设法减低末梢组织对其反应。抗交感神经药物可减轻周围组织对儿茶酚胺作用。

1. β受体阻滞剂 常用的有β受体阻滞剂普萘洛尔，一般20～40mg，每6～8小时口服1次或静脉滴注1mg。但对有心脏储备功能不全、心脏传导阻滞、心房扑动、支气管哮喘等患者，应慎用或禁用。

2. 糖皮质激素 可每6～8小时静脉滴注氢化可的松50～100mg，通常24小时200～400mg。亦可用地塞米松2mg，每6～8小时1次。

（五）清除血循环中的甲状腺激素

如血浆置换和透析疗法，均可有效地降低血中的甲状腺素浓度。

二、中医治疗

（一）辨证论治

中医认为本病主要病机为热毒炽盛、气阴两伤。辨证要点在于分清证候之虚实，气阴两伤之程度。病之初起多实，以热毒炽盛、心肝之火暴张为主；后期火热伤阴伤气，由实转虚，甚或阴竭阳脱之危候。本病的治疗原则，病初火旺应直折其火，后期则当益气养阴、回阳固脱。

1. 肝阳暴张，心火亢盛

主证：高热烦躁，心悸多汗，恶心呕吐，谵妄抽搐，舌红苔黄，脉弦数。

治法：泻火解毒，清心平肝。

方选：清瘟败毒饮。

组成：生石膏　生地　黄连　栀子　黄芩　水牛角　丹皮　石决明　连翘　玄参　桔梗　竹叶　知母　甘草。

2. 阴竭阳脱，心气衰竭

主证：大汗淋漓，呕吐泄泻，心悸气促，继而汗出黏冷，心悸怔忡，四肢厥逆，气短息微，面色苍白，神昏，舌淡，脉虚数无根。

治法：益气养阴，回阳固脱。

方选：生脉散、参附汤合四逆汤。

组成：人参　麦冬　五味子　熟附子　干姜　炙甘草。

（二）专方专药治疗

升白汤：黄芪、党参、麦冬、枸杞子、女贞子、炒白术、茯苓、当归、五味子、炙甘草，适宜于白细胞减少的 Graves 病。

（三）常用中成药

阳盛热实者可分别选用双黄连粉针、痰热清或醒脑静注射液静脉滴注，或紫雪丹、安宫牛黄丸口服或鼻饲。

阴竭阳脱者急用参附注射液或生脉注射或参麦注射液液静脉滴注。

（四）其他疗法

针灸治疗：早期用曲池、合谷、少商、太冲、风池、大椎，选 2 ~ 3 个穴位，用泻法。晚期用温灸法，穴选百会、神厥、足三里、关元、气海、三阴交。

（张参军）

第五节　水盐电解质酸碱失衡

人体正常的体液容量、渗透压、电解质含量和酸碱平衡，对维持细胞和脏器的正常生理功能具有重要作用。重症患者中水、电解质和酸碱平衡紊乱十分常见，这些紊乱可以是单一的，也可几种类型紊乱合并存在，相互影响。早期识别和及时纠正水、电解质和酸碱平衡紊乱成为重症患者治疗中的一个重要内容。

扫码“学一学”

一、水、电解质平衡紊乱

（一）概述

1. 体液分布与化学成分　体液主要由水和电解质组成，是体内重要组成成分，成年男性体液约占体重的60%，女性约占 50%，新生儿占 70% ~80%，婴儿为 65%，3 ~4 岁后接近成年人水平。体液分为细胞外液（extracellular fluid，ECF）和细胞内液（intracellular fluid，ICF），其中 1/3 为细胞外液，2/3 为细胞内液。细胞外液的主要阳离子为 Na^+，主要阴离子为 Cl^-、HCO_3^-；细胞内液主要阳离子为 K^+。

扫码“看一看”

2. 水、电解质平衡　正常人每日水的排出和摄入是平衡的，成人每日需水量为 1500 ~ 2500ml（生理需要量），或每日 30 ~40ml/kg，具体见表 19 -3。

表 19－3　成人每日的水摄入量与排出量（ml）

摄入量			排出量		
摄入水	食物含水	700～1000	不显性失水	肺呼出	300
	饮水	500～1200		皮肤蒸发	500
内生水[×]	物质代谢与能量代谢	300	尿		650～1600
			粪便含水		50～100
合计		1500～2500	合计		1500～2000

注：×也称氧化水，每克脂肪、糖、蛋白质氧化产生的水分别为1.07ml、0.56ml、和0.34ml。

3. 体液渗透压　渗透压是溶剂中的溶质微粒对水的吸引力，渗透压的大小与溶质微粒的数量有关，与溶质微粒的大小无关。渗透压的单位是毫渗量/升（mOsm/L），是指每升溶液中1mmol溶质产生的对水的吸引力，临床上常用mmol/L（mOsm/L＝mmol/L）表示体液的渗透压。由 Na^+、K^+ 等晶体物质形成的渗透压称为晶体渗透压；而由蛋白质等大分子胶体物质形成的渗透压称为胶体渗透压。血浆中晶体物质的百分浓度虽不足10g/L，但由于其离子的质量很小，数目比蛋白质多得多，血浆渗透压主要取决于晶体物质，尤其是 Na^+ 等浓度的高低，血浆渗透压可以用以下公式来估算：

血浆渗透压mmol/L＝2（Na^+＋K^+）＋葡萄糖＋尿素氮（单位均为mmol/L）。血浆渗透压的正常值为280～310mmol/L。

（二）水、钠代谢失常

1. 水、钠平衡　正常时水的摄入和排出保持动态平衡。水摄入调节主要依赖于神经调节。当有效循环血容量减少、体液高渗或口腔黏膜干燥时，刺激下丘脑的渴感中枢，引起口渴而增加水分的摄入。当摄入量达到一定程度后，渴感消失。水的排泄主要依赖于抗利尿激素、醛固酮和肾的调节。当病变破坏了机体的上述调节机制或超越其调节范围时，可导致水、电解质紊乱和酸碱失衡。

钠的摄入主要来自食盐，一般成人每天所需要的钠为4～6g，每天从食物（食盐）中得到的钠往往超过机体的需要，多余的钠主要经尿液排泄。尿钠的排泄主要受醛固酮调节，后者使远端肾小管和集合管重吸收水钠增多，肾脏排泄水钠减少。

水和钠平衡的调节相对独立而互有影响，Na^+ 是组成细胞外液渗透压的最主要成分，是决定细胞外液容量的关键因素，所以血 Na^+ 含量变化可引起血浆渗透压和循环血容量的变化，从而启动水平衡调节机制。

水、钠代谢失常是相伴发生的，单纯性失水（或钠）增多或减少极为少见。临床上多分为失水、水过多、低钠血症和高钠血症等数种。因篇幅有限，在此详细介绍失水和低钠血症。

2. 失水　失水是指体液丢失所造成的体液容量不足。根据水和电解质（主要是 Na^+）丢失的比例和性质，临床上常将失水分为高渗性失水、等渗性失水和低渗性失水三种类型。

（1）病因　高渗性失水的病因包括水摄入不足、水丢失过多和水向细胞内转移三个方面。淡水供应断绝和脑外伤、脑血管病等致渴感中枢迟钝或渗透压感受器不敏感均可引起水摄入不足。水丢失过多有经肾丢失和肾外丢失之分，其中中枢性尿崩症、肾性尿崩症、糖尿病酮症酸中毒、长期鼻饲高蛋白质流质或使用脱水药物等致大量水分从尿中排出属于经肾丢失水；而高温环境大量出汗、烧伤开放性治疗丢失大量低渗液等属于肾外丢失水。

剧烈运动或惊厥等使细胞内小分子物质增多，渗透压增高导致水转入细胞内。

等渗性失水的病因包括消化道丢失、皮肤丢失和组织间液贮积三个方面。呕吐、腹泻、胃肠引流或肠梗阻等致消化液丢失过多，大面积烧伤、剥脱性皮炎等致渗出性皮肤病变，反复大量放胸水、腹水等均可导致等渗性失水。

低渗性失水主要由于高渗性或等渗性失水时，补充过多水分；或过量使用排钠性利尿药、失盐性肾炎、急性肾衰竭多尿期、肾上腺皮质功能减退症等所致经肾钠盐丢失多于水均可导致低渗性失水。

（2）临床特征

1）高渗性失水

a. 轻度失水：失水多于失钠，细胞外液容量减少，渗透压升高。当失水量相当于体重的2% ~3%时，因渴感中枢兴奋而口渴，刺激抗利尿激素释放，水重吸收增加，尿量减少，尿比重增高。如同时伴有多饮，一般不造成细胞外液容量不足和渗透压异常；如伴渴感减退，可因缺乏渴感而发生高渗性失水。

b. 中度失水：当失水量达体重的4% ~6%时，醛固酮分泌增加的血浆渗透压升高，此时口渴严重，咽下困难，声音嘶哑；有效循环容量不足，心率加快；皮肤干燥、弹性下降；进而因细胞内失水，工作效率下降、乏力、头晕、烦躁。

c. 重度失水：当失水量达体重的7% ~14%时，脑细胞失水严重，出现神经系统异常症状如躁狂、谵妄、定向力异常、幻觉、晕厥和脱水热。当失水量超过15%时，可出现高渗性昏迷、低血容量休克、尿闭及急性肾衰竭。

2）等渗性失水及低渗性失水：等渗性失水时，有效循环血容量和肾血流量减少而出现少尿、口渴，严重者血压下降，但渗透压基本正常。低渗性脱水的早期即发生有效循环血容量不足和尿量减少，但无口渴；严重者导致细胞内低渗和细胞水肿。临床上，依据缺钠的程度大致分为轻、中、重Ⅲ度。

a. 轻度失水：当每千克体重缺钠8.5mmol（血浆钠130mmol/L左右）时，血压可在100mmHg以上，患者有疲乏、无力、尿少、口渴、头晕等。尿钠极低或测不出。

b. 中度失水：当每千克体重缺钠8.5 ~12.0mmol（血浆钠120mmol/L左右）时，血压降至100mmHg以下，表现为恶心、呕吐、肌肉挛痛、手足麻木、静脉下陷及直立性低血压。尿钠测不出。

c. 重度失水：当每千克体重缺钠12.8 ~21.0mmol（血浆钠110mmol/L左右）时，血压降至80mmHg以下，出现四肢发凉、体温低、脉细弱而快等休克表现，并伴有木僵等神经症状，严重者甚至昏迷。

（3）诊断　根据病史（钠摄入不足、呕吐、腹泻、多尿、大量出汗等）可推测失水的类型和程度，如高热、尿崩症应多考虑高渗性失水；呕吐、腹泻应多考虑低渗性或等渗性失水；昏迷、血压下降等提示为重度失水，但应做必要的实验室检查来证实。

1）高渗性失水：中、重度失水时，尿量减少；除尿崩症外，尿比重、血红蛋白、平均血细胞比容、血钠（>145mmol/L）和血浆渗透压均升高（>310mmol/L）。严重者出现酮症、代谢性酸中毒和氮质血症。依据体重的变化和其他临床表现，可判断失水的程度。

2）等渗性失水：血钠、血浆渗透压正常；尿量少，尿钠少或正常。

3）低渗性失水：血钠（<130mmol/L）和血浆渗透压（<280mmol/L）降低，至病情

晚期尿少，尿比重低，尿钠减少；血细胞比容、红细胞、血红蛋白、尿素氮均增高，血尿素氮/肌酐比值>20∶1。

（4）治疗　严密注意每日的出入量，监测血电解质等指标的变化。积极治疗原发病。避免不适当的脱水、利尿、鼻饲高蛋白饮食等。已发生失水时，应依据失水的类型、程度和机体情况，决定补液体量的类型、途径和速度。

1）补液总量：应包括已丢失液体量及继续丢失的液体量两部分。

2）已丢失量：有4种计算方法。因本章篇幅有限，现结合病例，介绍其中3种。

病例：男性患者，原体重60kg，失水后烦躁、心率加快，血清钠152mmol/L。现体重57.5kg，估算失水多少。

a. 依据失水程度：该患者符合中度失水，失水相当于体重的4%～6%，即2400～3600ml。

b. 根据血钠浓度：有三种计算方法，适用于高渗性失水。

△丢失量=正常体液总量－现有体液总量。正常体液总量=原体重×0.6. 现有体液总量=正常血清钠÷实测血清钠×正常体液总量。上例中的丢失量=60×0.6－142÷152×60×0.6=2.4kg（2400ml）。

△丢失量=（实测血清钠－正常血清钠）×现体重×0.6÷正常血清钠。上例中丢失量=（152－142）×57.5×0.6÷142=2.43kg（2430ml）。

△根据血细胞比容，适用于计算低渗性失水的失水量。可按下列公式计算：

补液量（ml）=（所测血细胞比容－正常血细胞比容）÷正常血细胞比容×体重（kg）×200；注：正常血细胞比容：男性=0.48，女性=0.42。

继续丢失量：是指就诊后发生的继续丢失量，包括生理需要量（约1500ml/d）及继续发生的病例丢失量（如大量出汗、肺呼出、呕吐等）。

以上公式计算只能大概反映机体的失水量。临床实践中，应根据患者的实际情况适当增减。

3）补液种类：高渗、等渗和低渗性失水均有失钠和失水，仅程度不一，均需要补钠和补水。一般来说，高渗性失水补液中含钠液体约占1/3，等渗性失水补液中含钠液体约占1/2，低渗性失水补液中含钠液体约占2/3。

a. 高渗性失水：以补水为主，补钠为辅。经口、鼻饲者可直接补充水分，经静脉者可补充5%葡萄糖液、5%葡萄糖氯化钠液或0.9%氯化钠液。适当补充钾及碱性液。

b. 等渗性失水：以补充等渗溶液为主，首选0.9%氯化钠液，但长期使用可引起高氯性酸中毒。因为正常细胞外液的氯钠比值为7∶5，下述配方更符合生理需要：0.9%氯化钠液1000ml加5%葡萄糖液500ml加5%碳酸氢钠液100ml。

c. 低渗性失水：补充高渗液为主。宜将上述配方中的5%葡萄糖液500ml换成10%葡萄糖液250ml。此配方中1000ml所含的Na^+由133mmol增至158mmol，Cl^-由96mmol增至113mmol，HCO_3^-由37.5mmol升至44mmol。必要时再补充适量的3%～5%氯化钠液。补液量可按氯化钠1g含Na^+ 17 Na^+来折算。但补充高渗液不能过快，一般以血钠每小时升高0.5mmol/L为宜。

4）补液方法

a. 补液途径：尽量口服或鼻饲，不足部分或中、重度失水者需经静脉补充。

b. 补液速度：宜先快后慢。重症者开始 4 ~ 8 小时内补充液体总量的 1/3 ~ 1/2，其余在 24 ~ 48 小时补完。具体的补液速度要根据患者的年龄，心、肺、肾功能和病情而定。

c. 注意事项：记录 24 小时出入水量；密切监测体重、血压、脉搏、血清电解质和酸碱度；急需大量快速补液时，宜鼻饲补液，经静脉补液时宜监测中心静脉压（$<120mmH_2O$ 为宜）；宜在尿量 > 30ml/h 后补钾，一般浓度为 3g/L，当尿量 > 500ml/d 时，日补钾量可达 10 ~ 12g；纠正电解质平衡紊乱。

3. 低钠血症　正常血清钠浓度为 135 ~ 145mmol/L，低于 135mmol/L 的血 Na^+ 浓度即为低钠血症。低钠血症的原因大部分与血浆渗透压降低有关（表 19 - 4）。

表 19 - 4　低钠血症的原因

Ⅰ. 假性低钠血症
A. 正常的血浆渗透压
1. 高脂血症
2. 高蛋白血症
3. 前列腺/膀胱癌经尿道切除术后
B. 增高的血浆渗透压
1. 高血糖
2. 甘露醇
Ⅱ. 低渗性低钠血症
A. 原发性 Na^+ 丢失（继发性水增多）
1. 皮肤丢失：出汗，烧伤
2. 胃肠道丢失：呕吐，引流管，瘘管，梗阻，腹泻
3. 肾性丢失：利尿剂，渗透性利尿，醛固酮减少症，盐消耗性肾病，梗阻后利尿，非少尿性急性肾小管坏死
B. 原发性水增多（继发性 Na^+ 丢失）
1. 原发性多饮
2. 溶液摄入减少（如啤酒狂）
3. 疼痛、恶心、药物所致 AVP 释放
4. ADH 分泌不当综合征
5. 糖皮质激素功能不全
6. 甲状腺功能低下
7. 慢性肾功能不全
C. 原发性 Na^+ 增多（超过继发性水增多）
1. 心力衰竭
2. 肝硬化
3. 肾病综合征

（1）临床特征　临床症状及严重程度取决于血钠浓度下降的速度以及血钠值。大脑对血钠浓度的变化最为敏感。一般血钠 > 130mmol/L 时，临床症状不明显。血钠在 125 ~ 130mmol/L 时，表现为胃肠道症状，如恶心、呕吐等。当血钠下降至 125mmol/L 以下，易并发脑水肿，多表现为神经系统症状，如头痛、嗜睡、昏迷、癫痫等。若脑水肿进一步加

重，可出现脑疝、呼吸衰竭，甚至死亡。血钠下降的速度与临床表现更为密切。当血钠快速下降至125mmol/L以下，或下降速度>0.5mmol/(L·h)时，可很快出现抽搐、昏迷、呼吸停止，甚至死亡。而慢性低钠血症（>48小时）时，由于脑细胞对渗透压适应，临床表现常缺如或较轻。甚至有时血钠下降至115~120mmol/L时，仍可无明显神经系统症状。

（2）诊断　有失钠病史、周围循环衰竭表现以及血钠降低、尿素氮升高。

（3）治疗　出现严重低钠血症需要紧急处理，进行必要的急诊检查后，给予静脉补钠，逐渐增加血钠浓度，血钠浓度增加过快，可能导致脑神经细胞脱髓鞘改变。经补液后收缩压仍低于90mmHg，应考虑存在低血容量休克，需在血流动力学监测下补充血容量。

低钠脱水的补钠估算公式如下：

需补充的钠量（mmol）=［血钠的正常值（mmol/L）－血钠测得值（mmol/L）］×体重（kg）×0.6（女性为0.5）；17mmol Na^+ =1g NaCl

开始补充1/2丢失钠，复查血钠后再评估。在治疗过程中应注意查找病因进行针对性治疗。对稀释型低钠患者可补充3%~5%高渗氯化钠。

（三）钾代谢失常

钾为体内重要的阳离子之一，其中98%的钾分布在细胞内，2%在细胞外。钾的主要生理功能是：参与细胞的代谢，保持神经、肌肉的应激性，维持体液的正常晶体渗透压及酸碱平衡。钾平衡的调节主要通过钾在细胞内外间的转运和肾脏对钾的排泌。食物来源中90%的钾在小肠吸收，大部分由肾脏排泄，其他通过肠道，极少量通过皮肤汗液排出。

1. 低钾血症　正常血清钾浓度为3.5~5.5mmol/L，低钾血症（hypokalemia）指血清钾低于3.5mmol/L。病因学见表19－5。

表19－5　低钾血症的原因

Ⅰ. 摄入减少

- A. 饥饿
- B. 摄取泥土
- C. 吸收障碍

Ⅱ. 入细胞再分布

- A. 酸碱
  - 1. 代谢性碱中毒
- B. 激素性
  - 1. 胰岛素
  - 2. β_2 肾上腺能激动剂（内源性或外源性）
  - 3. 肾上腺能激动剂
- C. 合成代谢状态
  - 1. 维生素 B_{12} 或叶酸（红细胞生成）
  - 2. 粒单系集落刺激因子（红细胞生成）
  - 3. 总胃肠外营养
- D. 其他
  - 1. 假性低钾血症
  - 2. 低体温

续表

3. 低钾性周期性麻痹

4. 钡中毒

Ⅲ. 丢失增加

A. 非肾性

1. 胃肠道丢失（腹泻）

2. 皮肤丢失（出汗）

B. 肾性

1. 远端流量增加：利尿剂，渗透性利尿，盐消耗性肾病

2. 钾分泌增加

a. 盐皮质激素过量：原发性醛固酮增多症，继发性醛固酮增多症（恶性高血压，泌肾素肿瘤，肾动脉狭窄，低血容量），显性盐皮质激素过量（甘草，咀嚼烟草，甘珀酸），先天性肾上腺增生，Cushing 综合征，Bartter 综合征

b. 非重吸收离子的远端转运：呕吐、鼻胃管抽吸，近端（2 型）肾小管酸中毒，糖尿病酮症酸中毒，吸胶毒（甲苯滥用），青霉素衍生物

c. 其他：两性霉素 B，Liddle 综合征，低镁血症

（1）临床特征　低钾血症的临床表现取决于钾丢失的速度、程度以及细胞内外的钾浓度。迅速发生的重度低钾血症症状严重，甚至致命。

1）神经肌肉症状：表现为神经、肌肉应激性减退。当血清 K^+ <3.0mmol/L 时，可出现四肢肌肉软弱无力；低于 2.5mmol/L 时，称为重度低钾血症，可出现软瘫，以四肢肌肉最为突出，腱反射迟钝或消失。

2）呼吸系统症状：当呼吸肌受累时则可引起呼吸困难。

3）消化系统症状：可引起肠蠕动减弱，轻者有食欲不振、恶心、便秘，严重低血钾可引起腹胀、麻痹性肠梗阻。

4）中枢神经系统症状：表现为精神抑郁、倦怠、表情淡漠、嗜睡、神志不清，甚至昏迷。

5）循环系统：可导致心肌兴奋性增强，出现心悸、心律失常，严重者出现房室阻滞、室性心动过速及心室颤动，最后心脏停搏于收缩期。此外还可引起心肌张力减低、心脏扩大、末梢血管扩张出现血压下降等。

6）泌尿系统：缺钾时肾脏对水的重吸收能力和浓缩功能下降，出现多尿且尿比重低，尤其是夜尿增多；肾脏 NH_3 产生增加，排酸增加，碳酸氢重吸收增加，从而产生代谢性碱中毒。另外，缺钾后膀胱平滑肌张力减退，出现尿潴留，易合并肾盂肾炎。

（2）诊断　根据病史和临床表现，血清钾测定血 K^+ <3.5mmol/L 时，出现症状即可作出诊断。但在缺水或酸中毒时，血清 K^+ 可不显示降低。此外根据心电图检查，多能较敏感地反映出低血钾情况，心电图的主要表现为 Q－T 间期延长，ST 段下降，T 波低平、增宽、双相、倒置或出现 U 波等。

（3）治疗　一般采用口服治疗，成人预防剂量为 10% 氯化钾 30～40ml/d（1g 氯化钾含钾 13.4mmol）。氯化钾口服有胃肠道反应，可用枸橼酸钾为佳（1g 枸橼酸钾含钾 4.5mmol）。在不能耐受口服或严重缺钾的患者需静脉补钾，补钾量视病情而定。

临床中应注意以下几个问题：①补钾应遵循“见尿补钾”的原则，尿量在 30ml/h 以上时考虑补钾。②静脉滴注氯化钾浓度一般不超过 3‰，浓度过高可刺激静脉引起疼痛，甚至

静脉痉挛和血栓形成，甚则心搏骤停。每克氯化钾必须滴注 30～40 分钟或以上，不可静脉注射。③K^+进入细胞内的速度很慢，约 15 小时才达到细胞内、外平衡，而在细胞功能不全如缺氧、酸中毒等情况下，钾的平衡时间更长，约需 1 周或更长，所以纠正缺钾需历时数日，勿操之过急或中途停止补给。④缺钾伴有低血钙时，应注意补钙，因为低血钙症状往往被低钾血症所掩盖，低血钾纠正后，可出现低血钙性搐搦。⑤短期内大量补钾或长期补钾时，需定期观察，测定血清钾及心电图以避免发生高血钾和（或）心脏骤停。

2. 高钾血症　血清钾测定高于 5.5mmol/L 时，称为高钾血症。主要原因见表 19－6。

表 19－6　高钾血症的原因

A. 钾过多
- 1. 外源性 K^+ 摄入过多
- 2. 内源性钾生成过多：细胞坏死释放过多 K^+，如烧伤、横纹肌溶解

B. 钾在细胞内外重新分布
- 1. 酸中毒
- 2. 细胞损伤
- 3. 应用高渗性药物，如甘露醇

C. 钾排出减少
- 1. 肾衰竭
- 2. 远端流量下降（即有效循环血量下降）
- 3. K^+ 分泌减少
  - 1）Na^+ 重吸收减少
    - ①原发性醛固酮减少症：肾上腺功能不全，肾上腺酶缺乏（21－羟化酶，3β－羟甾类脱氢酶，皮质酮甲基氧化酶）
    - ②继发性醛固酮增多症：低肾素血症，药物（ACE 抑制剂、NSAID、肝素）
    - ③醛固酮抵抗：假性醛固酮减少症，小管间质疾病，药物（保钾利尿剂、甲氧苄啶、戊烷脒）
  - 2）Cl^- 重吸收增强（氯分流）
    - ①Gordon 综合征
    - ②环孢菌素

（1）临床特征　高钾血症的临床表现取决于原发疾病、血钾升高的程度以及是否合并其他电解质紊乱。临床一般无特异症状，主要引起神经、肌肉及心脏的症状，心电图有典型改变，若同时合并低钠血症或低钙血症时则更严重。

1）神经肌肉系统：早期可有肢体感觉异常、麻木、乏力，进而出现肌无力和瘫痪。骨骼肌受累顺序依次为躯干、四肢，最后至呼吸肌。

2）心脏：临床上表现为心肌收缩抑制，出现心率缓慢，心律不齐，严重时心室颤动、心脏停搏。特征性心电图改变是：早期 T 波高而尖、Q－T 间期延长，随后出现 QRS 波群增宽，P－R 间期延长。若伴低 Na^+、低 Ca^{2+}、高 Mg^{2+} 可加剧高血钾对心肌的危害。

此外，代谢性酸中毒也是高钾血症的主要临床表现，患者可能发生致命性酸中毒。

（2）诊断　凡能引起高钾血症原因的患者，需提高警惕，应行心电图和血清钾检查，如发现心电图高钾血症改变或血清钾升高，即可确诊。

（3）治疗　对高钾血症患者应立即停止钾盐摄入，积极防治心律失常，及时处理原发病并恢复肾功能。当血钾超过 6.5mmol/L，应立即处理，迅速降低血清钾，包括：①钙剂（10% 葡萄糖酸钙 10～20ml），稀释后静脉缓慢（5 分钟）注射，如 10～20 分钟后未见效果，可重复注射；②碳酸氢钠或乳酸钠溶液 100～200ml 静脉滴注，以纠正酸中毒并同时促进钾离子向细胞内流动；③50% 葡萄糖溶液 50ml 加普通胰岛素 10U 缓慢地静脉

注射，可促进糖原合成，使钾离子向细胞内移动；④应用排钾利尿药如双氢氯噻嗪、呋塞米，降低血清钾浓度；⑤口服离子交换（降钾）树脂（15～30g，每日3次）以排钾。经上述治疗后，血清钾仍不下降时可以采用透析疗法。阿托品对高钾血症引起的心脏传导阻滞有一定作用。

（四）钙代谢失常

正常总血钙水平为2.2～2.6mmol/L。总血钙的40%与血浆蛋白结合（主要是白蛋白），其余60%分别为离子钙与磷酸盐和枸橼酸盐结合的钙。钙离子参与人体正常的生命活动过程，包括肌肉收缩、神经传导、激素释放血液凝固和酶的调节。钙离子与磷酸盐代谢密切相关。其平衡调节很大程度受循环中以下因素的影响：甲状旁腺激素（PTH）、维生素D和降钙素。钙和磷酸盐浓度相互关联，两者可以通过化学反应形成磷酸钙，体内钙和磷酸盐的乘积正常值是60。当钙和磷酸盐浓度乘积超过70，磷酸钙晶体沉积在软组织的危险则大大增加。

1. 低钙血症　当血清蛋白浓度正常时，血钙低于2.2mmol/L，称为低钙血症。

（1）病因　低血钙发生的原因主要为：①由于甲状旁腺疾病，如甲状旁腺激素（PTH）异常及靶细胞功能障碍；②由于肠道对钙的吸收减少；③由于维生素D代谢障碍或机体对其反应不良；④钙体内转移。

（2）临床特征　低钙血症的临床表现主要取决于原发疾病、低钙程度以及是否合并其他电解质紊乱。其最主要表现为神经肌肉的应激性、兴奋性增加，出现手足搐搦、肌痉挛、喉鸣、惊厥，以及易激动、幻觉等精神症状。低血钙危象（血钙＜0.87mmol/L），可发生严重的精神异常、严重的骨骼肌和平滑肌痉挛，导致惊厥、癫痫样发作、严重喘息，甚则呼吸心搏骤停。

（3）诊断　低钙血症的诊断主要依据实验室检查，总血浆钙＜2.2mmol/L即可以诊断。总血浆钙浓度已经≤1.875mmol/L时，患者出现搐搦，应排除碱中毒。

（4）治疗　伴有症状的急性低钙血症应立即治疗，常用10%葡萄糖酸钙10～20ml静脉缓慢注射，因其持续时间较短，应持续滴注10%葡萄糖酸钙维持12～24小时，期间应每3～4小时复查血钙一次，直至血钙恢复正常水平，临床症状消失，继而给予钙剂和维生素D口服。

2. 高钙血症　当血清钙浓度高于2.75mmol/L即可诊断高钙血症。

（1）病因

1）甲状旁腺功能亢进：原发性常见于甲状旁腺腺瘤、增生或腺癌，此为引起高血钙的主要原因。

2）恶性肿瘤：恶性肿瘤（白血病、多发性骨髓瘤等）和恶性肿瘤骨转移是引起血钙升高的最常见原因。65%的乳腺癌患者有骨转移，多发性骨髓瘤和Burkitt淋巴肉瘤亦有骨转移。

3）甲状腺功能亢进：甲状腺素具有溶骨作用，中度甲亢患者约20%伴高钙血症。

4）其他：肾功能不全、维生素A摄入过量，类肉瘤病、应用使肾对钙重吸收增多的噻嗪类药物。

（2）临床特征　无论是哪一种原因引起高钙血症，当其浓度达到一定程度后，都会影响神经肌肉、消化、心血管、泌尿等系统。临床症状严重程度取决于血钙升高的程度、速度及持续时间的长短。高钙血象（血钙 > 3.5mmol/L）表现为谵妄、惊厥、血压升高、腹痛、各种心律失常、氮质血症、严重脱水，重者发生麻痹性肠梗阻，甚至昏迷和循环衰竭。

（3）诊断　血钙超过 2.75mmol/L 者可确定为高钙血症，但确诊前应先除外由高蛋白血症引起的假性高钙血症。病因诊断可根据病史、体检以及实验室检查而确定。

（4）治疗　高钙血症的治疗取决于临床症状、严重程度和原发疾病。血钙 < 3.0mmol/L，只需治疗基础疾病。当血钙 > 3.5mmol/L 或有严重高钙血症的临床症状，需要立即降低血钙。

1）容量扩张：注射生理盐水 1000～2000ml，可使尿钙排除增加，暂时使血钙下降；但有心血管疾病者应注意容量负荷过多。

2）糖皮质激素和利尿剂：泼尼松 20～40mg/d 口服能有效控制大多数特发性高钙血症以及婴儿维生素 D 中毒和结节病患者的高钙血症。应用呋塞米 20～40mg，每 2～3 小时注射一次，可快速阻断钠重吸收而导致排钙增加；但应及时补充水分，否则可继发血容量不足，反而诱使钙在近端肾小管重吸收增加。

3）普卡霉素：抑制骨细胞 RNA 合成，常用剂量成人每次 0.04～0.1mg/kg，小儿 50～100μg/kg，隔日一次静脉滴注。一般 25μg/kg 加入 5% 葡糖糖水 500ml 中静脉滴注，持续 3～6小时，对骨转移或恶性肿瘤体液性高钙血症极有效。

4）降钙素（密钙息）：可使尿钙排出增加、血钙降低。在急性高血钙时，5～10IU/kg，加于生理盐水 500ml 中，静脉滴入至少需 6 小时滴完。

5）二磷酸盐：二磷酸盐抑制破骨细胞骨吸收，现已广泛用作恶性肿瘤高钙血症患者的一线治疗。

6）血液净化治疗：用低钙或无钙透析进行短期血液透析，尤其适用于肾小球滤过率下降患者。

二、酸碱平衡失调

体循环动脉的 pH 通过细胞外液和细胞内液的化学缓冲以及呼吸和肾脏的调节机制保持在 7.35～7.45 之间。动脉血 $PaCO_2$ 通过中枢神经系统和呼吸系统来控制，血浆的碳酸氢根通过肾脏对酸或碱的排泌和重吸收来控制，以稳定动脉血的 pH。

酸碱平衡的衡量依赖于动脉血气分析，在临床实践中许多原因可以引起酸碱平衡紊乱。在很多情况下，酸碱平衡紊乱是某些疾病或病理过程的继发性变化，但是一旦发生酸碱平衡紊乱，就会使病情更加严重和复杂，对患者的生命造成严重威胁。因此及时发现和正确处理常常是成败的关键。

（一）酸碱平衡的评估指标

1. pH　正常动脉血 pH 为 7.35～7.45。静脉血 pH 较动脉血低 0.03～0.05。

2. $PaCO_2$　正常值为 35～45mmHg，平均为 40mmHg。动脉血 $PaCO_2$ 的高低直接反映肺泡通气量。当 $PaCO_2$ <33mmHg 时，表明通气过度，CO_2 呼出过多，见于呼吸性碱中毒或代偿后的代谢性酸中毒；反之，当 $PaCO_2$ >46mmHg 时，表明通气不足，体内有 CO_2 潴留，见于呼吸性酸中毒或代偿后的代谢性碱中毒。因此，$PaCO_2$ 是反映呼吸性酸碱紊乱的重要指标。

3. HCO_3^- 碳酸氢盐指隔绝空气条件下实际测得的 HCO_3^- 值。

4. AB 实际碳酸氢盐（actual bicarbonate）是指实际条件下测得的 HCO_3^- 含量，此受呼吸和代谢两方面因素的影响。

5. SB 标准碳酸氢盐（standard bicarbonate）是指标准条件下测得的 HCO_3^- 值，是能准备反映代谢性酸中毒平衡的指标。

6. BE 碱剩余（base excess）是指在标准条件下，用酸或碱滴定血标本至 pH 7.40 时所需的酸或碱的量。反映代谢性酸碱平衡紊乱的指标，正常值为 0 ±3mmol/L。

7. AG 阴离子间隙（anion gap）临床上常用的可测定的阳离子减去可测定的阴离子之差表示，增多可能为代谢性酸中毒或代偿后的呼吸性碱中毒，减少可能为代谢性碱中毒或代偿后的呼吸性酸中毒。AG 的正常值为：（12 ±2）mmol/L。

$$AG = Na^+ - (HCO_3^- + Cl^-)$$

AG 是评价酸碱平衡的重要指标，检测 AG 有助于区分代谢性酸中毒的类型和诊断混合型酸碱平衡紊乱。

HCO_3^- 代表代谢性因素，血 HCO_3^- 下降引起 pH 下降称为代谢性酸中毒；反之，称为代谢性碱中毒。$PaCO_2$ 变化所引起的酸碱失衡属呼吸性。升高引起 pH 下降称为呼吸性酸中毒；反之，称为呼吸性碱中毒。临床上主要测定 pH、呼吸性和代谢性因素三方面指标，对酸碱紊乱性质和原因有重要参考意义。单纯性酸碱失调各因素指标变化规律见表 19－7。

表 19－7　单纯性酸碱失调各因素指标变化规律

	血 pH	HCO_3^-	$PaCO_2$
代谢性酸中毒	↓	↓	↓
代谢性碱中毒	↑	↑	↑
呼吸性酸中毒	↓	↑	↑
呼吸性碱中毒	↑	↓	↓

（二）酸碱平衡失调的分类

1. 代谢性酸中毒 是指以原发性固定酸的增多或 HCO_3^- 的原发性减少导致的酸中毒。原因主要有以下几种情况。

（1）酸性物质产生过多　主要见于缺氧和其他代谢障碍性疾病。缺氧性疾病主要见于各种肺源性（低氧血症）、循环性（休克、低血压）、血液性（贫血）和组织性缺氧（碱中毒），使有氧氧化障碍，乳酸产生增多。代谢性疾病有糖尿病酮症酸中毒、饥饿性酸中毒等，使乙酰乙酸增多。上述情况导致血液中少见的阴离子增多，阴离子间隙（AG）升高，故称为高 AG 性酸中毒。酸性物质增多，主要由血液缓冲系统中的碳酸氢盐缓冲系统发挥作用，结果 HCO_3^- 继发性减少。

（2）酸性物质排出过少　主要见于急慢性肾功能障碍的患者，也为高 AG 性酸中毒。酸性物质在血液中增多，结果 HCO_3^- 继发性减少。

（3）碱性物质丢失增多　主要为 HCO_3^- 原发性丢失，包括消化道和肾脏丢失。因为除胃液外的消化液多为碱性，故大量丢失表现为细胞外液酸中毒。肾脏丢失增多多见于肾小管酸中毒。血浆中 HCO_3^- 降低，Cl^- 从红细胞内移出进入血浆，血浆中 Cl^- 浓度增高，故习惯上称为高氯性酸中毒。

血气改变的特点为：AB、SB、BB 下降，pH 接近或达到正常，BE 负值增大，$PaCO_2$ 下降。机体不能代偿时 $PaCO_2$ 正常或增高，pH 下降。

2. 呼吸性酸中毒 呼吸性酸中毒是指因呼吸功能障碍导致原发的 $PaCO_2$ 升高，H^+ 浓度增加，pH 下降的病理生理过程。常见于多种呼吸系统疾病如慢性阻塞性肺病、哮喘、胸廓畸形、呼吸肌麻痹等疾病，均可降低肺泡通气量，导致 CO_2 潴留，产生呼吸性酸中毒。

血气改变特点为急性呼吸性酸中毒时，$PaCO_2$ 增高，pH 下降，AB 正常或略升高，BE 基本正常。肾脏代偿时，$PaCO_2$ 每升高 1mmHg，HCO_3^- 约可增加 0.07mmol/L；慢性呼吸性酸中毒时，$PaCO_2$ 增高，pH 正常或降低，AB 升高，AB > SB，BE 正值增大。$PaCO_2$ 每升高 1mmHg，HCO_3^- 约可增加 0.3 ~ 0.4mmol/L。但是肾脏代偿有一定的限度，急性呼吸性酸中毒时，HCO_3^- 不超过 32mmol/L，慢性呼吸性酸中毒时，HCO_3^- 不超过 45mmol/L。

3. 代谢性碱中毒

（1）近端肾小管碳酸氢盐最大吸收阈增大　主要见于容量不足性碱中毒、缺钾性碱中毒、低氯性碱中毒和高碳酸血症性碱中毒。容量不足性碱中毒主要见于呕吐、幽门梗阻、胃引流等使胃液大量丢失，致 HCl 丢失，而肠液中的 HCO_3^- 未被胃酸中和而吸收过多，造成碱血症。缺钾性碱中毒由于缺钾时，H^+ 转入细胞内，肾小管排 H^+ 增加，Na^+、HCO_3^- 重吸收增多，产生缺钾性代谢性碱中毒，多同时伴有 Cl^- 缺乏。低氯性碱中毒见于胃液丢失、排钾性利尿药、原发性醛固酮增多症，低氯性碱中毒经补氯后可纠正碱中毒，故称为“对氯有反应性碱中毒”。高碳酸血症性碱中毒见于慢性呼吸性酸中毒（如纠正过快，$PaCO_2$ 急剧下降），因肾重吸收 HCO_3^- 增加而致碱中毒。

（2）肾碳酸氢盐产生增加　主要见于使用排钾保钠类利尿药、盐皮质激素增加和 Liddle 综合征。由于进入终末肾单位的 Na^+ 增加，一方面促进肾泌酸，另一方面引起肾 HCO_3^- 产生增加（净酸排泌增加），造成代谢性碱中毒（肾性代谢性碱中毒）。

（3）有机酸的代谢转化缓慢　主要见于糖尿病酮症酸中毒胰岛素治疗后，血液透析造成醋酸大量摄入等，是一过性代谢性碱中毒的重要原因。

血气改变的特点为：AB、SB、BB 增高，pH 接近或达到正常，BE 正值增大，$PaCO_2$ 上升。机体不能代偿时 $PaCO_2$ 正常或降低，pH 升高。

4. 呼吸性碱中毒 呼吸性碱中毒是指由于过度通气使血浆 $PaCO_2$ 下降引起的一系列病理生理过程。各种导致肺泡通气增加，体内 CO_2 排出过多的疾病如癔症、颅脑损伤、脑炎、发热以及机械通气应用不当均可发生呼吸性碱中毒。

血气改变特点：$PaCO_2$ 下降，pH 正常或升高，AB 在急性呼吸性碱中毒时正常或略下降，慢性呼吸性碱中毒时下降明显，AB < SB，BE 负值增大。肾脏代偿效率在急、慢性期不同，急性呼吸性碱中毒时，$PaCO_2$ 每下降 1mmHg，HCO_3^- 约可减少 0.2mmol/L；慢性呼吸性碱中毒时，$PaCO_2$ 每下降 1mmHg，HCO_3^- 约可下降 0.5mmol/ L。

5. 混合性酸碱平衡紊乱 有酸碱一致性和酸碱混合性之分。此外还有两种形式三重性酸碱平衡紊乱。判断酸碱平衡紊乱的基本原则包括：①以 pH 判断酸中毒或碱中毒；②以原发原因判断是呼吸性还是代谢性失衡；③根据代偿情况判断是单纯性还是混合性酸碱失衡，见表19－8。

表 19－8　常用单纯性酸碱失衡的预计代偿公式

原发失衡	原发性变化	继发性代偿	预计代偿公式	代偿时限	代偿极限
代谢性酸中毒	$[HCO_3^-]\downarrow$	$PaCO_2\downarrow$	$\triangle PaCO_2\downarrow=1.2\triangle[HCO_3^-]\pm2$	12～24 小时	10mmHg
代谢性碱中毒	$[HCO_3^-]\uparrow$	$PaCO_2\uparrow$	$\triangle PaCO_2\uparrow=0.7\triangle[HCO_3^-]\pm5$	12～24 小时	55mmHg
呼吸性酸中毒	$PaCO_2\uparrow$	$[HCO_3^-]\uparrow$			
急性			$\triangle[HCO_3^-]\uparrow=0.1\triangle PaCO_2\pm1.5$	数分钟	30mmol/L
慢性			$\triangle[HCO_3^-]\uparrow=0.35\triangle PaCO_2\pm3$	3～5 日	42～45mmol/L
呼吸性碱中毒	$PaCO_2\downarrow$	$[HCO_3^-]\downarrow$			
急性			$\triangle[HCO_3^-]\downarrow=0.2\triangle PaCO_2\pm2.5$	数分钟	18mmol/L
慢性			$\triangle[HCO_3^-]\downarrow=0.5\triangle PaCO_2\pm2.5$	3～5 日	12～15mmol/L

（三）治疗

1. 呼吸性酸中毒　急性呼吸性酸中毒的治疗目的是提高分钟通气量，使 $PaCO_2$ 降到正常，采取措施为开放气道、人工呼吸、治疗潜在的中毒或神经症状。

治疗慢性呼吸性酸中毒常用支气管扩张剂（β_2 受体激动剂、M 受体激动剂）、体位引流和抗生素来处理潜在的问题。呼吸中枢的敏感性随着长期的酸中毒和高碳酸血症而逐渐降低，对于这些患者，高浓度给氧将会降低缺氧和分钟通气量，产生潜在的二氧化碳麻醉，故常应用控制性给氧策略。如果患者有严重的低氧血症，应该给予机械通气。呼吸性酸中毒患者改善通气量时，$PaCO_2$ 应缓慢地降低以避免代谢性碱中毒。

2. 呼吸性碱中毒　呼吸性碱中毒多因过度通气引起，使用面罩或气袋来吸回呼出的 CO_2 有一定作用。这种方法应谨慎使用，需排除其他严重状况如低氧血症、中毒等，并严密监测血 pH 和 $PaCO_2$。

3. 代谢性酸中毒　基础治疗包括维持气道通畅、呼吸和循环状态稳定。应根据酸碱失衡的严重程度、病因、患者的代偿能力不同而采取不同的治疗方案。

对于急性酸中毒，若需要通过静脉注射碱溶液进行中和治疗，首选 $NaHCO_3$。临床应用碱性液体应慎重，可以应用公式来计算合适剂量，比如 $NaHCO_3$（mmol）＝［24－HCO_3^- 测得值］×体重（kg）×0.6。

4. 代谢性碱中毒　避免碱摄入过多，应用排钾利尿药或罹患盐皮质激素增多性疾病时注意补钾，积极治疗原发病。

（邓扬嘉）

扫码“练一练”

扫码“学一学”

第二十章 中 毒

第一节 有机磷中毒

有机磷中毒（organic phosphorus insecticides poisoning，OPP）是指有机磷杀虫药（organic phosphorus insecticides，OPI）进入体内后抑制胆碱酯酶（cholinesterase，ChE）活性，出现毒蕈碱样、烟碱样和中枢神经系统中毒症状和体征，严重者常因呼吸衰竭而死亡。

按大鼠急性经口半数致死量（half lethal dose，LD_{50}）将 OPI 分为以下四类。

（一）剧毒类

LD_{50} < 10mg/kg，如甲拌磷（3911）、内吸磷（1059）、对硫磷（1605）、速灭磷和特普等。

（二）高毒类

LD_{50}为 10～100mg/kg，如甲基对硫磷、甲胺磷、氧化乐果、敌敌畏、磷胺、久效磷、水胺硫磷、杀扑磷和埏砜磷等。

（三）中毒类

LD_{50}为 100～1000mg/kg，如乐果、倍硫磷、除线磷、碘依可酯乙硫磷（1240）、敌百虫、乙酰甲胺磷、敌匹硫磷、二嗪农和亚胺硫磷等。

（四）低毒类

LD_{50}为 1000～5000mg/kg，如马拉硫磷（4049）、肟硫磷（辛硫磷）、甲基乙酯磷、碘硫磷和溴硫磷等。

此病属中医“中毒”范畴。

【病因病机】

扫码“看一看”

一、西医病因、病理生理

OPI 主要经胃肠道、呼吸道、皮肤、黏膜吸收，6～12 小时血中浓度达到高峰。OPI 吸收后迅速分布于全身器官，肝组织内含量最高，肾、肺和脾脏组织内次之，肌肉和脑组织含量最少，也可通过母体胎盘屏障进入胎体。OPI 主要在肝脏内代谢，进行多种形式的生物转化，一般先经氧化反应使毒性增强，而后经水解降低毒性。其代谢产物主要通过肾脏排泄，少量经肺排出，多数 OPI 及代谢产物 48 小时后可完全排出体外，少数品种如剧毒类在体内存留可达数周甚至更长时间。OPI 入血后与 ChE 酯解部位丝氨酸羟基结合，形成难以水解的磷酰化 ChE（organophosphate cholinesterase），丧失分解 ACh 的功能，体内 ACh 大量蓄积产生中毒症状。磷酰化 ChE 转归有三种：自活化、老化和重活化。OPI 和 ChE 结合 24～28 小时后呈不可逆状态，称“ChE 老化”，ChE 复能药无效。OPI 抑制 ChE 后，神经末梢 ChE 功能 48 小时后部分恢复。红细胞 ChE 抑制后不能恢复，新生红细胞 ChE 才有活力。假性 ChE 抑制后恢复较快。OPI 可直接作用 ACh 受体出现毒蕈碱样症状（M 样症状）、烟碱样症状（N 样症状）以及中枢神经系统症状，严重者常死于呼吸衰竭。长期接触 OPI 时，胆碱酯酶活力虽明显下降，但临床症状往往较轻，对人体的损害主要以氧化应激和神经细胞凋亡为主，机制尚不完全明确。然而，需要注意的是胆碱酯酶活性变化并不能完全解释急性 OPP 的所有症状，其高低也并不完全与病情严重程度相平行。中间综合征（intermediate syndrome，IMS）又称为中间期肌无力综合征，其发病机制与神经肌肉接头传递功能障碍、突触后膜上骨骼肌型烟碱样乙酰胆碱受体（nicotinic acetylcholine receptor，nAChR）失活有关，其发生受多种因素影响，可能与 OPI 排出延迟、再吸收或解毒剂用量不足有关。迟发性多发性神经病（delayed polyneuropathy）则与 OPI 对胆碱酯酶的抑制效应无关，可能与神经靶酯酶的抑制、老化以及轴突发生变性等有关。有研究表明，急性 OPP 抑制乙酰胆碱酯酶活性，瞬时受体电位阳离子通道（transi - entreceptorpotentialcationchannel，TRPA1）参与迟发型多发性神经病的发生，马拉硫磷能特异性激活 TRPA1 通道，增加细胞内钙水平，并上调小鼠背根神经节神经元的兴奋性。有机磷影响细胞代谢活动，氧自由基产生过多，进而造成染色体、DNA 损伤，细胞增殖减少，细胞凋亡增多。另外，通过干扰细胞的代谢过程，尤其是葡萄糖和线粒体代谢，进一步导致人体出现中毒症状。

有机磷（organophosphate）能诱导机体氧化损伤，机体产生活性氧类（reactiveoxygen species，ROS），除造成脏器直接损伤外，还可介导信号通路，生成炎症介质，加重器官损伤。有机磷的溶剂制剂可以对呼吸系统产生直接的毒性效应，甚至可以提高有机磷毒性。

有研究者发现电压门控通道的改变是导致急性 OPP 发生的原因之一。

二、中医病因、病机

OPI 的病因为毒物经口、鼻、皮肤侵入人体，直中五脏而发病。其基本病机是毒邪与正气相争，直中脏腑导致其功能失调，脏腑功能衰竭，甚至危及生命。

【诊断】

1. 临床表视

（1）急性中毒　临床表现与 OPI 种类、毒物量及中毒途径和胃肠功能状态有关。口服中毒者 10 分钟至 2 小时发病；吸入者 30 分钟左右发病；经皮肤吸收者 2 ~ 6 小时发病。

1）毒蕈碱（muscarine，M）样症状：副交感神经末梢兴奋引起平滑肌痉挛、外分泌腺分泌增强。中毒后 M 样症状出现最早，表现多汗、流涎、口吐白沫；恶心、呕吐、腹痛、腹泻、二便失禁；流泪、流涕、视物模糊、瞳孔缩小；心率减慢；咳嗽、气急、呼吸道分泌物增多，两肺干、湿啰音或肺水肿，有时 Oddi 括约肌痉挛促发急性胰腺炎。

2）烟碱（nicotine，N）样症状：面、眼、舌、四肢或全身肌纤维颤动或强直性痉挛，呼吸肌瘫痪致呼吸衰竭，心率增快、血压升高或降低。

3）中枢神经系统：头晕、头痛、烦躁不安、谵妄、共济失调、惊厥或昏迷。急性中毒分级见表 20 - 1。

表 20－1　急性中毒分级

分度	症状	ChE 活性
轻度	仅有 M 样症状	50%～70%
中度	M 样症状加重，出现 N 样症状	30%～50%
重度	具有 M、N 样症状，并伴有肺水肿、昏迷、抽搐，呼吸肌麻痹和脑水肿	＜30%

（2）中间综合征　多发生在重度 OPI 中毒后 24～96 小时及复能药用量不足患者，经治疗胆碱能危象消失、意识清醒或为未恢复和迟发性多发神经病发生前，突然出现屈颈肌、四肢近端肌无力和第Ⅲ、Ⅶ、Ⅸ、Ⅹ对脑神经支配的肌肉无力，出现眼睑下垂、眼外展障碍、面瘫（轻型）、呼吸肌麻痹和呼吸衰竭（重型）。

（3）迟发性多发神经病　急性中度和重度 OPI 中毒患者症状消失 2～3 周后发病，表现感觉功能障碍和（或）运动功能障碍，下肢肌肉弛缓性瘫痪和四肢肌肉萎缩，也可出现迟发双侧再发性喉神经瘫痪。血 ChE 活性正常；神经－肌电图检查提示神经源性损害。典型者分为三期。

1）进展期：双下肢及足部烧灼、紧束、疼痛或麻木感，腓肠肌萎缩和足下垂。约 1 周后，双上肢呈手套样感觉障碍和本体感觉丧失，下肢深部腱反射消失，重者发生弛缓性瘫痪。

2）稳定期：感觉障碍 3～12 个月逐渐恢复，常遗留有轻瘫。

3）缓解期：中毒后 6～18 个月运动功能部分或完全恢复，上肢运动功能恢复先于下肢。此期可出现惊厥和运动功能障碍。

（4）中毒反跳　乐果和马拉硫磷等口服中毒，经急救后临床症状好转，可在数日至一周后突然再次昏迷，甚至发生肺水肿或突然死亡。症状复发可能与残留在皮肤、毛发和胃肠道的有机磷杀虫药重新吸收或解毒药停用过早所致。

（5）局部损害　敌敌畏、敌百虫、对硫磷、内吸磷接触皮肤后可引起过敏性皮炎，并出现水疱和剥脱性皮炎。消化道损害可表现为化学性炎症甚至黏膜糜烂，严重者出现消化道出血。眼部污染时可引起结膜充血、瞳孔缩小和接触性结膜炎。

（6）多脏器损害

1）心脏损害：与有机磷对心脏的直接毒性作用和间接毒性作用有关，可能与缺氧、干扰心肌细胞膜离子通道、血流动力学异常、炎症等作用相关，心电图多表现为 ST 段压低，T 波倒置、低平、平坦或双向，除此之外还可出现窦性心动过速、各种程度的传导阻滞、Q－T 间期延长等，并出现心肌酶学的改变，个别患者可因此猝死。

2）肺损害：早期肺水肿主要是由于乙酰胆碱堆积引起的 M 效应，使腺体分泌增加，大量分泌物积聚于肺泡内引起。此外，OPI 及其在肺内氧化产物对肺毛细血管及间质产生直接损害作用，使肺毛细血管通透性增强，渗出增加，导致肺水肿。

3）肝、肾损害：OPI 及其代谢产物对肝细胞有直接损伤作用，可致肝细胞水肿、变性、坏死，并对肝微粒体酶有抑制作用，部分患者可出现不同程度肝功能异常，并有发生急性爆发性肝衰竭可能，通常经过积极治疗后，肝功能异常可很快恢复。肾脏损害大多表现轻微，主要以血尿、蛋白尿为主，少数患者有一过性肾功能损害，急性肾衰竭则少见，且多数肾功能损害为可逆性。

4）血液系统损害：OPI 尚有溶血作用，可发生急性溶血，但临床相对少见，其症状常被 AOPP 其他临床表现所掩蔽。

2. 实验室及辅助检查

（1）血胆碱酯酶活性测定　是诊断 OPI 中毒的特异性指标，能帮助判断中毒程度、疗效及预后。

（2）生物样品（血、尿、胃液等）中农药及其代谢产物的检出　对中毒诊断和鉴别诊断有指导意义。

血药浓度监测结果可作为血液净化治疗的启用提供实验室依据。有机磷血药浓度监测有助于判断患者病情及预后估计，解毒药物的合理应用，还能指导采取综合措施清除胃内、血液中的毒物，临床药师的参与有效解决了临床的具体实际问题，对患者的临床治疗有积极意义。

（3）血清降钙素原（procalcitonin，PCT）　为有机磷中毒呼吸衰竭的重要诊断指标，血清 Presepsin（可溶性 CD14 分子亚型）水平监测对于 AOPP 患者病情严重程度的评估、治疗和判断预后有一定的指导意义。

（4）其他检查　胸部 X 线片可显示肺水肿影像。心电图可见室性心律失常、尖端扭转型室性心动过速、传导阻滞和 Q－T 间期延长。

3. 诊断依据

（1）有机磷杀虫药接触史。

（2）患者呼出气有蒜味、瞳孔缩小、大汗淋漓、腺体分泌增多、意识障碍，甚至昏迷。

（3）检测全血胆碱酯酶活力明显降低，OPI 代谢物测定阳性。

【鉴别诊断】

AOPP 应与中暑、急性胃肠炎或脑炎、脑血管意外、阿片类中毒等相鉴别，尚需与氨基甲酸酯类杀虫剂、沙蚕毒素类、毒蕈中毒等中毒相鉴别。除此之外，在诊断过程中应注意合并症的鉴别诊断，如吸入性肺炎、外伤、合并其他毒物中毒等。

1. 氨基甲酸酯类杀虫剂　与 AOPP 临床症状体征相似，胆碱酯酶活力也明显下降，与 OPI 抑制胆碱酯酶不同的是其作用快、恢复快。依据毒物接触史及毒物检测结果可明确诊断。

2. 其他类型杀虫剂　多数杀虫剂无典型的胆碱能危象表现，胆碱酯酶活力正常。依据毒物接触史、临床表现及实验室检查一般不难鉴别。

【治疗】

一、西医治疗

（一）清除毒物

脱离现场，脱去污染衣服。用肥皂水（敌百虫中毒禁用）清洗污染皮肤和头发，终止毒物吸收。口服中毒者用清水、2% 碳酸氢钠（敌百虫中毒禁用）或 1∶5000 高锰酸钾溶液（对硫磷中毒禁用）反复洗胃，直至胃液清亮为止。洗胃后灌入泻药以清除肠道内毒物，一般不用油脂类药物。当患者眼部受到有机磷污染时，可用微温水连续冲洗。

（二）紧急复苏

呼吸抑制者保持气道通畅、清除气道内分泌物，必要时行机械通气。

（三）解毒药

在清除毒物过程中，同时应用 ChE 复能药和胆碱受体阻断药治疗。

1. 用药原则 根据病情，要早期、足量、联合和重复应用解毒药，并且选用合理给药途径及择期停药。中毒早期即联合应用抗胆碱能药与 ChE 复能药才能取得更好疗效。

2. 胆碱酯酶复能药 ChE 复能药能对抗外周 N 胆碱受体活性，解除烟碱样毒性作用，对 M 样症状和中枢性呼吸抑制无明显作用。对 ChE 复能药疗效不佳者，加用胆碱受体阻断药。

解磷定注射液 静脉注射按照中毒程度从轻到重：每次 0.4～0.5g、0.8～1.0g、1.0～1.2g；小儿：每次 15mg/kg、20～30mg/kg、30mg/kg。再给予 1～2mg 阿托品反复注射治疗，直到患者症状完全消失，解磷注射液急救 OPP 具有方法操作简单、见效快、疗效显著、治愈率高和死亡率低等优点。

（1）氯解磷定为首选药，作用强，水溶性大，毒性小，可静脉注射或肌内注射。轻度患者无需重复给药；中毒患者首次给药量要足，重复 1～2 次；重度患者首次给药 30～60 分钟后根据病情重复给药。

（2）碘解磷定复能作用较差，水溶性小，毒性小，只能静脉注射，分布广，半衰期短（低于 1 小时），只有少量进入中枢神经系统，为次选药。该药对内吸磷、马拉硫磷和对硫磷疗效好，对敌百虫和敌敌畏疗效差，对乐果中毒无效。

（3）双复磷重活化作用强而持久，水溶性大，易通过血脑屏障；兼有阿托品样作用（也可解除 M 样症状），对心脏、肝脏有不良反应，毒性较大，肌内或静脉注射。双复磷对敌敌畏及敌百虫中毒疗效较碘解磷定好。

注意 ChE 复活剂不良反应，用量过大能引起癫痫样发作和抑制 ChE 活性。

3. 胆碱受体阻断药

（1）M 胆碱受体阻断药 又称外周性抗胆碱能药。代表药阿托品和山莨菪碱，主要作用于外周 M 受体，对 N 受体无明显作用。根据病情，阿托品每 10～30 分钟或 1～2 小时给药一次，直到患者 M 样症状消失或“阿托品化”，出现潮红、口干、皮肤干燥、心率增快（90～100 次/分）和肺湿啰音消失。若出现瞳孔明显扩大、神志模糊、烦躁不安、抽搐、昏迷和尿潴留为阿托品中毒，应立即停用阿托品。

（2）N 胆碱受体阻断药 又称中枢性抗胆碱能药。代表药有东莨菪碱、苯那辛等。对中枢 M 和 N 受体作用强，对外周 M 受体作用弱。盐酸戊乙奎醚（penehyclidine，长托宁）对外周 M 受体和中枢 M、N 受体均有作用，对心率无明显影响。用于有机磷农药中毒急救治疗和中毒后期或胆碱酯酶老化后维持阿托品化。轻度：1～2mg；中度：2～4mg；重度：4～6mg。

根据 OPI 中毒程度，可采用胆碱酯酶复能剂与阿托品联合用药，轻度中毒可单用胆碱酯酶复能药。中或重度中毒者，联合用 ChE 复能药与胆碱受体阻断药时应减少胆碱受体阻断药用量，以免发生阿托品中毒。重度中毒患者，症状缓解后逐渐减少解毒药用量，待症状基本消失，全血胆碱酯酶活力升至正常的50% ~60%后停药观察，通常至少观察3 ~7 天再出院。

（四）血液净化技术

治疗重症有机磷农药中毒有显著疗效。可选用血液灌洗加血液透析，或血液灌洗加腹膜透析。早期、反复应用，可有效清除血液中和蓄积组织中释放入血的有机磷农药，提高治疗率。

1. 血浆置换　当患者情况危急时应进行血浆置换，将含有毒素的血浆置换出来以降低其对心脏、肾、肝等人体主要器官的危害。

2. 血液灌流（HP）　血液灌流器常含有树脂或活性炭这样的吸附剂，对大、中分子毒物有很强吸附力，能够有效去除外源性与内源性物质，实现血液灌流。通常情况下，有毒物质进入血液后会出现浓度的高峰值，此时 HP 会将大量的有毒物质清除，进而取得良好的灌流效果。若有心肌损伤，可联合使用参麦注射液，降低休克的发生，促进血 ChE 的恢复，明显提高患者的抢救成功率。

股静脉双腔管建立血管通道，以肝素做抗凝剂。血液灌流 3 小时，血流速度 200 ~250ml/min，连续 7 天。HP 治疗可有效改善急性 OPP 患者的肠黏膜屏障功能从而维护其肠道功能，减少并发症发生率，提高临床治愈率。

3. 血液透析（HD）　在治疗急性 OPP 患者时血液透析较为常见，HD 能够有效去除小分子物质，改善水电解质失衡问题，有机磷农药进入人体时间较短、并没有结合 ChE 生成磷酰化 ChE 时是较好的治疗时间，因为小分子物质可以透过血液透析滤器离开人体。

4. 血液灌流联合血液透析　血液灌流的效果常常受到血液灌流器饱和问题的限制，此时血液灌流无法清除水，不能够改善水盐电解质平衡与酸碱平衡，所以需要结合血液透析进行治疗，发挥两种方式的优点。

5. 连续血液净化　持续缓慢除去血液中水分与物质的方式统称为血液净化。

6. 血液净化联合其他治疗方式　AOPP 患者大多死于呼吸衰竭，为了提升治疗效果，可以在运用血液净化技术的基础上结合机械通气等方式。

（五）对症治疗

OPI 中毒患者可出现多种并发症，如肺水肿、脑水肿、电解质紊乱、酸碱失衡等，根据具体情况进行处理。

急性有机磷农药中毒（AOPP）伴有心肌损伤的保护治疗：①辅酶 Q_{10}能够改善其心肌损伤程度，促进心肌尽快修复。用法为：取 10mg 辅酶 Q_{10}，1 次/天静脉滴注，坚持用药 1 周。②还原型谷胱甘肽用于治疗急性 OPP 所致的心肌损伤，对心脏起到有效地保护作用。用法：还原型谷胱甘肽 3g/d，溶于 5% GS 静脉滴注，连续两周。第一次使用该药品半小时以后，如中毒症状、体内特征没有完全消失，全血胆碱酯酶活力恢复至 60%，停药观察给予静脉滴注肝胺注射液 250ml/d，肝泰乐片 0.2g，2 次/天，两组连用 10 天。③20% 脂肪乳 250 ml，静脉滴注，每天 1 次，每次输注时间 >3 小时，连用 7 天。

对有脑水肿、严重心肌损害及并发急性呼吸窘迫综合征者，应早期 、大量、短程使用肾上腺糖皮质激素（地塞米松每日 40 ~60mg），一般使用 3 天左右即可。发现 QT 间期延长者应严密监护，并适当补充钾及镁盐；如合并扭转型室性心动过速，应首先使用异丙肾上腺素治疗，如不见效，可改用临时起搏进行超速抑制。

（六）中间综合征治疗

立即给予机械通气，同时应用氯解磷定 1.0g/次，静脉注射，酌情选择间隔时间，连用 2～3 天，积极对症治疗。

IMS 为自限性疾病，肌无力状态多在第 4～18 天逐渐恢复正常。阿片类受体拮抗剂典型代表为纳洛酮，能竞争性阻止阿片样物质与受体结合，达到抵抗和阻断机体在中毒、休克等应激状态下释放对心肺及神经中枢具有抑制作用的物质，从而对 IMS 发挥辅助急救作用。血液灌注并不作为有机磷中毒 IMS 治疗的主要治疗措施，但可以有效延缓 AOPP 向 IMS 的进展。

（七）调护

（1）综合护理　①体位：患者行插管操作过程中，护理人员需协助医疗人员及时帮助患者调整体位为平卧姿势，并将头偏向一侧，直至其成功插管后，将患者以头低足高且向左边侧卧来开始进行洗胃手术，并在合理情况下采取轻柔力度按揉患者腹部。②胃管长度：护理人员在选择胃管时，需应用多孔洗胃管，且在插入时需将其深度在传统胃管插入基础上多增 10cm，以保证患者毒物得以完全吸除，且全面完成其胃部黏膜的冲洗工作。③洗胃机的使用：护理人员在应用洗胃机时，应当以循环出胃－进胃－出胃－液量平衡等操作流程来完成患者胃部清洗工作，直至其洗出液体呈现澄清无味为宜。④早期导泻与灌肠：患者在完成洗胃后，可以 6 小时为间隔来取十六角蒙脱石、大黄经胃管进行注入，并配合甘露醇完成灌肠操作。

（2）急救配合　患者在洗胃期间，护理人员需落实其生命体征指标变化的监测工作，并在遵循医嘱前提下取阿托品以静脉注射形式对患者展开治疗，同时注意其用药后的体征反应，避免患者出现药物不良反应。之后对患者心肺进行复苏时，护理人员应重点处理其头部的高温问题，并实施合理的降温措施，如脑保护、脱水药及人工冬眠等。患者伴有心脏损害的，护理人员需及时进行心电监测，在患者抢救成功后持续 3 天进行心电监护。

（3）心理护理　护理人员需积极与患者及其家属进行沟通和交流，引导其诉说内心需求，并讲解有机磷农药中毒的相关常识、预防工作、对人体的危害性、治疗流程、相关注意事项等内容，以此提高患者及其家属对治疗的配合性，同时结合患者心理情况予以针对性心理疏导，进而缓解其心理压力。

（4）饮食护理　因患者行洗胃操作后，其胃黏膜解剖结构必定会受到影响，故患者洗胃后症状稍轻者可在 24 小时内禁止进食，严重者需将禁食试验延长至 48 小时以上，以避免过早进食导致患者胃黏膜残留毒物出现反跳现象。此外，患者得以进食后，应当取高能量、高维生素的流质饮食来予以进食，以此结合患者病情来逐渐过渡到普通饮食。

二、中医治疗

（一）辨证论治

中毒初期以实证为主，中后期以虚证或虚实夹杂证为主。治疗原则为初期解毒祛邪，中后期益气养阴、解毒活血，亡阴亡阳脱证时则应救逆固脱。

1. 毒蕴脾胃　恶心、呕吐，腹胀腹痛，舌苔薄白，脉濡缓。

治法：解毒祛邪，健脾和胃。

方选：玉枢丹合甘草泻心汤。

组成：山慈菇　麝香　千金子　雄黄　大戟　朱砂　五倍子　甘草　黄芩　黄连　半夏　干姜　人参。

2. 毒聚肝胆　恶心、呕吐，肢体发黄，烦躁不安，肌肉震颤，抽搐，舌质红，脉弦或弦细。

治法：解毒祛邪，疏肝利胆。

方选：茵陈蒿汤合四逆散。

组成：茵陈蒿　大黄　栀子　柴胡　白芍　枳实　甘草。

3. 毒犯肺肾　咳嗽喘促，不能平卧，喉间痰鸣，小便短赤，舌质红，苔薄白，脉沉缓。

治法：清宣解毒，通腑降浊。

方选：陈氏四虎饮。

组成：大黄　生石膏　水牛角　黄连　生地　知母　青黛　玄参　马勃　红花。

4. 毒陷心脑　时清时寐，表情淡漠，甚则昏迷，谵妄，舌质红绛，脉数。

治法：清热解毒，醒神开窍。

方选：玳瑁郁金汤送服玉枢丹。

组成：玳瑁　木通　生栀子　竹沥　郁金　牡丹皮　生姜　菖蒲　紫金片　竹叶　灯心草。

所有患者均可采用甘草绿豆汤水煎取汁洗胃。在救治过程中，出现亡阴亡阳脱证，急需回阳固脱、益气救阴，方用独参汤合四逆汤。

（二）专方专药治疗

1. 兴国解毒方〔广木香、青木香、鸡血藤、茜草根、四七、梅片、香附、小野鸡尾草（金花草）〕，先将前7味药研成细末，另取小野鸡尾草加清水榨汁至400ml，与7味药末混合，每日1剂，分1～2次服，昏迷者鼻饲给药。

2. 金鸡尾（别名凤尾草、鸡脚草、井口边草）、金银花、甘草水煎，一次灌服两大碗。可用于对硫磷及内吸磷中毒。

（三）常用中成药

1. 毒陷心脑证　醒脑静40～60ml加入葡萄糖注射液250ml静脉滴注，每日1～2次或安宫牛黄丸1丸鼻饲或灌服，每日1～2次。

2. 亡阴亡阳脱证　生脉注射液或参附注射液60～100ml，加入5%葡萄糖注射液250～500ml静脉注射，每日1～2次。

（曹华政）

扫码“学一学”

第二节　海洛因中毒

毒品（narcotics）是指国家规定管制的能使人产生药物依赖（drug dependence，原称成瘾，addiction）的麻醉镇痛药（narcotic analgesics）和精神药（psychotropic drugs）的统称，具有危害性和非法性。海洛因为传统毒品中的一种，短时间内摄入过量或滥用过多超过个体耐受量产生相应临床表现时称为急性海洛因中毒。毒品中毒已成为许多国家继心脑血管疾病和恶性肿瘤后第三位致死原因，急性海洛因中毒者常死于呼吸或循环衰竭，有时发生意外死亡。毒品犯罪已成为世界性问题。

本病在中医学中无相应的病名，根据海洛因中毒的症状和发病机制，可将其归为“厥证”“脱证”“脏竭证”等范畴进行论治。

扫码“看一看”

【病因病机】

一、西医病因、病理生理

海洛因主要成分为二乙酰吗啡及其阿片生物碱，为非医用药品，中毒者几乎均为非法过量或长期使用海洛因所致。海洛因进入人体后，首先被水解为单乙酰吗啡，进一步水解成吗啡而起作用。海洛因的水溶性、脂溶性都比吗啡高，故它在人体内吸收更快，易透过血－脑屏障进入中枢神经系统，产生强烈的反应，具有比吗啡更强的抑制作用，其镇痛作用亦为吗啡的4～8倍，毒性是吗啡的5～10倍。海洛因主要激动μ受体，产生麻醉、镇痛、镇静、止咳、止泻、致幻或欣快等作用。海洛因的戒断症状在36～72小时达到顶峰。用海洛因静脉注射，其效应快如闪电，整个身体、头部、神经会产生一种爆发式的快感，作用时间3～6小时。

二、中医病因、病机

海洛因中毒的病因系毒邪内侵机体。毒邪内侵，邪盛正衰，耗气伤阴，损及五脏功能，使气血运行障碍，从而导致阴阳之气不相顺接，气机逆乱，神不守舍，甚则阴阳离决，为厥脱证的主要病机。

【诊断】

1. 临床表现　急性海洛因中毒与吗啡中毒的临床表现基本相同，但以非心源性肺水肿和心律失常更常见，可引起猝死。中毒的主要症状是：针孔样瞳孔，皮肤冷而发黑，呼吸极慢，深度昏迷，呼吸中枢麻痹、衰竭而死，病死率很高。海洛因吸毒者极易发生各种感染，如脓肿、败血症、破伤风、肝炎、艾滋病等，甚至会因急性中毒而死亡。

海洛因的戒断症状一般表现为：焦虑、烦躁不安、易激动、流泪、周身酸痛、失眠、有灼热感、呕吐、喉头梗阻、腹部及其他肌肉痉挛、失水等。还出现神经质、精神亢奋、全身性肌肉抽搐、大量出汗或发冷。

2. 实验室及辅助检查

（1）怀疑海洛因中毒时可进行血液和4小时后尿液定性检查。

（2）其他检查

1）动脉血气分析：严重者表现为低氧血症和呼吸性酸中毒。

2）血液生化检查：血糖、电解质、肝肾功检查。

3）海洛因中毒性脑病早期，DWI弥散加权图和T2 WI均呈高信号，ADC值均降低。

3. 诊断依据

（1）根据毒品接触史，可见四肢沿表浅静脉走向分布的针穿疤痕。

（2）急性中毒表现　阿片类中毒典型“三联征”，即针尖样瞳孔、呼吸抑制和昏迷，并伴有严重心律失常、呼吸浅快、非心源性肺水肿。

（3）血或尿液阿片代谢物检测阳性及解毒药有效。

有以上三条即可诊断，应注意排除其他中毒因素及颅脑外伤、脑血管意外等，需注意同时吸食几种毒品时诊断较为困难。

【鉴别诊断】

海洛因中毒应与镇静催眠药中毒、吩噻嗪中毒、一氧化碳中毒、可乐定中毒和脑桥出血相鉴别。

【治疗】

一、西医治疗

（一）中毒治疗

一旦诊断明确，应立即静脉注射阿片受体拮抗药纳洛酮，及早、迅速、足量应用纳洛酮，能迅速逆转海洛因对呼吸中枢的抑制，抢救成功率较高。治疗过程中必须密切注意观察生命体征，重点观察呼吸、心肺功能、脑水肿等症状表现，并注意防治。

尽快开通静脉，建立有效静脉通道，首次静脉注射纳洛酮 0.4～0.8mg，必要时每隔 5～10 分钟重复使用至患者呼吸正常、神志清醒，纳洛酮总用量为 0.8～3.2mg。静脉穿刺应首选颈外静脉。因绝大多数海洛因依赖者长期以静脉注射的方式吸毒而导致四肢浅静脉、股静脉和头皮静脉均出现管腔炎变、硬化，沿静脉走向可见密布的点状新旧穿刺疤痕，静脉穿刺较难成功，应立即肌内注射纳洛酮 0.4～0.8mg。呼吸衰竭可静脉注射呼吸兴奋剂（洛贝林、可拉明各 1 支）；肺水肿和心脏功能衰竭可静脉注射西地兰 0.2～0.4mg；烦躁不安患者可肌内注射地西泮 10mg 或者巴比妥 0.2g；代谢性酸中毒给予 5% 碳酸氢钠 250mL 纠正酸中毒；脑水肿给予 20% 甘露醇脱水治疗等。

（二）戒断综合征治疗

主要是心理治疗，症状严重者选用：①可乐定：0.2～0.4mg/次，2～3 次/天；②美沙酮：10～20mg，口服或肌内注射。用药时，第一天予足量替代品，以后每天递减首次量的 10%～20%，至停用。

（三）重度海洛因中毒导致呼吸停止的抢救

急救过程中迅速明确诊断、合理使用呼吸机是抢救成功的关键。清理呼吸道，气管插管成功连接呼吸机，根据病人情况调整呼吸机各参数，以达到最好效果。在应用呼吸机的同时应注意气道护理，防止痰液阻塞引起窒息。当病人恢复正常节律性呼吸，血气分析中氧分压大于 70mmHg；在吸入空气状态下，氧饱和度大于 85%，可试脱机，但保留气管插管，密切观察病人呼吸情况，若再次出现发绀、脉搏加快等缺氧症状时须再次连接呼吸机直至病人完全恢复正常呼吸。

二、中医治疗

（一）辨证论治

急性海洛因中毒具有起病急骤，病情变化迅速，其辨证要点为辨厥之寒热，辨脱之阴阳两个方面；海洛因的戒断症状期因毒邪内侵日久，导致气血虚损、浊热内盛、经络阻滞、神不守舍。治疗原则为急性期益气固脱、回阳救阴，戒断症状期则以扶正祛邪、补益气血、清热泄浊、活血通经为主。

1. 气虚阳脱 手足逆冷，或身冷如冰，神清淡漠，面色晦暗，舌淡苔白，脉微欲绝。

治法：益气固脱，回阳救逆。

方选：参附汤合当归四逆汤。

组成：人参 制附子 干姜 当归 细辛 桂枝 芍药 通草 大枣 甘草。

2. 阴阳俱脱 昏迷，针尖样瞳孔，皮肤冷而发黑，气少息微，二便失禁。脉微欲绝。

治法：回阳救阴。

方选：参附汤合生脉饮。

组成：人参 制附子 麦门冬 五味子。

3. 戒断症状期 焦虑，烦躁不安，易激动，流泪，周身酸痛，失眠，有灼热感，呕吐，喉头梗塞，腹部及其他肌肉痉挛，失水等。

治法：补益气血，清热泄浊，活血通经。

方选：八珍汤。

组成：党参 白术 茯苓 熟地黄 当归 川芎 白芍 甘草 生姜 大枣。

（二）常用中成药

1. 厥脱证 参附注射液或生脉注射液 60～100ml，加入 5% 葡萄糖注射液 250ml 静脉注射，每日 2 次。醒脑静注射液 40～60ml，加入 5% 葡萄糖注射液 250ml 静脉注射，每日 2 次。

2. 成瘾者脱毒 参附脱毒胶囊，一次 3 粒，每日 3 次，3～5 日后酌情减至一次 2 粒，每日 3 次。

（三）针灸

对厥脱证，选穴内关、合谷、涌泉、素髎、人中针刺治疗，灸百会、神阙、关元，具有疏通经络、调整气血、回阳救逆的功效。

三、调护

1. 加强心理护理 海洛因依赖属于一种精神疾病，首先要树立正确的医患关系，取得病人及家属的信任。尊重和积极开导他们，让他们认识到毒品对个人、家庭、社会的危害，向他们说明医院会保护病人的隐私，不歧视他们，消除其畏惧心理，积极配合治疗。

2. 加强基础护理 海洛因中毒病人因为呼吸抑制需要较长时间卧床，并且有气管插管的存在，容易出现压疮、口腔感染甚至肺部感染等，因此需要护理工作人员加强对气管套管的护理工作、及时纠正病人的卧位，加强皮肤及口腔护理。研究证明，长期卧床病人通过指导其解除由于这些变化带来的痛苦和不适，使之处于协调、适应的最佳身心状态，可促进健康的恢复。

3. 加强医护自我保护　吸毒者并存艾滋病、性病、肝炎、脓肿发生可能性较大。吸毒昏迷者在不清醒时常有乱动、乱抓等情况发生，在清醒后有情绪波动，不配合治疗等情况发生，所以护理工作者更要加强自我保护，避免职业暴露的发生。

（曹华政）

第三节　新型毒品中毒

扫码“学一学”

新型毒品是指相对鸦片、海洛因等传统毒品而言，主要指人工化学合成的致幻剂、兴奋剂类毒品。与传统毒品主要的镇静、镇痛作用不同的是，新型毒品更多的表现出兴奋、致幻的特点，是可直接作用于中枢并容易使人产生依赖性的精神药品（毒品）。另一点与传统毒品不同的是，大部分新型毒品在停止吸食后，并不会产生明显的戒断症状，由此导致很多人错误地低估了使用此类毒品对人体造成的危害。根据毒理学性质，可以将其分为四类：第一类以中枢兴奋作用为主，代表物质是包括冰毒〔甲基苯丙胺（methaphetamine，MA）〕等在内的苯丙胺类兴奋剂；第二类是致幻剂，代表物质有麦角乙二胺（LSD）、麦司卡林和分离性麻醉剂（苯环利定和氯胺酮即K粉）；第三类兼具兴奋和致幻作用，代表物质是摇头丸〔3，4－亚甲二氧基甲基苯丙胺（3，4－methylene－dioxy amphetamine，MDMA）〕；第四类是一些以中枢抑制作用为主的物质，包括三唑仑、氟硝安定和γ－羟丁酸等。共计近20个品种，其中最常见的有MA、MDMA、K粉三种。

本病在中医学中无相应的病名，根据新型毒品中毒的症状和发病机制，可将其归为“狂证”“高热”“神昏”“惊悸”“怔忡”等范畴进行论治。

【病因病机】

一、西医病因、病理生理

扫码“看一看”

新型毒品中毒是因用药过量或频繁用药，绝大多数为滥用所致，多为青少年。下述情况时易发生中毒：①严重肝、肾疾病及贫血；②严重肺气肿、支气管哮喘；③胃排空延迟；④严重甲状腺或肾上腺皮质功能减退；⑤年老体弱。

苯丙胺类（摇头丸、冰毒等）分子量小，易透过血－脑屏障，促进脑内儿茶酚胺递质（多巴胺和肾上腺素）释放，减少抑制性递质5－羟色胺含量，出现兴奋和欣快感。成年人中毒量差异很大：①苯丙胺口服中毒量30mg以上，致死量20～25mg/kg；②甲基苯丙胺毒性为苯丙胺的2倍，静脉注射2～10mg出现急性中毒，1.5mg/kg致死，吸毒者静脉注射30～50mg及耐药者1000mg以上致中毒；③氯胺酮（K粉）为中枢性递质甲基－天门冬氨酸受体阻断药，对μ、κ受体有拮抗作用，对脑干及边缘系统有兴奋作用，能产生麻醉、镇痛和意识与感觉分离，大剂量抑制呼吸。在肝内代谢为去甲氯胺酮和脱氢去甲氯胺酮，其代谢物和小量原形经肾脏排泄。

三唑仑为苯二氮䓬类安定药，作用于中枢神经系统的苯二氮䓬受体，加强中枢抑制性神经递质γ－氨基丁酸（GABA）与GABA受体的结合，增强GABA系统的活性，具有抗惊厥、抗癫痫、抗焦虑、镇静催眠、中枢性骨骼肌松弛和遗忘作用。中毒时最初表现为失眠焦虑、烦躁易怒、幻听幻视等逐渐发展，还可能出现肠痉挛、肌痉挛、直立性低血压、头晕眼花、恶心呕吐、神志错乱、癫痫、呼吸循环衰竭甚至死亡。γ-羟基丁酸是一种短链脂肪酸，在哺乳动物脑组织中普遍存在，与γ-羟基丁酸受体及GABA受体有密切关系，具有强烈的中枢神经系统抑制作用，可迅速透过血脑屏障，通过口服途径仅在1小时内就可达到峰值血药浓度，可致欣快，降低压抑及镇静。急性中毒时中枢神经系统抑制表现困倦、嗜睡、短暂性记忆缺失、昏迷、肌痉挛等，抑制状态一般持续1~3小时，完全恢复需4~8小时。而胃肠道反应一般发生于嗜睡昏迷期间，更易导致误吸情况的发生。在呼吸循环方面中毒表现为呼吸抑制、心率减缓、血压下降甚至心跳骤停，往往是导致死亡的主要原因。

二、中医病因、病机

新型毒品中毒的病因系毒邪内侵机体。毒邪内侵，邪盛正衰，耗气伤阴，损及五脏功能，导致气血两亏、痰热内盛、经络阻滞、心血虚损、心神不宁等病变。

【诊断】

1. 临床表现

（1）急性中毒

苯丙胺类中毒：轻者出汗、瞳孔散大、血压升高和心率增快等；严重者常因心律失常和DIC致死。MA中毒主要表现为失眠、多语、惊恐或焦虑、高热、心率增快、肌肉痉挛或抽搐等。MDMA中毒后交感神经兴奋性增加，一般表现为血压和体温升高、心律加快、肌肉紧张、瞳孔变大、视物模糊、快速眼动，会情不自禁地手舞足蹈、呈现疯狂的状态，出现呕吐、昏眩、头痛和精神混乱。尤其高热状态，是中毒的明显特征之一。心理精神障碍、心血管功能障碍、肝肾毒性等在滥用者中毒中均有报告，严重中毒者可发生脱水、心血管事件、弥漫性血管内凝血、肝坏死等。

氯胺酮中毒：主要表现为神经精神症状，如兴奋尖叫、定向认知障碍、易激惹行为、谵妄、精神错乱、幻觉、肌颤和木僵等。对循环系统的影响则表现为如高血压、心率增快、心肌损害甚至猝死。虽然氯胺酮对呼吸系统影响甚微，但若通过静脉快速注入，可能发生呼吸抑制危及生命。其他表现如消化道反应的流涎、恶心、呕吐，还可引起流泪、一过性视力模糊及眼压上升。急性中毒的危重症患者则可能表现为突然全身抽搐、意识混乱、肌肉震颤、喉部肌肉收缩、呼吸停止、心脏停搏等症状。

（2）戒断综合征　兴奋性增强、瞳孔扩大、血压升高、发热、出汗、厌食、恶心、呕吐、腹泻、肌痛、震颤和抽搐等。苯丙胺类戒断导致严重精神抑郁、疲乏、嗜睡及强烈求药行为。

2. 实验室及辅助检查

（1）尿液检查　应用高效液相色谱法可以对尿液苯丙胺及其代谢产物进行检测。中毒者尿液中可检测出氯胺酮及其代谢产物。

（2）血液检查　苯丙胺：中毒血药浓度为0.5mg/L，致死血药浓度大于2.0mg/L。

3. 诊断依据

（1）根据毒品接触史。

（2）急性中毒表现。

（3）血或尿液或代谢物分析及解毒药疗效诊断。

有以上三条即可诊断，应注意同时吸食几种毒品时诊断较为困难。

【鉴别诊断】

重症患者应与高血压脑病、其他中毒等相鉴别。

【治疗】

一、西医治疗

（一）治疗

应根据临床表现，接触毒品时间长短不同等，治疗方案宜个体化。

1. 轻度中毒　仅有幻觉、感觉异常、胸闷等症状，治疗可行补液、利尿、促进毒物排泄，保护肝肾功能，应用非特异解毒药如维生素C等，合并电解质紊乱者对症处理。

2. 中度中毒　轻度意识障碍，肢体运动障碍，心律失常等。意识障碍者可予纳洛酮催醒，剂量用法可参见海洛因中毒。

3. 重度中毒　可表现为中毒性肝炎乃至肝衰竭，深昏迷，高热综合征，MODF，心源性猝死等。根据不同并发症，按相关章节处理原则积极救治。

将患者置于安静的环境，减少刺激。服药时间不超过4小时者，可行洗胃、催吐及活性炭吸附，洗胃可使用0.02%～0.05%高锰酸钾溶液，其中清醒患者禁止使用阿扑吗啡催吐，避免毒性反应加重。服药时间超过4小时者，可使用20%甘露醇与活性炭制成混悬液口服，之后可使用50%硫酸镁进行导泻，注意补液，清醒患者可鼓励饮水。严密监测患者生命体征，保持呼吸道通畅、循环稳定，维持水电解质平衡，必要时给氧。

对于苯丙胺类药物中毒患者，酸化尿液可加快排泄，口服氯化铵0.5g，每3～4小时1次，使尿液pH在6.6以下，若患者有高热大汗、代谢性酸中毒，则不宜再酸化尿液。对于危重的病例则可采用腹膜透析或血液透析。

出现肾上腺危象时可口服普萘洛尔（心得安）40～60mg，每4～6小时重复直至心率低于90次/分。

对于合并呼吸功能衰竭的患者，应保持气道通畅，必要时建立人工气道。应用呼吸机辅助呼吸，适当的呼气末正压（PEEP）则可减少肺水肿发生的风险。

对于合并循环功能衰竭的患者，血流动力学不稳定者，取头低脚高位，静脉补液并适量使用血管活性药物。

抑制型新型毒品中毒患者往往出现慢速心律失常，可考虑阿托品治疗。

幻觉、妄想症状患者应用苯二氮䓬类药物（氯氮平、奥氮平、络沙平等）治疗。奥氮平5～20mg/d，口服3～5日，待幻觉、妄想症状消失后逐渐停止使用。

冲动、易激惹的患者应用丁酰苯类（氟哌啶醇、五氟利多、三氟利多、氟哌利多等）治疗。氟哌啶醇，口服2～6mg/次，2～3次/日，兴奋躁动明显者亦可临时肌内注射氟哌啶醇5～10mg/次。

抑郁患者应用选择性5-HT再摄取抑制药（氟西汀、帕罗西汀、舍曲林等）治疗。氟西汀（优克、百优解）5～20mg/次，1次/日。

焦虑失眠患者应用抗焦虑药（地西泮、艾司唑仑、丁螺环酮等）治疗。丁螺环酮5～10mg/次，2～3次/日。

值得注意的是，个体化合理使用精神药物的剂量宜逐步递增，尽可能采用最小有效剂量，使不良反应降至最少，以提高服药依从性。小剂量疗效不佳时，根据不良反应和耐受情况，增至足量（药物治疗剂量的上限）和使用足够疗程（>4～6周）。如仍无效，可考虑联合用药、换药或采取其他可行的办法。

（二）戒断综合征治疗

曲唑酮对甲基苯丙胺依赖者脱毒后睡眠障碍与焦虑情绪的改善具有积极作用。盐酸曲唑酮片，初始剂量50mg/d，随后每3天增加给药剂量为100mg/d，且维持服用。在治疗2周后效果显著，随着治疗时间的延长，效果更为明显。

相关研究证实帕利哌酮能有效地控制幻觉和妄想等精神病性阳性症状，从而改善或控制冲动攻击行为。对甲基苯丙胺依赖者冲动攻击行为有一定的治疗作用。帕利哌酮缓释片，日剂量3～6mg，qd，早晨服用；帕利哌酮为利培酮的主要活性代谢产物9－羟利培酮，采用渗透泵控释技术（osmotic－controlled release oral delivery system，OROS）制备，主要作用于中脑边缘系统5－羟色胺2A（$5-HT_{2A}$）和多巴胺D_2（DA_2）受体，但对$5-HT_{2A}$的亲和力强于DA_2受体。还有抗肾上腺素受体和阻断组胺H_1受体作用，而对胆碱能M受体和肾上腺素能β_1、β_2受体没有亲和力。

丙戊酸镁0.25mg复合维生素B3片，3次/天治疗，丙戊酸镁可以有效果地减少对MDMA的渴求，反复吸食的次数减少，其诱惑力下降。可以起到改善焦虑和抑郁情绪，这样就有利于耐受MDMA的依赖的戒断症状。

（三）心理治疗

加强心理护理，消除患者畏惧心理，使其积极配合治疗。其中团体心理治疗可以显著改善新型毒品依赖者的社会支持、物质滥用、违法犯罪、家庭社会关系和精神健康等情况，可有效降低新型毒品依赖者的成瘾行为严重度和复吸率，有助于其心身健康和社会功能的恢复。

症状严重者参照海洛因中毒处理。

二、中医治疗

（一）辨证论治

新型毒品中毒病位主要在心、肝，以痰热内盛证、心虚胆怯证多见，其辨证要点主要是辨虚实，辨病位，并注意有无亡阴、亡阳之证，治疗原则为清解毒邪、清热化痰、益气养阴、镇惊安神，戒断症状期则以扶正祛邪、补益气血、清热泄浊、活血通经为主。

1. 心虚胆怯证 失眠，焦虑，激动，多语，言语不清，恶心呕吐，心悸，自汗，舌质淡，脉弦细或数。

治法：清解毒邪，益气安神。

方选：十味温胆汤。

组成：半夏　枳实　陈皮　茯苓　酸枣仁　远志　五味子　山药。

2. 痰热内盛证 高热，头昏，心悸，精神错乱，昏迷，抽搐，大便干，舌质红，苔黄，脉滑数。

治法：清热化痰，养心安神。

方选：泻心汤合礞石滚痰丸。

组成：大黄 黄连 黄芩 青礞石 沉香 芒硝。

3. 戒断症状期 焦虑，烦躁不安，易激动，流泪，周身酸痛，失眠，有灼热感，呕吐，喉头梗阻，腹部及其他肌肉痉挛，舌质淡，脉细或细数。

治法：补益气血，养心安神。

方选：八珍汤。

组成：党参 白术 茯苓 熟地黄 当归 川芎 白芍 甘草 生姜 大枣。

（二）常用中成药

1. 痰热内盛证 醒脑静注射液 40～60ml，加入 5% 葡萄糖注射液 250ml 静脉滴注，每日 2 次。

2. 心虚胆怯证伴心悸者 参脉注射液 60～100ml，加入 5% 葡萄糖注射液 250ml 静脉滴注，每日 2 次。

3. 成瘾者脱毒 参附脱毒胶囊，一次 3 粒，每日 3 次；3～5 日后酌情减至一次 2 粒，每日 3 次。

（三）针灸

昏迷者选穴内关、合谷、涌泉、人中针刺治疗，灸百会、神阙、关元，具有疏通经络、调整气血、回阳救逆功效。针刺合谷、内关、劳宫等穴位对戒毒、康复有一定的疗效。有研究证实针刺水沟、上星、承浆及双侧大陵、间使、申脉、曲池可以有效缓解 MA 依赖者的焦虑、抑郁情绪。

（四）耳穴贴压治疗新型合成毒品依赖者稽延期戒断综合征

神门、肺、三焦、内分泌、交感、皮质下、心、肝、肾，同时配合阳性敏感点贴压耳穴，取一侧耳廓用 75% 的乙醇常规消毒，用 0.6cm×0.6cm 的胶布将王不留行籽贴在穴位上。嘱患者每天自行按压 3～5 次，自下而上，每次按压 3～5 分钟，按压强度以耳朵发红、发热、发胀为佳。每次贴压一侧耳穴，隔 3 天换另一侧耳穴，双耳耳穴交替使用，10 天一个疗程，中间休息一天再继续下一个疗程，共治疗三个疗程。

（曹华政）

扫码“练一练”

第二十一章　创　伤

第一节　颅脑损伤

扫码“学一学”

颅脑损伤（head injury）由于直接或间接暴力伤及中枢神经系统，死亡率和致残率均较高，在平时或战时均占全身部位损伤的20%左右，仅次于四肢损伤。近年来，尽管在颅脑损伤的临床诊治及相关基础研究方面取得了许多进展，但其死亡率和致残率依然高居损伤之首，多由交通事故、自然灾害、工矿事故、运动损伤和高处坠落等所致，战时则多因火器伤造成。颅脑损伤可分为头皮损伤、颅骨骨折和脑损伤。

本症在中医学中无相应的病名，根据颅脑创伤的症状和发病机制，可将其归为“头痛”“头部内伤”“骨折”等范畴，大多数学者认为颅脑损伤是血瘀、气滞、痰浊所致。

扫码“看一看”

【病因病机】

一、西医病因、病理生理

（一）颅脑损伤的外力作用

外界暴力造成颅脑损伤一般有两种方式：一种是暴力直接作用于头部引起的损伤，称为直接损伤；另一种是暴力作用于身体其他部位，然后传导至头部所造成的损伤，称为间接损伤。

1. 直接损伤

（1）加速性损伤　相对静止的头部突然遭受外力打击，头部沿外力作用方向呈加速运动而造成的损伤，称为加速性损伤，例如钝器击伤即属此类。这种方式造成的损伤主要发生在着力部位，即着力伤。

（2）减速性损伤　运动中的头部突然撞在静止的物体所引起的损伤，称为减速性损伤，例如坠落或跌倒时头部着地即属此类损伤。这种方式所致的损伤不仅发生于着力部位，也常发生于着力部位的对侧，即对冲伤（contrecoup injury）。

（3）挤压性损伤　两个不同方向的外力同时作用于头部，颅骨发生严重变形而造成的损伤，称为挤压性损伤，如车轮压轧伤和新生儿产伤等。

2. 间接损伤

（1）坠落时双足或臀部着地，外力经脊柱传导至颅底引起颅底骨折和脑损伤。

（2）外力作用于躯干，引起躯干突然加速运动时，头颅由于惯性，其运动落后于躯干，于是在颅颈之间发生强烈的过伸或过屈，或先伸后又回跳性地过屈，有如挥鞭样动作，造成颅颈交界处延髓与脊髓连接部的损伤，即挥鞭伤。

（3）胸部突然遭受挤压时，胸腔压力升高，经上腔静脉逆行传递，使该静脉所属的上胸、肩颈、头面皮肤和黏膜及脑组织发生弥散点状出血，称为创伤性窒息。

临床实际工作中所见的颅脑损伤，因单一方式所致者固然较多，但几种不同损伤相继发生者并不少见。如车辆从伤员后方撞击其背部，可造成挥鞭性损伤，继而伤员倒地，头部撞于地面，又发生减速性损伤，然后又被碾压于车轮之下，形成挤压性损伤。因此，必须对伤员的受伤方式进行认真分析，方能做出正确判断。

（二）颅脑损伤的机制

绝大多数颅脑损伤不是单一的损伤机制造成的，而常常是几种机制和许多因素共同作用的结果。脑损伤的机制比较复杂，颅脑损伤始于致伤外力作用于头部所导致的颅骨、脑膜、脑血管和脑组织的机械形变（mechanical distortion）。损伤类型则取决于机械形变发生的部位和严重程度。原发性脑损伤主要是神经组织和脑血管的损伤，表现为神经纤维的断裂和传出功能障碍，不同类型的神经细胞功能障碍甚至细胞的死亡。继发性脑损伤包括脑缺血、脑血肿、脑水肿、颅内压增高等，这些病理生理学变化是由原发性损伤所导致的，反过来又可以加重原发性脑损伤的病理改变。

1. 颅骨变形、骨折 在外力直接作用于头部的瞬间，外力可导致颅骨变形即颅骨局部急速内凹和立即弹回，使颅内压相应地急骤升高和降低。颅骨内凹时，在外力冲击和颅内压增高的共同作用下造成脑损伤；当内凹的颅骨弹回时，由于颅内压突然下降而产生负压吸引力，使脑再次受到损伤。

2. 脑组织在颅腔内运动 常见有直线运动和旋转运动两种。

（1）直线运动 在加速和减速运动时，脑的运动常落后于颅骨的运动，产生了局限性颅内压骤升和骤降，使脑被高压冲击到受力点对侧的颅壁，接着又被负压吸引到受力点的同侧并与颅壁相撞，于是在两侧都发生脑损伤。发生在受力侧者称为冲击伤，对侧者称为对冲伤。额极、额底、颞极和颞叶底面凹凸不平，脑组织移位时与之相撞击和摩擦易致脑损伤。一般而言，加速性损伤多发生在外力直接作用的部分，极少发生对冲性损伤；减速性损伤既可发生冲击伤，又可发生对冲伤，且较加速性损伤更为广泛和严重。

（2）旋转运动 当外力作用的方向不通过头的轴心时，头部则沿某一轴线作旋转运动，高低不平的颅底、具有锐利游离缘的大脑镰和小脑镰幕，阻碍脑在颅腔内作旋转运动而产生应切力，使脑的有关部分受摩擦、牵扯、扭曲、碰撞、切割等而损伤。

二、中医病因、病机

在中医理论中，对于颅脑损伤尚没有明确的命名，多属于“损伤内证”等范畴。中医认为，脑为髓海、元神之府，五脏六腑之精气皆注于脑，颅脑损伤后髓海脉络受损，气机逆乱，可造成多脏腑功能失调。突然外力撞击脑部，首先是脉络破损，营血离经，积而成瘀，瘀阻清窍；同时导致脑内气机壅闭或逆乱，瘀血积而化热，热盛津伤，津液成痰，痰瘀交阻，蒙蔽清窍，使清阳不升，浊阴不降，神明皆累而致癫狂、昏厥。脑病患者病程多长，且脑部血液循环极为丰富。若病久为害，可致瘀毒阻络，脑窍不利，气血逆乱，瘀血阻滞脉络，脑失所养，元神失主，神机失用。其后多由实转虚，形成诸多以虚证为主的临床表现。

【诊断】

颅脑损伤发病急、病情复杂，须通过快速病史询问、体格检查和必要的辅助检查，迅速明确诊断。

1. 病史 主要包括受伤时间、原因、头部外力作用的情况；伤后意识障碍变化情况；伤后做过何种处理；伤前健康情况，主要了解心血管、肾与肝脏重要疾患等。

2. 体格检查 伤情危重者，只作扼要检查。主要包括：意识障碍的程度和变化；头皮损伤、耳鼻出血及渗液情况；生命体征（呼吸、脉搏、血压和体温）检查，以了解颅内压增高、延髓功能状态及有无休克等；瞳孔检查应注意对比双侧大小、形状和对光反射情况；运动和反射改变。

3. 辅助检查

（1）颅骨X线平片 只要病情允许应做常规正、侧位或特殊位摄片，以了解颅骨骨折部位、类型及颅内异物等情况。

（2）腰椎穿刺 了解脑脊液压力和成分改变，但对已有脑疝表现或怀疑有颅后窝血肿者应视为禁忌。

（3）计算机断层扫描（CT）和磁共振扫描（MRI）检查 对颅脑损伤诊断，是目前常规的检查技术。

（4）脑血管造影 可发现有无外伤性的血管损伤或动-静脉瘘。

4. 诊断分型 颅脑损伤分为四级。

Ⅰ级，轻型：昏迷时间不超过半小时，有轻度头痛、头晕等自觉症状。神经系统检查和脑脊液检查均正常。

Ⅱ级，中型：昏迷时间不超过12小时，有轻度神经系统病理体征，体温、脉搏、呼吸及血压有轻度改变。

Ⅲ级，重型：深昏迷或昏迷在12小时以上，或出现再次昏迷。有明显神经系统病理体征，如瘫痪、脑疝综合征、去大脑强直征等。有明显的体温、脉搏、呼吸和血压的变化。

Ⅳ级，严重型：病情的发展极快，伤后立即出现深昏迷、去大脑强直征，或伴有其他脏器损伤、休克等。迅速出现脑疝，双瞳散大，生命体征严重紊乱甚至呼吸停止。

【治疗】

一、西医治疗

（一）颅脑损伤患者的重症监护

颅脑损伤患者病情危重、复杂多变，需要涉及的问题很多，重点是处理继发性脑损伤，需及时发现和处理，必须施行严密的监护，及时准确地掌握病情，给予治疗和护理，是使患者度过危险期，以争取良好的疗效的重要环节，是神经外科工作的重要组成部分。

1. 神经功能 神经功能的监护主要指对患者意识状态，瞳孔及肢体运动，感觉和浅、深反射，病理反射等的观察和判断。

（1）意识 意识障碍及其程度是反映脑功能状态的可靠指标之一。因此，早期认识意识障碍并准确判断其程度，有利于指导临床救治，挽救患者生命。临床上主要根据患者对语言或疼痛刺激所产生的觉醒反应程度和维持觉醒的时间来判断意识状态，见表21-1格拉斯哥（Glasgow）昏迷量表（GSC）。

表 21-1　格拉斯哥昏迷量表（GCS）

运动反应	计分	言语反应	计分	睁眼反应	计分
按吩咐动作	6	正确	5	自动睁眼	4
定位反应	5	不当	4	呼唤睁眼	3
屈曲反应	4	错乱	3	刺痛睁眼	2
过屈反应（去皮层）	3	难辨	2	不睁眼	1
伸展反应（去脑）	2	不语	1		
无反应	1				

伤后6小时评估：低于8分，为重型；9~12分为中型；高于13分为轻型。反复测定并记录，以最高级别作为最后定级的依据。

（2）瞳孔　观察瞳孔的大小和对光反射是判定脑疝以及脑干功能损害程度的主要指标之一。应定期观察和对比双侧瞳孔的大小、是否等圆，以及直接和间接对光反射灵敏与否等。当瞳孔轻度扩大、对光反射迟钝，可能是因颅内压增高、一侧颞叶钩回疝的早期体征。如一侧瞳孔明显或完全散大，直接或间接对光反射均消失，表明同侧动眼神经明显受压，说明已有脑疝形成。虽然动眼神经直接损伤也可造成瞳孔散大，但必须经 CT 或 MRI 除外颅内血肿。双侧瞳孔散大固定于中位，是严重脑干损伤的体征。

（3）神经功能监护　是指对肢体运动、感觉、反射以及对脑神经的密切观察。当患者进入监护室后，首先应对患者的损伤性质和部位有所了解，并且要对患者进行详细的神经系统检查，观察有无感觉、反射的异常，认真记录并有针对性地进行动态观察。在监护过程中，发现患者出现较为明确的神经系统功能障碍，如单瘫、偏瘫等，或原有的神经功能障碍加重，都要考虑病情加重或发生继发性损害的可能。

（4）生命体征观察　是颅脑损伤患者的重要观察内容之一。动脉收缩压增高或波动，提示颅内压增高或脑干功能障碍。心动徐缓、心律不齐或脉搏不规则，均为颅内压增高的表现。观察患者呼吸类型，如出现陈-施呼吸，多见于弥漫性脑功能障碍。快而深的呼吸称为中枢神经源性换气过度，是脑干上部缺血的早期表现，应予高度重视。而不规则的呼吸类型，例如，长吸气性呼吸或抽泣样呼吸，则提示脑干下部功能受损，预示病情危重。

2. 颅内压　颅内压（intracranial pressure，ICP）是脑组织对蛛网膜下腔产生的压力，正常成人为0.7~1.8kPa（70~180mmH_2O），儿童为0.5~1.0kPa（50~100mmH_2O）。在颅脑损伤的患者中，颅内压监测极为重要，多数患者均有不同程度的颅内压增高；颅脑手术后患者由于迟发性颅内血肿、脑水肿反应亦常引起颅内压变化。颅内压监护的方法包括脑室内插管法、蛛网膜下腔插管法、硬脑膜下、硬脑膜外及脑组织内颅内压监护等5种方法，以脑室法最可靠，且可通过脑积液引流降低颅内压，但应防止继发性感染。

3. 血流动力学　颅脑损伤患者的血流动力学监护主要包括心率、心律、动脉血压以及中心静脉压等。中心静脉压监测，对颅脑损伤后脱水及补液治疗有重要指导意义。

4. 呼吸功能　呼吸功能监护的主要内容包括呼吸频率、潮气量及血气分析。呼吸功能监护的方法是用监护仪来监测呼吸频率及其波形，测定动脉血氧分压和呼气末二氧化碳分压。同时应经常观察患者呼吸幅度、口唇及指端有无发绀等缺氧情况，及时行胸片检查。

5. 脑电图（electroencephalogram，EEG）和诱发电位（evoked potential，EP）监测　脑外伤患者脑电波的幅度和分化与预后密切相关。而诱发电位包括脑干听觉反应、视觉诱发电位、运动诱发电位、体感诱发电位等，可检测神经系统受损的部位与程度。

（二）颅脑损伤患者的治疗与预后

颅脑损伤的预后除取决于颅脑损伤的严重程度及年龄等客观因素外，手术时机的掌握、伤后早期呼吸循环紊乱、高血糖、高热等合并症、并发症的防治均与预后密切相关。主要死亡原因为颅内血肿、原发脑干损伤及广泛脑挫伤，严重的合并症、并发症。

1. 急救处理

（1）保持呼吸道通畅　清除呼吸道内的分泌物、呕吐物、血块、异物，防止发生窒息；昏迷患者可用口咽通气管，头偏向一侧，防止分泌物、呕吐物、血块堵塞气道，必要时可行气管插管；如有呼吸困难或呼吸节律改变者，应及时呼吸机辅助呼吸。

（2）包扎止血　开放性创口用消毒敷料包扎伤口，切忌在现场拔除致伤物，以免引起大出血。有休克者应积极抗休克治疗，开放性损伤早期应用抗生素预防感染。

（3）脱水降颅压　有明显的意识障碍或神经定位体征、无休克的患者，可快速静脉滴注20%甘露醇和（或）静脉注射呋塞米等以脱水降颅压。

（4）降低脑代谢　常用低温冬眠疗法。

（5）手术治疗　对CT检查及X线片检查确有颅内血肿、严重脑挫裂伤以及颅骨凹陷性骨折者应尽早手术治疗。

（6）支持治疗　头外伤昏迷者，如短时间内不能清醒，应留置胃管、尿管。留置胃管目的在于防止呕吐，同时给予鼻饲，提供营养支持。放置尿管目的在于观察尿量，预防其他并发症。还应开通静脉通路，给予静脉营养，维持水电解质及酸碱平衡，但要控制补液总量。

2. 手术治疗　主要为颅内血肿或重度脑挫裂伤合并脑水肿引起的颅内压增高和脑疝，其次为颅内血肿引起的局灶性脑损害，常用的手术方式有以下几种。

（1）开颅血肿清除术　手术前已经CT检查血肿部位明确者，幕上血肿量大于30ml、幕下血肿量大于10ml者；已发生脑疝应行开颅血肿清除术。

（2）去骨瓣减压术　重度脑挫裂伤合并脑水肿有脑疝时，作大骨瓣开颅术，清除挫裂糜烂及血循环不良的脑组织作为内减压，同时敞开硬脑膜并去骨瓣作为外减压。

（3）脑室外引流术　脑室内出血或血肿合并脑室扩大、脑积水，应行脑室外引流术。

（4）钻孔引流术　慢性硬脑膜下血肿主要采取颅骨钻孔引流术。

开放性颅脑损伤原则上须尽早争取在伤后6小时内进行清创缝合术；在应用抗生素的前提下，72小时内尚可行清创缝合。

3. 内科治疗

（1）保持呼吸道通畅　患者由于深昏迷、舌后坠、咳嗽和吞咽功能障碍，以及频繁呕吐等因素，极易出现呼吸道阻塞，应及时清除呼吸道分泌物。若患者昏迷时间较长或合并严重颌面伤，以及胸部伤者，应及时行气管切开，以确保呼吸道通畅。

（2）体位　头部抬高15°有利于脑部静脉回流，对脑水肿的治疗有帮助。必须定时翻身以防止压疮形成。

（3）严密观察病情　严密监测生命体征、意识及瞳孔变化，注意有无新症状和体征出现，必要时复查颅脑CT。

（4）防治脑水肿，降颅内压治疗

1）限制入量：每 24 小时输液量为 1500～2000ml，保持 24 小时内尿量至少在 600ml 以上。

2）脱水治疗：常用的脱水药有渗透性脱水药和利尿药两类。口服药物：氢氯噻嗪、乙酰唑胺、氨苯蝶啶、呋塞米等。静脉注射制剂：20% 甘露醇、30% 尿素转化糖或尿素山梨醇溶液、呋塞米等。此外，浓缩 2 倍的血浆、20% 人血清白蛋白对消除脑水肿、降低颅内压有一定作用。

3）持续脑室外引流或对进行颅内压监测的患者间断地放除一定量脑脊液，可以迅速降低颅内压。

4）冬眠低温疗法：控制患者体温，可使脑的新陈代谢降低，减少脑组织耗氧量，防止脑水肿的发生和发展，对降低颅内压亦有一定作用。

5）巴比妥治疗：大剂量戊巴比妥或硫喷妥钠可降低脑的代谢，减少氧耗及增加脑对缺氧的耐受力，降低颅内压。

6）辅助过度换气：目的是使体内 CO_2 排出，据估计动脉血 $PaCO_2$ 每下降 0.13kPa（1mmHg），可使脑血流递减 2%，从而使颅内压相应下降。

（5）营养　营养障碍将降低机体的免疫力和修复功能，使易于发生或加剧并发症。早期采取用肠道外营养，如静脉输入 20% 脂肪乳剂、7% 氨基酸、20% 葡萄糖与胰岛素以及电解质、维生素等，以维持需要，待胃肠蠕动恢复后，即可采取肠道内营养逐步代替静脉途径，昏迷患者可通过鼻饲管注入每日营养。

（6）神经营养药物　醒脑静、纳洛酮、克林澳、单唾液酸四己糖神经节苷脂、谷氨酸、三磷腺苷（ATP）、细胞色素 C、辅酶 A、胞磷胆碱等，可酌情选用。

（7）加强护理，防止并发症　早期应以预防肺部和尿路感染为主，晚期则需保证营养供给，防止压疮和加强功能训练等。

二、中医治疗

（一）急性期

1. 痰瘀阻滞证　烦躁不安，时清时蒙，或谵妄乱语，或昏迷，无发热或低热，颈项强直，或有一侧肢体抽搐，气息粗短，胸闷，喉中痰鸣漉漉，痰中夹有瘀血块，清醒时直呼头痛，胀痛或痛如锥刺，二便不通或失禁，头部或全身多处青紫、瘀肿，舌质暗红有瘀点，舌苔多白腻，脉弦滑。

治法：豁痰化瘀，开窍醒神。

方药：二陈汤合桃红四物汤。

组成：大黄　半夏　陈皮　茯苓　石菖蒲　郁金　红花　桃仁　生地　当归。

中成药注射液：清开灵注射液或醒脑静注射液。

针灸：取人中、十宣、涌泉、合谷、内关等穴。

2. 痰热蒙窍证　昏迷或初醒，烦躁不安，或时清时蒙，或谵妄乱语，或胡言乱语，发热甚至高热烦躁，肌肤灼热，颈项强直，恶心呕吐，或肢体抽搐，气息粗短，喉中痰鸣漉漉，痰色黄稠，二便不通或失禁，尿黄赤，面色潮红，舌质红，舌苔黄糙或黄腻，脉弦滑数。或腹部胀满疼痛，大便秘结，或热结旁流。

治法：清热化痰，开窍醒神。

方药：桃红四物汤合安宫牛黄丸。

组成：桃仁　红花　川芎　生地　当归　石菖蒲　郁金　半夏　大黄。

中成药注射液：清开灵注射液或醒脑静注射液。

针灸：取人中、十宣、涌泉、合谷、内关等穴。

3. 阳气暴脱证：

神志昏聩，气息微弱，瞳仁散大，目合口开，身冷汗出，撒手遗尿，舌淡，脉弱或脉微欲绝。

治法：补气固脱，回阳救逆。

方药：参附汤加减。

组成：人参 、附子，可加黄芪、山萸肉等。

中药注射液：参附注射液或生脉注射液。

（二）慢性期

1. 瘀血阻络证　头痛头昏、失眠多梦、纳呆食少，舌暗红，苔白腻。

治法：活血化瘀，开窍醒神。

方药：桃红四物汤。

组成：川芎　当归　熟地　白芍　桃仁　红花。

2. 气血亏虚证　身体消瘦，少气懒言，四肢无力，食少纳差，记忆力减退等。

治法：益气养血通络。

方药：补中益气汤。

组成：黄芪　当归　党参　白术　白芍　柴胡　葛根　防风　川芎　土鳖虫　地龙　甘草。

（张志鸿）

第二节　创伤性窒息

扫码“学一学”

创伤性窒息又称胸部挤压伤，是由于外力挤压胸部、上腹部，冲击腔静脉，通过血流传到颅内血管，引起头面部、颈部及上胸部皮肤弥散性出血的一种综合征。创伤性窒息多见于胸廓弹性较好的青少年和儿童，多数不伴胸壁骨折，但当压力加强时，除可伴有胸骨和肋骨骨折以外，尚可伴有胸内或腹内脏器损伤，以及脊柱和四肢损伤，亦可发生呼吸困难或休克。创伤性窒息是闭合性胸部伤中一种较为少见的综合病症，其发生率占胸部伤的2%～8%。创伤性窒息约占挤压伤的10%。根据有无合并伤可分为单纯性窒息和严重创伤性窒息。单纯的创伤性窒息都可治愈，但严重创伤性窒息则预后较差。

本症在中医学中无相应的病名，根据创伤性窒息的症状和发病机制，可将其归为“喘证”等范畴，大多数学者认为创伤性窒息是跌扑损伤、邪气壅肺、肺失宣降所致。

扫码“看一看”

【病因病机】

一、西医病因、病理生理

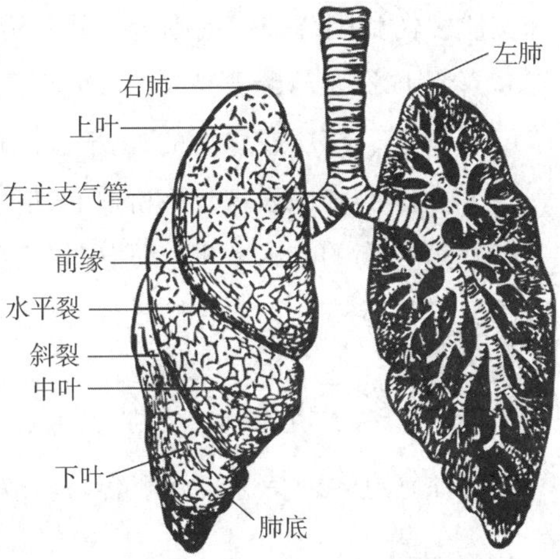

图 21－1　创伤性窒息

创伤性窒息又称 Perthes 综合征。常见的致伤原因有：坑道塌方、房屋倒塌和车祸挤压。很多学者认为形成创伤性窒息至少需要 4 个因素：深吸气、声门紧闭、胸腹部肌肉强力收缩、胸部或胸腹部受暴力挤压。前 3 个为“灾祸前畏惧反应”。当伤者胸部或上腹部突然遭到严重的挤压时，声门突然紧闭，气管及肺部内的空气不能排出，使胸腔内的压力急骤上升，压迫心脏及大血管，由于上腔静脉系统缺乏静脉瓣，突然的压力升高可引起血流从右心和胸内的大静脉沿上腔静脉逆流至无名静脉、颈静脉收纳的末梢区域，造成末梢小静脉及毛细血管扩张、破裂，引起皮肤、黏膜淤血性出血和肿胀，尤其是局部组织比较疏松的眼睑及球结膜下出血最为明显，表现为上胸部、头面部、颈部皮肤青紫、淤血斑和呼吸困难。脑组织因有颅骨、硬脑膜和脑脊液的保护，很少引起变化，产生的神经系统症状（如短暂性意识障碍）主要由于窒息引起的组织缺氧所致。创伤性窒息的严重程度与所受压力的大小、挤压时间的长短、外力的动能和静能是否接近都密切相关（图 21－1）。

二、中医病因、病机

创伤性窒息的病因为跌扑损伤、病机为：邪气壅肺，肺失宣肃；久病又可耗伤肺肾之气，致肺肾气虚，肺不主气。

【诊断】

1. 临床表现

（1）胸部受挤压表现　呼吸困难，胸闷，窒息感。

（2）上腔静脉高压症候群　面、颈、上胸部不同程度皮肤青紫、紫红色瘀斑及广泛针尖大小出血点，眼眶周围组织疏松部位明显肿胀，球结膜下出血、球结膜肿胀。视网膜或视神经出血，可产生暂时性或永久性视力障碍，鼓膜破裂可致外耳道出血，耳鸣甚至听力障碍。

（3）神经系统改变　颅内轻微的点状出血和脑水肿产生缺氧，可引起一过性短暂意识障碍、神志淡漠，昏迷、头昏、头痛、烦躁不安、紧张、反应迟钝，少数有四肢抽搐、肌张力增高和腱反射亢进等。

（4）合并伤表现　创伤性窒息常常合并肋骨骨折、血气胸等其他胸外伤及失血性休克等。

2. 实验室及辅助检查

（1）X 线胸片　是诊断肺挫伤的重要手段，范围可由小的局限区域到一侧或双侧，程度可由斑点状浸润、弥漫性或局部斑点融合浸润，以致弥漫性单肺或双肺大片浸润或实变阴影。

（2）CT 检查　对肺挫伤提出新的病理观点，X 线平片上所显示的挫伤表现在 CT 片上是肺实质裂伤和围绕裂伤周围的一片肺泡积血而无肺间质损伤。

3. 诊断依据及诊断要点

（1）踩踏、挤压或跌撞的外伤史　如高速车祸、迅猛钝器伤或高空坠落等致伤因素。

（2）典型的临床表现　胸部受挤压表现，上腔静脉高压症候群，神经系统改变。

（3）合并伤的临床表现　创伤性窒息常常合并肋骨骨折　血气胸等其他胸外伤。

（4）辅助检查　X 线片检查或 CT 检查提示肺挫伤、裂伤表现。

【鉴别诊断】

创伤性窒息表现特殊，诊断容易。故临床上鉴别诊断不难。

【治疗】

一、西医治疗

创伤性窒息本身并不引起严重后果，其预后取决于胸内、颅脑及其他脏器损伤的严重程度，处理是否得当，能否早期发现。

（一）单纯创伤性窒息的治疗

对无合并伤的单纯创伤性窒息者 90% 可治愈仅需在严密观察下给予对症治疗，半卧位休息、保持呼吸道通畅、吸氧、适当止痛和镇静以及应用抗生素预防感染，脱水等。一般应限制静脉输液量和速度。对皮肤黏膜的出血点或瘀血斑，无须特殊处理，2 ~ 3 周可自行吸收消退。少数伤员在压力移除后可发生心跳、呼吸停止，应在移除压力前做好充分抢救准备。

（二）合并伤的治疗

对于合并损伤应采取相应的急救和治疗措施，如处理不及时，则死亡率随之升高。包括防治休克、血气胸的处理、及时的开颅或剖腹手术等。

（三）高压氧治疗

创伤性窒息患者多数有意识障碍，甚至昏迷，清醒后可有头痛烦躁不安，这与脑组织缺氧有关。面、颈部和上胸部受压组织的肿胀、淤血也使局部组织缺血、缺氧。高压氧对缺血、缺氧的组织有良好的治疗作用，可提高组织氧分压，消除组织低氧，提高血浆溶解氧浓度，产生有益的扩散梯度而通过水肿液和其他屏障，促进水肿消退和伤口愈合。

二、中医治疗

1. 邪气壅肺证　喘促，气粗声高，喉中痰鸣，脉数。

治法：降气平喘。

方选：二陈汤合五磨饮子。

组成：人参　乌药　槟榔　沉香　枳实　法半夏　陈皮　茯苓　乌梅　甘草　生姜。

2. 肺肾虚弱证 气短，声低气怯，脉弱或芤。

治法：补肾纳气。

方选：金匮肾气丸。

组成：茯苓 熟地 山药 山茱萸 泽泻 制附片 桂枝 牡丹皮。

（张志鸿）

扫码“练一练”

扫码“学一学”

第二十二章　剥脱性皮炎

剥脱性皮炎（exfoliative dermatitis）又称红皮病，是一种少见而严重的炎症性皮肤病。临床表现为全身皮肤弥漫性的潮红、浸润、肿胀、脱屑，皮损受累面积达到整个皮肤的90%以上，黏膜、皮肤附属器、淋巴结甚至内脏均有受累。为多种原因引起的一种综合病症，可并发多种危急重症，临床死亡率较高，国外报告有10%～20%，国内约10%。剥脱性皮炎的病因复杂，可以继发于其他皮肤病、药物反应、恶性肿瘤以及特发性红皮病而发病。细胞因子及其受体、黏附因子、染色体功能突变等均可能与其发病机制有关。

本病常因禀赋不耐，素体血热，或误中药毒，或外感湿热毒邪，血热湿毒蕴蒸皮肤所致，若郁结不散，火毒入里，可致脏腑损伤，气阴两亏之危证。中医文献记载的“溻皮疮”与之相似，临床可参照进行论治。

【病因病机】

一、西医病因、病理生理

（一）病因

致病因素大致可归纳为四类。

1. 药物致敏　致敏药物主要有别嘌呤醇、磺胺类、抗生素（青霉素、链霉素等）、抗疟药（氯喹、阿的平等）、重金属（砷、金、汞等）、抗真菌药（伏立康唑）、造影剂（碘帕醇）、抗结核药（异烟肼、乙胺丁醇）、抗癫痫药（拉莫三嗪）、抗凝药物（华法林）等，均可引起剥脱性皮炎。

2. 继发某些炎症性皮肤病　某些炎症性皮肤病如果处理不当，或治疗不及时可发展成剥脱性皮炎，如银屑病、湿疹、脂溢性皮炎等。使用免疫抑制剂或皮质类固醇激素内服治疗的银屑病患者，骤然停药可诱发剥脱性皮炎；急性湿疹患者使用了具有刺激性的外用药可使皮疹泛发成为剥脱性皮炎。

3. 继发于恶性肿瘤　主要是淋巴网状内皮系统的恶性肿瘤，包括蕈样肉芽肿、Hodgkin病、白血病和恶性淋巴瘤等。多数患者剥脱性皮炎比恶性肿瘤先发，少数恶性肿瘤先发。

4. 原因不明者　报道不一，可能与检查是否详细有关，致病因素或许被忽略，或许矛盾尚未暴露出来，因此需要注意长期随访。

（二）发病机制

尚未完全明确。目前认为本病主要是继发于细胞因子及其受体和细胞黏附因子之间的相互作用，染色体功能的突变也参与了其发病过程。

1. 细胞因子及其受体　各种细胞因子之间通过交叉作用、重叠调节形成复杂网络影响Th细胞的功能及表达，共同参与了剥脱性皮炎的发病过程。

2. 细胞间黏附因子　研究表明在剥脱性皮炎患者皮肤的浸润过程中，Th淋巴细胞占据明显优势，而黏附分子及其配基在内皮细胞－白细胞作用中发挥重要作用，影响淋巴细胞和单核细胞的限制、游走和浸润。

3. 染色体功能变异　目前对于染色体功能突变所致剥脱性皮炎的研究主要集中在具有剥脱性皮炎表现的遗传性综合征方面，而造成这种复杂同源染色体基因变异的规律尚不明确，相关研究表明其常由多个基因的上调或下调引起。

剥脱性皮炎作为一种复杂的临床综合征，病因及发病机制均较复杂，其治疗和预后都与病因密切相关。

二、中医病因、病机

1. 禀赋不耐　素体血热，误用药物，邪毒内侵，毒热互结，内攻脏腑，外郁肌表，或内热郁久化火，血热妄行，溢于皮肤而皮肤红斑肿胀。

2. 脏腑积热　脏腑有热，复感湿热毒邪，毒热互结，气血两燔，灼伤营血，郁蒸皮肤而见皮肤红斑肿胀。日久耗伤阴血，致气阴两亏，肌肤失养而见皮肤大量脱屑。

若热邪炽盛或邪热久留，阴液耗失，可致气随液脱，阴不恋阳，出现亡阴亡阳。

热邪炽盛，或邪热久留，煎灼阴液，阴液大量耗失，气随液脱，而致全身机能严重衰竭出现亡阴证。阴液匮乏，阴不恋阳，阳随汗亡出现亡阳证。

总之，本病内因为禀赋不耐，脏腑积热，外因为湿毒或药毒，基本病机是毒热互结、气阴两亏，“毒”与“热”是其主要病理因素。

【诊断】

1. 临床表现

（1）皮肤表现　男女均可发生，男性是女性的3~4倍，中年以上的病例占多数，根据临床经过分为急性和慢性两型。

1）急性剥脱性皮炎：多由药物引起，起病急，症状重。初起为猩红热样、麻疹样或丘疹性红斑，皮疹迅速扩展全身，迅速融合为大片水肿性红斑，全身皮肤弥漫性潮红，肿胀，渗出明显，尤以腋窝、腹股沟、肘窝、腘窝等皱襞部位显著，自觉剧烈瘙痒、疼痛。黏膜损害较重，眼部黏膜红肿、糜烂、渗出结痂，表现为睑缘炎、结膜炎、角膜炎、角膜溃疡甚至穿孔；口腔黏膜红肿、糜烂及溃疡，疼痛显著，常影响进食；肛门、外阴及尿道黏膜红肿、糜烂等。经2~8周皮损开始出现大量叶片或糠秕状脱屑，红肿、渗出减轻，手足部鳞屑呈手套、袜套状脱落；皮肤附属器毛发脱落；指（趾）甲可以出现萎缩、混浊、凹陷等。

2）慢性剥脱性皮炎：常继发于原有皮肤病或伴发于恶性肿瘤时，起病缓，慢性经过，但持续时间较长，可迁延数月到数年，反复发作。皮肤以浸润为主，全身皮肤呈弥漫性暗红色或污红色潮红、肿胀、糜烂、脱屑，程度均较轻，脱屑呈糠秕状细碎鳞屑，自觉瘙痒剧烈。

（2）内脏损害　严重时可并发内脏损害，出现全身淋巴结肿大、肺炎、黄疸性肝炎、肾衰竭、脾脏肝脏肿大或肝衰竭，心脏衰竭及内分泌功能障碍等疾病，甚至引起死亡。

（3）代谢紊乱　剥脱性皮炎可出现代谢紊乱，引起基础代谢增高、低蛋白血症、水和电解质紊乱、体温调节障碍等。

总之，剥脱性皮炎是一种不仅累及皮肤，内脏系统也会受损的全身危重性疾病。

2. 实验室及辅助检查

（1）组织病理　为非特异性炎症改变。表皮角化不全或伴有角化过度，颗粒层变薄或消失，棘层肥厚，细胞内和细胞间水肿，海绵状变性。真皮浅层水肿，血管扩张，有多种炎症细胞浸润。

（2）实验室检查　白细胞总数增加，伴细菌感染时增高更明显。嗜酸性粒细胞增多，部分病例有低色素性贫血，低血浆蛋白，血沉增快。有内脏损害者可出现相应的变化，如蛋白尿，血尿，肝、肾功能异常和心电图变化，并发肿瘤时可出现特异性骨髓象和周围血象改变。

3. 诊断依据

（1）前驱症状　急性者发疹前常有发热、寒战、倦怠等。

（2）皮肤典型损害　90%以上皮肤呈弥漫性潮红、肿胀、浸润、脱屑，皱褶部位糜烂、渗出、结痂。急性期以皮损鲜红、肿胀、渗液为主，并伴有大片脱屑；慢性期皮损暗红、浸润明显，有细小糠状脱屑。口、尿道、阴道等黏膜亦可累及。

（3）慢性者病程迁延反复，日久难愈。

（4）自觉瘙痒。

（5）并发危重症时可见全身淋巴结肿大、低蛋白血症、水和电解质紊乱、败血症、肺炎、黄疸性肝炎、肾衰竭、脾脏和肝脏肿大或肝衰竭、心力衰竭及内分泌代谢失常等疾病，甚至引起死亡。

本病根据临床表现作出诊断。

【鉴别诊断】

本病当与以下疾病相鉴别。

1. 落叶型天疱疮　皮疹以大疱为主，表皮浅层剥离，脱屑呈油腻性叶状结痂，尼氏征阳性；组织病理示表皮有棘刺松解现象；直接免疫荧光可见表皮内棘细胞间 IgG 沉积。

2. 中毒性表皮坏死松解症型药疹　虽有高热、广泛大片红斑及大疱性皮损，但主要皮损为红斑基底上的大水疱，疱壁松弛，尼氏征阳性。

【治疗】

一、西医治疗

（一）内用药物

1. 病因治疗　针对不同病因给予相应治疗。药物过敏者要停用一切可疑药物，用糖皮质激素治疗如泼尼松、地塞米松、甲基泼尼松龙等；银屑病继发的红皮病可应用阿维 A 酯、甲氨蝶呤片等；肿瘤引起者针对肿瘤情况采用手术疗法、化疗和放射治疗；继发于其他皮肤病者尽可能治疗原发疾病。瘙痒重者给予抗组胺药物如氯雷他定片、咪唑斯汀缓释片等。

2. 症状治疗　应视病情早期足量给予皮质类固醇激素，重症患者可口服或静脉滴注，以迅速控制病情发展，尤其是药物过敏引起者。一般常用剂量为泼尼松的初始剂量为 1～

2mg/(kg·d)，或折合相应剂量的地塞米松、甲基泼尼松龙、氢化可的松进行静脉滴注。病情得到控制后，逐渐减量，改为泼尼松口服，疗程在2～4周以上；对原因不清的慢性红皮病者，常需要较长的泼尼松口服，一般维持剂量为0.5mg/(kg·d)。对危重症患者也可静脉给予免疫球蛋白0.4g/(kg·d)，连用3天。

3. 抗感染治疗 对继发感染应查明病原体（细菌、真菌、病毒），根据病原体培养和药敏试验选用抗生素，尽快控制感染。

4. 并发危重症的治疗 并发肾脏衰竭、肝衰竭或心力衰竭等危重症应参照本书相应章节进行处理。

5. 支持疗法 支持疗法包括保持环境温暖、清洁，加强护理，高蛋白饮食，补充多种维生素，纠正水电解质紊乱和低蛋白血症。

（二）外用药物

外用药物以抗炎、止痒、保护皮肤、防止感染为原则。急性期外用药物宜缓和，无刺激性，常用植物油、氧化锌油剂、硅油乳膏；渗出多者用3%硼酸溶液局部湿敷；潮红肿胀者可用氧化锌油、炉甘石洗剂；无感染等并发症，可外用中低效糖皮质激素如糠酸莫米松乳膏、丁酸氢化可的松软膏；继发细菌感染时，加用抗生素乳膏，如百多邦、红霉素软膏等；眼结膜可用氢化可的松眼药水和红霉素眼膏交替点眼；口腔用口泰漱口或用双氧水清洁；瘙痒剧烈、鳞屑显著者可行矿泉浴、淀粉浴、米糠浴。

二、中医治疗

（一）辨证论治

本病内因禀赋不耐，脏腑积热，外因为热毒或药毒。辨证要点主要是辨虚实，虚主要分清是否出现气阴两亏，实主要辨毒与热的主次，其治疗原则为凉血解毒，养阴清热，祛风止痒。

1. 热毒炽盛证 多见急性剥脱性皮炎，全身皮肤出现弥漫性红斑、肿胀、脱屑、灼热，瘙痒剧烈，伴高热、恶寒、口渴、便干溲赤、舌红、苔薄黄、脉数。

治法：清热凉血，解毒护阴。

方选：清瘟败毒饮。

组成：石膏 生地 犀角 黄连 栀子 桔梗 黄芩 知母 赤芍 玄参 连翘 甘草 丹皮 竹叶。

2. 湿热毒蕴证 全身皮肤弥漫性鲜红色，肿胀、渗出明显，脱屑，瘙痒，伴发热、烦躁，口苦咽干，便秘溲黄，舌质红，苔黄腻，脉滑腻。

治法：清热除湿，凉血解毒。

方选：龙胆泻肝汤合清营汤。

组成：

龙胆泻肝汤：龙胆草 黄芩 栀子 生地 泽泻 木通 车前子 当归 柴胡 甘草。

清营汤：犀角 生地 玄参 竹叶心 麦冬 丹参 甘草 知母 黄连 银花 连翘。

3. 热毒伤阴证 见于慢性剥脱性皮炎，皮肤红肿渐退，渗出减少，表皮层脱落，发热或轻或重，口渴，不思饮食，或口舌糜烂。纳食减少，口燥鼻干，舌红少苔或无苔，脉细数或沉细。

治法：清热养阴，益气健脾。

方选：增液汤和参苓白术散。

组成：

增液汤：玄参　麦冬　生地。

参苓白术散：人参　茯苓　白术　山药　白扁豆　莲子　薏苡仁　砂仁　桔梗　甘草。

（二）外用药物

（1）皮损以潮红肿胀而无流滋者，可选用三黄洗剂外擦，5～6 次/日；或用祛湿散或滑石 30g，寒水石粉 10g，冰片 2g 混匀后 1 日多次外扑。

（2）皮损表现为潮红肿胀、渗液、糜烂者，可选用 10% 黄柏溶液或蒲公英 60g，野菊花 15g，煎汤待凉后湿敷或浸洗；亦可用青黛散麻油调敷，2～4 次/日。

（3）皮损以脓疱、糜烂为主者，可选用黄连膏或青黛散麻油调匀后外涂。

（4）脱屑期用麻油或清凉油乳剂少许保护皮肤，如结成厚痂，需用棉花蘸麻油，如磨墨状轻柔揩之。

（三）常用中成药

1. 热毒炽盛证　清开灵注射液 40ml，加入 5% 葡萄糖液 500ml 中静脉滴注，每日 1 次。或服用西黄丸，每次 3g，每日 2 次；高热者可配服紫雪散，每次 1.5g，每日 2 次。

2. 湿热毒蕴证　龙胆泻肝丸，每次 6g，每日 3 次；或服用湿毒清胶囊，每次 4 粒，每日 3 次。

3. 热毒伤阴证　知柏地黄丸，每次 1 丸，每日 2 次；或服用麦味地黄丸，每次 1 丸，每日 2 次。

扫码“练一练”

（杨　凡）

第二十三章　妇产科疾病

第一节　先兆子痫和子痫

扫码“学一学”

妊娠晚期、临产时或新产后，孕妇突然眩晕倒仆，昏不知人，两目上视，牙关紧闭，四肢抽搐，全身强直，须臾醒，醒后复发，甚或昏迷不醒者，称为“子痫”。本病与现代医学妊娠期高血压疾病相类似。子痫一旦发生，严重威胁母儿生命安全。

妊娠期高血压疾病又称妊娠高血压综合征（简称妊高征），是妊娠期所特有的疾病。本病发生于妊娠20周以后，临床表现为高血压、蛋白尿、水肿，严重时出现抽搐、昏迷，甚至母婴死亡。根据妊娠期高血压综合征临床发生过程及临床表现特征，属于中医“子肿”“子晕”“子痫”的范畴，其中子痫多由子肿、子晕发展而来。

中医学对子痫的认识甚早，在子痫的早期识别、预防和治疗方面积累了丰富的经验。本病首见于《诸病源候论》。针对子痫病因病机，古人认为肾肝脾虚，阴血不足为本，风火痰邪为标，对子痫的治疗，强调子痫发作前的及时治疗。《医学心悟》：“子痫……必须速愈为善，若频发无休，非惟胎妊骤下，将见气血随胎涣散，母命也难保全。”时至今日，本病仍为产科四大死亡原因之一。

【病因病机】

扫码“看一看”

一、西医病因、病理生理

（一）病因

多年来，本病病因与发病机制存在多种假说，但随着分子生物学的进一步深入研究，使其病因学研究有了新的进展。

1. 免疫学说　正常妊娠是以辅助性T细胞Th2参与的体液免疫应答为主，而病理性妊娠是以Th1参与的细胞免疫应答为主。本病患者血清Th1/Th2不平衡，Th2呈高水平，造成毛细血管高凝状态及毛细血管通透性增加。此外，子痫前期的孕妇组织相容性抗原HLA－DR4明显高于正常孕妇。

2. 遗传学说　流行病学研究结果显示，本病存在遗传因素，但其遗传模式尚不清楚。

3. 子宫－胎盘缺血学说　本病易发生于多胎妊娠、羊水过多等患者，可能是由于子宫张力增高，影响子宫的血液供应，造成子宫－胎盘缺血、缺氧所致。此外，全身血液循环不能适应子宫－胎盘需要的情况亦易伴发本病。

4. 血管内皮细胞受损　炎性介质可能引起氧化应激，导致类脂过氧化物形成，产生大量毒性因子，引起血管内皮损伤，干扰前列腺素平衡，从而使血管内皮细胞舒张因子前列环素分泌减少，血小板分泌的血栓素A_2增加，血管收缩与舒张的调节失衡而发生此病。

5. 胰岛素抵抗　近年来研究发现本病存在胰岛素抵抗，高胰岛素血症导致一氧化氮合成下降及脂质代谢紊乱，影响前列腺素 E_2 合成，增加外周血管阻力，升高血压。

6. 营养缺乏 如低蛋白血症、钙、镁、锌、硒等与子痫前期发生发展有关。

（二）病理生理

本病基本的病理生理变化是全身小血管痉挛，全身各系统靶器官血液灌流减少而造成损害，出现不同的临床征象。

1. 脑 由于脑血管痉挛，通透性增加，造成点状出血；受损的血管壁在血压骤升时易导致破裂出血，个别患者可出现昏迷，甚至发生脑疝；血液黏稠度增加，形成静脉窦血栓或脑梗死。

2. 肾脏 肾小动脉痉挛，加之病理性血管病灶性微血栓形成，出现妊娠高血压疾病特异性肾脏损害。

3. 肝 肝细胞由于周身血管痉挛缺氧，因而肝细胞内的线粒体所含的谷丙氨基转移酶释放，血浆碱性磷酸酶升高。肝脏的特征性损伤是门静脉周围出血，严重时致门静脉周围坏死。

4. 心血管系统 血管痉挛，血压升高，外周阻力增加，心肌收缩力和射血阻力增加，心排血量明显减少，心血管系统处于低排高阻状态，内皮细胞活化使血管通透性增加，血管内液进入细胞间质，导致心肌缺血、间质水肿、心肌点状出血或坏死、肺水肿，严重时导致心力衰竭。

5. 血液 由于全身小血管痉挛，血管壁渗透性增加，血液浓缩，实际有效循环血量减少，表现为血细胞比容上升，血液黏稠度增加等。患者常伴有一定量的凝血因子缺乏或变异所致的高凝血状态，尤其是重症患者可发生微血管病性溶血。

二、中医病因、病机

本病以脏腑虚损、阴血不足为本，风、火、痰邪为标。主要病机为肝风内动及痰火上扰。

1. 脾虚湿盛 脾胃虚损，或饮食失调，损伤脾阳，或忧思劳倦伤脾，兼因孕后胎居母腹依赖中气以载，且妊娠后期胎儿渐大阻碍脾之运化，转输失职，水湿停聚，溢于四肢泛于肌肤则发为水肿。

2. 肾虚水泛 素体肾虚，命门之火不足，孕后阴血下聚以养胎，阴聚于下而有碍于肾阳敷布，肾阳失煦则不能化气行水，发为水肿。

3. 阴虚肝旺 素体阴血亏虚，孕后血聚养胎，阴血愈虚，阴不敛阳，肝失所养，肝阳上扰清窍而发眩晕。

4. 痰火上扰 妊娠后期，母体阴血骤虚，肝失所养，阳亢风动；阴亏于下，君火失济，心火上炎；阴虚内热，灼其津液，炼液成痰；或脾虚湿盛或肝郁乘脾，脾失健运，聚液成痰；风火痰交织，上蒙清窍，发为子痫。

【诊断】

1. 临床表现

（1）高血压 若初测血压有升高，需休息 1 小时后再测，方能正确地反映血压情况。

舒张压是妊娠期高血压诊断和评估的一个重要指标。

（2）蛋白尿　反映肾小动脉痉挛造成肾小管细胞缺氧及其功能受损的程度，应予重视。

（3）水肿　体重异常增加是多数患者的首发症状，体重突然增加≥0.9kg/周，或2.7kg/4周是子痫前期的信号。

（4）自觉症状　可有头痛、眼花、胸闷、恶心及呕吐等症状。

2. 实验室和其他检查

（1）血液检查　测定血常规、全血黏度、凝血功能、生化全套，根据患者病情可动态追踪检查。

（2）眼底检查　眼底的主要改变为视网膜小动脉痉挛，严重时可出现视网膜水肿、视网膜脱离，或有棉絮状渗出物及出血。

（3）其他　心电图、超声心动图、胎盘功能、胎儿成熟度检查，脑血流图检查等，可视病情而酌情选择。

3. 诊断依据　可参见2000年NHBPEP、2002年ACOG以及2006年RCOG颁布的子痫前期－子痫诊治规范，近年来国内引用了同样的标准。

（1）妊娠期高血压　妊娠期首次出现BP≥140/90mmHg，并于产后12周恢复正常；尿蛋白（－）；少数患者可伴有上腹部不适或血小板减少，产后12周方可确诊。

（2）子痫前期

1）轻度：妊娠20周以后出现BP≥140/90mmHg；尿蛋白≥0.3g/24h或随机尿蛋白（＋）；可伴有上腹部不适、头痛等症状。

2）重度：BP≥160/110mmHg，尿蛋白≥2.0g/24h或随机尿蛋白（＋＋）；血清肌酐＞106μmol/L，血小板＜100×10^9/L；血LDH升高；血清ALT或AST升高；持续性头痛或其他脑神经或视觉障碍；持续性上腹部不适。

（3）子痫　子痫前期孕妇抽搐不能用其他原因解释，但需要注意在约有38%的子痫患者并不伴有临床上的高血压或蛋白尿。

（4）慢性高血压并发子痫前期　高血压孕妇妊娠20周以前无尿蛋白，若出现尿蛋白≥0.3g/24h；高血压孕妇妊娠20周后突然尿蛋白增加或血压进一步升高或血小板＜100×10^9/L。

（5）妊娠合并慢性高血压　妊娠前或妊娠20周前舒张压≥90mmHg（除外滋养细胞疾病），妊娠期无明显加重；或妊娠20周后首次诊断高血压并持续到产后12周后。

【鉴别诊断】

本病当与妊娠合并癫痫发作相鉴别。

妊娠合并癫痫发作：既往有类似发作史。发作前一般无头痛、头晕、眼花、胸闷，亦无高血压、水肿、蛋白尿等症状和体征。

【治疗】

一、西医治疗

治疗原则是防止子痫的发生，减少母婴并发症及降低母婴死亡率。

（一）妊娠期高血压的一般治疗

1. 休息 保证充分睡眠，取左侧卧位。

2. 饮食 应给予高蛋白、低脂肪饮食，避免高钠盐饮食，碳水化合物量应足够。适量补充钙剂及多种维生素。

3. 间断吸氧 可增加血氧含量，改善全身主要脏器和胎盘氧供。

4. 镇静 必要时可用苯巴比妥或地西泮。

（二）子痫前期

治疗原则为解痉、降压、镇静、合理扩容及必要时利尿，适时终止妊娠。

1. 解痉药物 首选硫酸镁，可采用肌内注射或静脉给药。静脉给药首次负荷剂量为25%硫酸镁20ml加10%葡萄糖液20ml静脉缓注，5～10分钟推完；继之25%硫酸镁60ml加5%葡萄糖500ml静脉滴注，滴速为1～2g/h。用药过程中监测血清镁离子浓度。

2. 镇静药物 可选用地西泮，口服剂量为2.5～5mg，每日3次，或10mg肌内注射或静脉缓慢推入（>2分钟）。

3. 降压药物 2006年英国RCOG建议收缩期血压≥160mmHg或舒张期血压≥110mmHg时应用降压药。选用的药物以不影响心排血量、肾血流量及子宫胎盘灌注量为宜。

（1）肼屈嗪 常用剂量为10～20mg，每日2～3次，口服；或40mg加于5%葡萄糖液500ml内静脉滴注。用药至维持舒张压在90～100mmHg为宜。有妊娠高血压疾病性心力衰竭者，不宜应用此药。

（2）ACEI类药物 如卡托普利，12.5～25mg，口服，每日3次。可降低胎盘灌注量，应慎用。

（3）钙离子拮抗剂 如硝苯地平，10mg口服，一日3～4次，24小时量不超过60mg。

4. 扩容治疗 一般不主张应用。仅用于严重的低蛋白血症、贫血患者。

5. 利尿药物 一般不主张应用，仅限于全身性水肿、急性心力衰竭、肺水肿、脑水肿、血容量过高且伴有潜在肺水肿者。

6. 适时终止妊娠

终止妊娠的指征：①子痫前期孕妇经积极治疗24～48小时无明显好转者；②子痫前期孕妇，孕龄已超过34周，经治疗好转者；③子痫前期孕妇，孕龄不足34周，胎盘功能检查提示胎盘功能减退，而胎儿成熟度检查提示胎儿已成熟者；④子痫前期孕妇，孕龄不足34周，胎盘功能减退，胎儿尚未成熟者，可用地塞米松促胎肺成熟后终止妊娠；⑤子痫控制后2小时可考虑终止妊娠。

终止妊娠的方式：①引产：适用于宫颈条件较成熟，行人工破膜羊水清亮者，可用缩宫素静脉滴注。须密切监测产程进展，病情加重，立即剖宫产结束产程。②剖宫产：适用于有产科指征者，宫颈条件不成熟，不能在短期经阴道分娩者；引产失败者；胎盘功能明显减退，或已有胎儿窘迫征象者。产后24小时直至5日以内仍有发生子痫的可能，不应放松观察及防治。

（三）子痫的处理

子痫为妊娠高血压疾病最严重阶段，应积极处理。立即左侧卧位减少误吸，开放呼吸道，建立静脉通道。处理原则：控制抽搐和防止抽搐复发，预防并发症和损伤发生，适时终止妊娠。

1. 控制抽搐　药物首选硫酸镁，必要时加用强有力的镇静药物。降低颅内压时，给予甘露醇快速静脉滴注，出现肺水肿时则用呋塞米静脉注射。

2. 控制血压　血压过高时给予降压药。

3. 纠正缺氧和酸中毒，电解质紊乱。

4. 终止妊娠　子痫控制后 2 小时可考虑终止妊娠。

二、中医治疗

（一）辨证论治

子痫一旦发生当以平肝熄风、豁痰开窍、安神定痉为主，常须中西医结合积极抢救治疗。

1. 子痫先兆证

（1）脾虚湿盛　面目浮肿，或遍及全身，胸闷气短，懒言，四肢不温，食欲不振，口淡无味，大便溏薄，舌淡苔薄或薄腻，脉滑而无力。

治法：健脾利水。

方选：白术散。

组成：白术（蜜炙）　茯苓　橘红　大腹皮　生姜皮。

（2）肾虚水泛　面浮肢肿，下肢尤甚，气短心慌，肢冷畏寒，腰酸无力，面色晦暗，头晕耳鸣，小便短少，舌淡，苔白润，脉沉细。

治法：温阳化气行水。

方选：真武汤。

组成：熟附子　茯苓　白术　生姜　白芍。

（3）阴虚肝旺　头晕目眩，心悸征忡，夜寐多梦，颜面潮红，咽干耳鸣，胸胁胀痛，或下肢浮肿，舌红或绛，脉弦细滑数。

治法：育阴潜阳，补肾安胎。

方选：杞菊地黄丸。

组成：枸杞子　菊花　熟地黄　山茱萸　泽泻　山药　牡丹皮　茯苓。

2. 子痫发作证

（1）肝风内动　颜面潮红，心悸烦躁，四肢抽搐，甚至昏不知人，舌红，苔薄黄，脉弦滑数。

治法：平肝熄风。

方选：羚角钩藤汤。

组成：羚羊角　钩藤　桑叶　菊花　竹茹　贝母　生地　白芍　茯神　甘草。

（2）痰火上扰　头晕头重，胸闷呕恶，猝然昏不知人，四肢抽搐，气粗痰鸣。舌红，苔黄腻，脉弦滑。

治法：清热开窍，豁痰熄风。

方选：牛黄清心丸。

组成：牛黄　朱砂　黄连　黄芩　山栀　郁金。

（二）常用中成药

1. 痰火上扰　神昏者，以醒脑静注射液 20～40ml 用葡萄糖稀释后静脉滴注；安宫牛黄丸/紫雪丹/至宝丹 1 丸鼻饲或温开水溶化灌服，每日 2～3 次。

2. 肾虚水肿　济生肾气片，口服，一日三次。

（三）其他疗法

针灸：取穴水沟、百会、中冲、内关、涌泉、足三里、气海、关元，采用强刺激手法。

（谢　萍）

第二节　羊水栓塞

扫码“学一学”

羊水栓塞是指分娩过程中羊水突然进入母体血循环后引起的急性肺栓塞、过敏性休克、弥散性血管内凝血（DIC）、肾衰竭等一系列病理改变，是极严重的分娩并发症。发生于足月妊娠时产妇死亡率高达 70%～80%。

本病在中医学中无相应病名，根据其症状和临床表现，可将其归为“产后血晕”范畴。“产后血晕”始载于《经效产宝》，明代陈自明《妇人大全良方》指出产时产后过度用力可导致本病的发生；《景岳全书》则强调本病当慎辨虚实；《陈素庵妇科补解》指出本病病因为败血上冲所致；《医宗金鉴》则详述了本病的临床表现及急救方药：“产后血晕恶露少，面唇色赤是停瘀，恶露去多唇面白，乃属血脱不须疑。虚用清魂荆芥穗，人参芎草泽兰随，腹痛停瘀佛手散，醋漆熏法总相宜”；《傅青主女科》强调本病治疗“急则易于回生，缓则难于救绝”，其针刺眉心急救复苏法至今仍为临床所沿用。

【病因病机】

一、西医病因、病理生理

一般认为羊水栓塞是由羊水中的有形物质（胎儿毳毛、角化上皮、胎脂、胎粪）进入母体血循环引起。羊膜腔内压力过高、血窦开放、胎膜破裂是羊水栓塞发生的基本条件。高龄初产妇和多产妇（较易发生子宫损伤）、子宫收缩过强、急产、胎膜早破、前置胎盘、子宫破裂、剖宫产术等均可诱发羊水栓塞。

羊水栓塞可能的发病机制有以下几个方面。

1. 肺动脉高压　羊水中的有形物质形成小栓子经母体肺动脉进入肺循环，直接造成肺小血管机械性阻塞，引起肺动脉高压。羊水中的有形物质刺激肺组织产生和释放白三烯、前列环素和 5－羟色胺等血管活性物质，使肺小血管反射性痉挛，加重肺动脉高压。肺动脉高压，使肺循环阻力急剧增加，右心负荷加重，导致急性右心扩张，并出现充血性右心衰竭。肺动脉高压又使左心房回心血量减少，致左心室排出量明显减少，引起周围血循环衰竭，使血压下降产生一系列休克症状，致心、脑、肝、肾等组织供血不足而受到严重损害，产妇可因重要脏器缺血而突然死亡。

2. 过敏性休克　羊水有形物质为致敏原作用于母体，引起Ⅰ型变态反应。在此反应中肥大细胞脱落颗粒、异常的花生四烯酸代谢产物（白三烯、前列腺素、血栓素等）进入母体血循环，表现出一系列过敏反应。

3. 弥散性血管内凝血（DIC）　羊水中含多量促凝物质，进入母血后易在血管内产生大量的微血栓，消耗大量凝血因子及纤维蛋白原引起凝血功能障碍。一般认为羊水中含的促凝物质类似于组织凝血活酶（Ⅲ因子），可激活外源性凝血系统，导致 DIC。

4. 多脏器损伤　休克和 DIC 等病理变化常使母体多脏器受累，以休克肾、急性肾小管坏死、广泛出血性肝坏死、肺及脾出血等最为常见。

二、中医病因、病机

针对本病发病特点分析，本病多因产时产妇用力过多，耗气伤血，血瘀气逆，败血上攻，冲心、冲肺、冲胃而致神昏口噤，不省人事，或心胸满闷，恶心呕吐，痰涌气急诸症。

【诊断】

1. 临床表现　临床症状与羊水进入母体循环的速度与量以及羊水中的有形成分的多少有关，典型临床经过分为三阶段。

（1）心肺功能衰竭和休克　在分娩过程中，尤其是刚破膜不久，产妇突感寒战、呛咳、气急、烦躁不安、恶心呕吐等前驱症状，继而出现发绀、呼吸困难、抽搐、昏迷、血压下降，循环衰竭和休克状态。肺部可闻及湿啰音。病情严重者，产妇仅突然惊叫一声或打一次哈欠后，血压迅速下降甚至消失，并在几分钟内死亡。

（2）DIC 引起的出血　表现为大量阴道出血、切口及针眼大量渗血全身皮肤黏膜出血，有时可出现消化道及泌尿道大量出血，出现呕血、便血、尿血等。

（3）急性肾衰竭　表现为少尿、无尿和尿毒症。肾实质受损时，可致肾衰竭。

2. 实验室及辅助检查

（1）血涂片查找羊水有形物质　采取下腔静脉血作涂片用 Wright－Giemsa 染色镜检。见到鳞状上皮细胞、毳毛、黏液或脂肪球等羊水有形物质，可确诊为羊水栓塞。

（2）床旁胸部 X 线片检查　双肺出现弥散性点片状浸润影，沿肺门周围分布，伴轻度肺不张和右心扩大。

（3）床旁心电图或心脏彩色多普勒超声检查　提示右心房、右心室扩大，心排血量减少及心肌劳损等。

（4）尸检　可见肺水肿、肺泡出血；主要脏器如肺、心、胃、脑等血管及组织中找到羊水有形物质。

3. 诊断依据　在病史中存在羊水栓塞各种诱发因素及条件，且在胎膜破裂后、胎儿娩出后或手术中产妇突然出现寒战、烦躁不安、气急、尖叫、呛咳、呼吸困难、大出血、凝血障碍、循环衰竭及不明原因的休克，应首先考虑羊水栓塞并立即进行抢救，在抢救的过程中，行必要的辅助检查以明确诊断。

【鉴别诊断】

本病当与以下疾病相鉴别：

1. 子痫　有妊娠高血压综合征史，或伴血压明显升高，抽搐典型。在产前、产时、产后均可发生，无胎膜破裂因素，肺部听诊一般无啰音。DIC 的检查一般无异常。

2. 血栓栓塞性疾病 患者往往有高凝状态、下肢深静脉血栓的表现，一般无出血。多数患者亦是突发烦躁不安、呼吸困难、发绀、剧烈胸背疼痛、心前区压抑感。

【治疗】

一、西医治疗

羊水栓塞一旦确诊，应立即抢救产妇。主要原则为：改善低氧血症、抗过敏、抗休克、防治 DIC 和肾衰竭，预防感染。

（一）病情评估与监测

1. 病情评估 评估患者生命体征、临床症状、辅助检查。在第一、二产程，如产妇出现咳嗽、呼吸急促、发绀、面色苍白等，首先考虑羊水栓塞的可能。

2. 生命体征监护 体温、脉搏、呼吸频率、血压、24 小时尿量、意识的变化、子宫收缩情况、出血量、流出血液是否凝固等。

3. 器官功能监护 血常规、肝肾功能、电解质、凝血功能等。

4. 血流动力学监护 心功能不全、血压不稳定者可进行血流动力学监护。

（二）改善低氧血症

1. 保持呼吸道通畅 出现呼吸困难、发绀者，立即面罩给氧，必要时行气管插管，症状严重时气管切开。

2. 解除肺动脉高压 选用解痉药物缓解肺动脉高压及改善肺血流灌注，预防右心衰竭所致的呼吸循环衰竭。

（1）盐酸罂粟碱直接松弛血管平滑肌，扩张冠状动脉、肺血管、脑血管，降低小血管阻力，是解除肺动脉高压的首选药物。30 ~ 90mg 加入 50% 葡萄糖液 20 ~ 40ml 中缓慢静脉注射，每次不超过 300mg。

（2）阿托品 1mg 加入 5% 葡萄糖液 10ml 中，每隔 15 ~ 30 分钟静脉注射一次，直至患者面部潮红、症状好转为止，心率 >120 次/分者应慎用。

（3）氨茶碱可扩张冠状动脉及支气管平滑肌。250 ~ 500mg 加入 25% 葡萄糖溶液 10ml 中缓慢注射，必要时重复应用。

（4）酚妥拉明可解除肺血管痉挛改善肺动脉高压，同时具有抗休克作用。5 ~ 10mg 加入 5% ~ 10% 葡萄糖液 250 ~ 500ml 中静脉滴注，以 0.3mg/min 滴速为佳。

（三）抗过敏

在改善缺氧同时，迅速抗过敏。肾上腺素皮质激素可抗过敏、解痉，改善、稳定溶酶体，保护细胞。首选氢化可的松，先以 200mg 静脉缓注，随后 300 ~ 800mg 加入 5% 葡萄糖液 500ml 静脉滴注。也可用地塞米松 20mg 加入 25% 葡萄糖液中静脉注射后，再将 20mg 加入 5% ~ 10% 葡萄糖液静脉滴注。

（四）抗休克

1. 补充血容量 在抢救过程中，应尽快输入新鲜血和血浆以补充血容量。扩容常选用右旋糖酐 -40 葡萄糖注射液 250 ~ 500mg 静脉滴注。抗休克时滴速为 20 ~ 40ml/min，每次不超过20ml/(kg·d)。

2. 升压　多巴胺10～20mg加入5%～10%葡萄糖液250ml中静脉滴注，开始滴速为20滴/分，根据血压情况调整滴速。间羟胺20～80mg加入5%～10%葡萄糖液250～500ml中静脉滴注，滴速为20～30滴/分。

3. 纠正心力衰竭　常选用毛花苷丙0.2～0.4mg加入25%葡萄糖液20ml中静脉注射，必要时4～6小时可重复一次。

4. 纠正酸中毒　在抢救过程中，应及时作动脉血气分析及血清电解质测定。若有酸中毒首次可用5%碳酸氢钠250ml静脉注射；若有电解质紊乱，应及时纠正。

（五）防治DIC

1. 肝素钠　羊水栓塞初期血液呈高凝状态时短期使用。肝素钠25～50mg加入0.9%氯化钠溶液100ml中，静脉滴注1小时，以后再以25～50mg肝素钠加入5%葡萄糖液200ml中缓慢静脉滴注。24小时肝素钠总量应控制在100mg以内为宜。肝素钠一次使用量为0.5～1mg/kg。

2. 抗纤溶药物　羊水栓塞由高凝状态向纤溶亢进发展时，可在肝素化的基础上使用抗纤溶药物，如氨基己酸4～6g加入5%葡萄糖液100ml中15～30分钟内滴完，维持量1g/h。

3. 补充凝血因子　在用肝素的基础上应及时输新鲜全血，并补充纤维蛋白原、血小板悬液、鲜冻干血浆及凝血因子等。

（六）预防肾衰竭

羊水栓塞第三阶段为肾衰竭期，在抢救过程中应注意尿量。血容量补足后仍少尿，应给予20%甘露醇250ml静脉滴注（滴速10ml/min），以扩张肾小球前动脉，有心力衰竭者慎用。若尿量仍少，可给予呋塞米20～40mg加入25%葡萄糖液中静脉缓慢滴注，同时应监测电解质。

（七）预防感染

在抢救羊水栓塞的过程中，应选用对肾脏毒性小的广谱抗生素预防感染。

（八）产科处理

羊水栓塞发生后应立即积极抢救产妇生命。若在第一产程发病，应行剖宫产终止妊娠去除病因；若在第二产程发病，在条件允许的情况下行阴道助产结束分娩；若有产后大出血，经积极处理短时间内无法止血可行子宫切除术，以减少胎盘剥离面开放的血窦出血，争取抢救时机。

二、中医治疗

（一）辨证论治

羊水栓塞病情危重，发展迅速。根据本病“血瘀气逆，败血上冲”的病机特点，其辨证要点主要是辨别虚实。结合患者临床表现，抓住产妇产时或刚产后突发神昏口噤、不省人事、面色紫黯、牙关紧闭、气粗喘促、胸闷呕逆、而恶露量少、唇舌色紫、脉涩的特征。采取急则治其标、缓则治其本的原则。促其复苏为当务之急。临证须立即抢救，必要时配合中西医结合治疗，以免延误病情。

临床表现：产妇产时或刚产后突发神昏口噤、不省人事、面色紫黯、牙关紧闭、气粗喘促、胸闷呕逆、恶露量少、唇舌色紫、脉涩。

治法：升清降浊，行血逐瘀。

方选：夺命散。

组成：没药　血竭。

（二）常用中成药

1. 神昏者，以醒脑静注射液 20～40ml 用葡萄糖稀释后静脉滴注或安宫牛黄丸 1 丸鼻饲或灌服，每日 2 次。

2. 腑气不通者，四磨汤口服液，一次 20ml，每日 3 次。

（三）其他疗法

1. 针刺眉心得血出（《傅青主女科》）。

2. 铁器烧红，淬醋中，熏鼻（《经效产宝》）。

3. 烧干漆，使产妇闻其味（《景岳全书》）。

4. 分娩之后，眼见黑花，头眩昏晕，不省人事，可用韭菜细切，放入有嘴瓶中，用滚醋二盅冲入瓶内，急冲产母鼻中，即醒（《妇人大全良方》）。

扫码“练一练”

（谢　萍）

第二十四章　儿科危重病症

第一节　小儿急性惊厥发作

扫码“学一学”

惊厥（convulsion）俗称惊风，是痫性发作的常见形式。由于多种原因致神经系统功能暂时紊乱，导致神经细胞异常放电引起的全身或局部骨骼肌群突然发生的不自主收缩，常伴有意识障碍。引起小儿急性惊厥发作的病因众多复杂，可在小儿许多急性疾病过程中出现。小儿急性惊厥发作是儿科常见危急重症，儿童期发生率为4% ~6%，较成人高10 ~15倍，年龄愈小发生率愈高。

本病在中医学归属“惊风”范畴，其临床以抽搐、神昏为主证，症状往往变化迅速，较为险恶，故《幼科释谜·惊风》谓“小儿之病，最重惟惊”。古人将惊风归纳为“痰、热、惊、风”四证和“搐、搦、颤、掣、反、引、窜、视”八候。根据病情轻重、寒热、虚实分为急惊风和慢惊风。小儿急性惊厥发作主要指小儿急惊风。急惊风是以来势急骤，以高热伴抽风、昏迷为特征。多由外感时邪疫病，内蕴痰热食积以及暴受惊恐引起。

【病因病机】

扫码“看一看”

一、西医病因、病理生理

（一）病因

1. 颅内疾病

（1）感染性因素　由病毒、细菌、寄生虫、真菌感染引起的脑炎、脑膜炎、脑膜脑炎。

（2）非感染性因素　各种原发性癫痫；颅脑损伤与出血；颅内占位性病变如肿瘤、血肿、囊肿、脑脓肿；脑发育异常如脑回畸形、灰质异位、各种染色体畸变等；脑血管畸形。

2. 颅外疾病

（1）感染性因素

1）热性惊厥：是儿科最常见的急性惊厥。70%以上与上呼吸道感染有关，但不包括颅内感染和各种颅脑病变引起的急性惊厥。

2）感染中毒性脑病：在急性感染过程中出现类似脑炎的表现，但并非病原体直接侵入脑组织，而可能与感染和细菌毒素导致急性脑水肿有关。大多并发于败血症、重症肺炎、菌痢、百日咳等严重细菌性感染疾病中。

（2）非感染性因素

1）代谢性疾病：包括水电解质紊乱，如重度脱水、水中毒、低血钙、低血镁、低血钠及高血钠等；遗传代谢性疾病，如苯丙酮尿症、半乳糖血症、肝豆状核变性等。

2）中毒：包括中枢兴奋剂、氨茶碱、异烟肼、马钱子等药物；毒菌、发芽马铃薯、马桑子、白果、苦杏仁等植物；有机磷、有机氯等农药；磷化锌、有机氟类等杀鼠药；以及其他物品如一氧化碳、煤油、汽油等。

3）其他：如分娩或生后窒息、溺水、心肺严重疾病等致缺氧缺血性脑病、高血压脑病（急性肾炎、肾动脉狭窄等）、肝肾衰竭和Reye综合征。

（二）病理生理

小儿急性惊厥发作的发生是由于中枢神经系统或各种全身性疾病的某种原因，导致脑细胞功能紊乱，大脑部分神经元兴奋性过高，神经元突然大量异常放电的结果。凡能造成神经元兴奋性过高的因素，如脑缺血、缺氧、炎症、水肿、坏死、中毒、变性等，均可导致惊厥。惊厥的产生机制可能有以下几方面：病灶处神经细胞减少，神经胶质细胞增加，树突分支减少和变形使传入减少而致神经性过敏，产生重复放电；神经外离子浓度的改变，使神经细胞的兴奋性发生变化；轴突末梢放电使神经细胞的活动增加。

二、中医病因、病机

急惊风起病急骤，以高热、抽搐、神昏为主要临床表现。其病因以外感时邪、湿热疫邪为主，痰热内蕴及暴受惊恐亦较常见。本病以热、痰、惊、风四证为特征，其病位主要在心肝二经。

1. 外感时邪 小儿肌肤薄弱，卫外不固，加之寒温不能自调，则易外感风邪。风寒或风热之邪从肌表或口鼻而入，风为阳邪，易于传变，郁而化热，热极生风。

2. 湿热疫邪 饮食不洁，误食污秽或毒物，湿热疫毒蕴结肠腑，内陷心肝，扰乱神明，而致痢下秽浊、高热昏厥、抽风不止，甚者肢冷脉伏、口鼻气凉、皮肤花斑。

3. 暴受惊恐 小儿元气未充，神气怯弱，若乍见异物或闻异声，或不慎跌仆，暴受惊恐，惊则气乱，恐则气下，气机逆乱，可致心神失主、痰蒙清窍，引动肝风而致惊搐不安。

【诊断】

1. 临床表现

（1）典型临床表现　多数起病急骤，发作突然。典型发作者突然意识丧失，全身骨骼肌非自主性、持续性、强直性收缩，头向后仰或偏向一侧，双目凝视，牙关紧闭，面色苍白或青紫，可有呼吸暂停，继之出现阵挛性收缩，不同肌群交替收缩，肢体及躯干有节律地抖动，持续数秒至数分钟，之后深呼吸、肌肉松弛，抽搐缓解。严重者抽搐持续数十分钟或反复发作，抽搐停止后转入嗜睡或昏迷。

（2）非典型表现

1）新生儿惊厥常表现为面部、肢体局灶或多灶性抽动、局部或全身性肌阵挛，或表现为突发瞪眼、斜视、眼球转动或震颤、吮吸或咀嚼动作、流涎、呼吸暂停、青紫等不显性发作。

2）婴幼儿惊厥常无强直性发作，仅有肢体阵挛性惊厥，但破伤风以强直性惊厥为主。

（3）惊厥持续状态　惊厥发作30分钟以上或间断反复发作，在间歇期意识不能完全恢复者。约5%的高热惊厥患者发生持续状态。因时间过长，引起缺氧性脑损伤、脑水肿，甚至脑疝，病死率高。

（4）热性惊厥　热性惊厥的发作均与发热性疾病中体温骤然升高有关，占小儿时期惊厥的30%左右，是小儿时期最常见的惊厥性疾患，儿童期患病率3%～4%。首次发作年龄多见于6个月至3岁之间，平均18～22个月，男性略多于女性，常有热性惊厥家族史，为常染色体显性遗传伴不同外显率，基因位点在19p和8q13－21。

热性惊厥的发作70%以上与上呼吸道感染有关。典型热性惊厥多数呈全身性强直－阵挛性，持续数秒至10分钟，可伴有发作后短暂嗜睡。发作后患儿除原发疾病表现外，一切恢复如常，不留任何神经系统体征。少数热性惊厥呈不典型经过，称复杂性热性惊厥（表24－1）。

表24－1　单纯性热性惊厥与复杂性热性惊厥的鉴别要点

	单纯性热性惊厥	复杂性热性惊厥
初发年龄	多见于6个月～5岁小儿	初发年龄＜6个月或＞6岁
惊厥发作形式	全身性发作	局灶性发作
惊厥持续时间	短暂发作，发作时间在5～10分钟内	时间长，常超过15分钟
惊厥发作次数	一次热程中只发作1～2次	反复多次发作（24小时内≥2次）
神经系统异常体征	发作后无神经系统异常体征	发作后有暂时神经系统异常
预后	良好	存在较高的癫痫危险性
热性惊厥复发总次数	≤4次	≥5次

2. 诊断依据　对急性惊厥发作的患儿诊断一般首先应根据有无发热分为感染与非感染两大类；再根据有无神经系统症状体征分为颅内或颅外病变。有热惊厥一定要查明其原发疾患。惊厥病因与年龄密切相关，在进行急救的同时，必须详细询问病史及查体，结合辅助检查，进行综合分析，尽早明确病因，以便针对病因进行特殊治疗和判断预后。

【鉴别诊断】

临床上需与屏气发作、多发性抽动症、癔症相鉴别。

【治疗】

一、西医治疗

（一）一般处理

保持安静，禁止一切不必要的刺激；保持呼吸道通畅，及时去除鼻咽分泌物，头偏向一侧；吸氧并备好气管插管，纠正缺氧，减少缺氧性脑损伤；防止舌咬伤。

（二）控制惊厥

1. 地西泮　作为首选药物，剂量0.3～0.5mg/kg，静脉缓慢注射，最大剂量不超过10mg/次。本药显效快，注射后1～3分钟生效，但维持时间短，必要时30分钟后可重复。或选氯硝西泮0.03～0.1mg/kg静脉缓慢注射，起效时间短而维持时间长，可达24～48小时，呼吸抑制发生率低。劳拉西泮，0.05～0.1mg/kg静脉缓慢注射，最大剂量4mg；本品作用迅速、持续时间达12小时以上，不良反应小，为治疗惊厥持续状态的一线药物。

2. 苯巴比妥钠　15～20mg/kg，按1mg/(kg·min)静脉注射。在地西泮等药物控制后作为长效药物协同使用。

3. 苯妥英钠 负荷量为15～20mg/kg（总量小于1g/d），用生理盐水稀释，24小时后按每日5mg/（kg·d）维持。用于地西泮缓解后维持用药和难治性癫痫持续状态。

4. 水合氯醛 10%水合氯醛50mg/kg，胃管给药或3%溶液灌肠。

（三）病因治疗

对惊厥的小儿，强调病因治疗的重要性。针对不同病因，采取抗感染、纠正代谢紊乱、去除毒物等治疗。对新生儿不明原因的惊厥，可先注射25%葡萄糖10～15ml以纠正可能存在的低血糖，无效时静脉注射10%葡萄糖酸钙2～4ml/kg，仍无效时静脉注射维生素$B_6$50～100mg。

（四）对症治疗

1. 降温 体温升高者立即进行降温处理。

2. 维持水电解质、酸碱平衡，保证营养 输液量应量出为入，入量稍低于出量。

3. 治疗脑水肿、颅内高压 25%甘露醇0.5～1mg/kg快速静脉滴注，4～8小时一次。呋塞米0.5～2mg/(kg·次)；地塞米松0.2～0.5mg/(kg·次)，每6小时一次。

二、中医治疗

（一）辨证论治

1. 辨热、痰、惊、风

（1）热有表热与里热之分。若神昏抽搐为一过性，热退抽止为表热；持续高热，神昏抽搐反复不止为里热。

（2）痰有痰热、痰火与痰浊之别。若高热神昏，喉间痰鸣，则为痰热蒙窍；谵语狂躁则为痰火扰心；嗜睡，昏迷不醒则为痰浊闭窍。

（3）惊风有外风与内风不同。若高热惊厥为一过性证候，热退惊止则为外风；高热神昏，反复抽搐，喉间痰鸣则为内风。急惊风发作时，往往热、痰、惊、风四证并见。

2. 辨病情轻重 抽风发作次数少，持续时间短，抽后即醒者，病情较轻；若抽搐频繁，反复不已，抽后神志不清者为重证。

3. 治疗原则 以清热、豁痰、镇惊、熄风为基本治则。热甚者以清热解毒为先，痰壅者以豁痰为重，惊重者以镇惊为要，风盛者以熄风止惊为急。

4. 常见证型治疗

（1）感受风邪 骤发高热，恶风，流涕，咳嗽，咽红，头痛，烦躁，随即神昏，抽搐，抽后即醒，舌红苔薄黄，脉浮数，指纹色紫显于风关。

治法：疏风清热，熄风止惊。

方选：银翘散。

组成：金银花 连翘 荆芥 薄荷 牛蒡子 淡竹叶 芦竹根 淡豆豉。

（2）气营两燔 起病较急，持续高热，头痛项强，呕吐，烦躁嗜睡，反复抽风，昏迷，皮肤可见斑疹，舌红苔黄腻，脉弦数。

治法：清气凉营，熄风止惊。

方选：清瘟败毒饮。

组成：石膏 知母 黄芩 黄连 栀子 水牛角 牡丹皮 生地 赤芍 连翘 玄参

鲜竹叶　桔梗。

（3）邪陷心肝　持续高热，烦躁口渴，神昏谵语，反复抽搐，双目窜视，舌红苔黄腻，脉数。

治法：清心开窍，平肝熄风。

方选：羚角钩藤汤。

组成：羚角粉　钩藤　菊花　桑叶　白芍　生地黄　竹茹　川贝　茯神。

（4）湿热疫毒　高热持续，神昏谵妄，反复抽风，或呕吐腹痛，大便黏腻或夹脓血，舌红苔黄腻，脉滑数。

治法：清热化湿，解毒熄风。

方选：黄连解毒汤合白头翁汤。

组成：黄连　黄芩　黄柏　栀子　白头翁　秦皮。

（5）暴受惊恐　卒受惊吓后突然惊惕不安，夜间惊啼，甚惊厥神昏，面色时青时白，舌淡红苔薄白，脉数不齐。

治法：镇惊安神，平肝熄风。

方选：琥珀抱龙丸。

组成：琥珀　胆南星　朱砂　檀香　茯苓　天竺黄　山药　枳实　人参。

（二）常用中成药

1. 邪陷心肝　安宫牛黄丸。

2. 湿热疫毒　紫雪丹、至宝丹、苏合香丸、安宫牛黄丸。

（三）其他疗法

1. 针灸疗法

（1）体针　急惊风中外感惊风，取穴人中、合谷、太冲、手十二井（少商、商阳、中冲、关冲、少冲、少泽），或十宣、大椎。以上各穴均施行捻转泻法，强刺激。人中穴向上斜刺，用雀啄法。手十二井或十宣点刺放血。湿热惊风，取穴人中、中脘、丰隆、合谷、内关、神门、太冲、曲池。上穴施以提插捻转泻法，留针 20～30 分钟，留针期间 3～5 分钟施术 1 次。

（2）耳针　取穴神门、脑（皮质下）、心、脑点、交感。强刺激，每隔 10 分钟捻转 1 次，留针 60 分钟。

2. 推拿疗法

（1）急惊风欲作时，大敦穴上拿之。

（2）惊风发作时，身向前曲者，将委中穴掐住；身向后仰者，掐膝眼穴。牙关不利，神昏窍闭，掐合谷穴。

（向　红）

扫码“学一学”

第二节　小儿充血性心力衰竭

充血性心力衰竭（congestive heart failure，CHF）是指心脏工作能力（心肌收缩或舒张功能）下降，导致心排血量绝对或相对不足以致不能满足机体组织代谢需要的病理状态。

心力衰竭是小儿急危重症之一，各年龄期均可发生，以婴幼儿常见，尤以 1 岁内发病率最高，若不及时治疗，往往导致死亡。

中医学虽无心力衰竭的病名，但类似的一些证候及治疗早已有记载，如“心悸”“怔忡”“水肿”“喘证”“痰饮”等。

扫码“看一看”

【病因病机】

一、西医病因、病理生理

（一）病因

小儿心力衰竭的病因与年龄相关，1 岁以内发病率最高，以先天性心脏病引起者最多见。先天性心脏病中，流出道狭窄可导致后负荷（压力负荷）增加，某些流入道狭窄引起相同作用；而左向右分流和瓣膜反流则导致前负荷（容量负荷）的增加。缺血性心脏病或原发性心肌病变所致的心肌收缩障碍也可导致心力衰竭，如严重感染、病毒性或中毒性心肌炎、川崎病、心肌病、心内膜弹力纤维增生症等。而儿童时期以风湿性心脏病和急性肾炎所致的心力衰竭最为多见。此外贫血、营养不良、电解质紊乱及甲状腺功能亢进等疾病均可引起心力衰竭。

（二）病理生理

心力衰竭是由心脏充盈或泵血功能不全和体内包括神经激素系统等代偿反应相互影响所形成的（参见急性心力衰竭章节）。

心室负荷过重可分为容量负荷过重和压力负荷过重，前者在轻度或中度负荷过重时心肌代偿能力较后者好，例如房间隔缺损时，虽有时分流量很大，但属舒张期负荷过重，在儿童期很少发生心力衰竭。而肺动脉瓣狭窄属收缩期负荷过重，心力衰竭出现的更早。主动脉瓣缩窄伴动脉导管未闭则兼有收缩和舒张期负荷过重，故在新生儿时期即可致死。

二、中医病因、病机

中医认为本病的发生可因先天胎禀不足，心脉失养，后天或病邪犯心，或他脏累及心脉，或久病血虚，心阴受损，心失血养，进一步致心阳虚衰。总之，小儿心力衰竭多因病邪内伤心血、心阳，致成阴阳的不足，故以虚为本。病情发展，心气心阴心阳均有不足，气虚不能贯脉行血，可致气滞血瘀，故以实为标。气血的不足常可累及肺、脾、肾三脏；三脏虚损亦可累及于心，严重者可出现心肾阳脱之危候，必须及时抢救，方有一线生机。

【诊断】

1. 临床表现

（1）小儿心力衰竭有些症状和体征缺乏特异性，各患儿的临床表现有很大的差异，与年龄及病因等有关。呼吸系统等其他疾病也可有类似的症状和体征。心力衰竭的早期诊断及严重程度的评估比较困难。

（2）年长儿心力衰竭的症状与成人相似。

（3）婴幼儿心力衰竭的临床表现有一定特点。常见症状为呼吸快速、表浅，频率可达

50～100次/分，肺部可闻及干啰音或哮鸣音；心率增快，安静时婴儿>180次/分，幼儿>160次/分，心音明显低钝或出现奔马律；肝短时间内较前增大；烦躁多汗，哭声低弱，喂养困难；面色苍白，严重时鼻唇三角区出现青紫；尿量减少；浮肿首先见于颜面、眼睑等部位。

2. 实验室及辅助检查

（1）胸部X线片检查　心影多呈普遍性扩大，搏动减弱，肺纹理增多，肺门或肺门附近阴影增加，肺部淤血。

（2）心电图检查　不能明确有无心力衰竭，但有助于病因诊断及指导洋地黄的合理应用。

（3）超声心动图检查　可见心室和心房腔扩大，M型超声心动图显示心室收缩时间间期延长，射血分数降低。心脏舒张功能不全时，二维超声心动图对诊断和判断心力衰竭的病因有帮助。

（4）脑钠肽　脑钠肽（BNP）对心血管疾病有重要诊断价值。心室扩大、心室壁压力增高是刺激脑钠肽分泌增多的主要因素，并与临床表现即心力衰竭严重程度相关，因此脑钠肽有可能成为诊断心力衰竭有价值的生化指标。

3. 临床诊断标准（1985年全国标准）

（1）具备以下4项者考虑为心力衰竭。

1）呼吸急促：婴儿>60次/分，幼儿>50次/分，儿童>40次/分；发热（深部体温>38.3℃）或低体温（深部体温<36.0℃）。

2）心动过速：婴儿>160次/分，幼儿>140次/分，儿童>120次/分；心率>90次/分或>不同年龄正常心率的2个标准差。

3）心脏扩大（X线检查或超声心动图）。

4）烦躁、喂养困难、尿少、水肿、多汗、发绀、阵发性呼吸困难（两项以上）。

（2）具备以上4项加以下1项，或以上2项加以下2项可确诊为心力衰竭：①肝肿大，婴儿肋下≥3cm，若进行性肝肿大或伴触痛者更有意义；②肺水肿；③奔马律。

【鉴别诊断】

临床上需与中毒性心肌炎、心瓣膜病、心包炎、急性肾炎合并循环充血相鉴别。

【治疗】

一、西医治疗

重视病因治疗，避免诱因，强调综合措施，改善心功能。病因治疗对心力衰竭的控制很重要。心力衰竭的内科治疗有如下几方面。

（一）一般治疗

取平卧位或半卧位，婴儿可抱起。充分休息和睡眠，尽力避免患儿烦躁、哭闹，必要时可适当应用苯巴比妥等镇静剂。即使患儿无发绀，也需适当供湿化氧。心力衰竭时易发生酸中毒、低血糖和低血钙等水电解质平衡及酸碱紊乱，新生儿时期更是如此，应予及时纠正。严重心力衰竭时应控制水钠摄入，保持大便通畅。一般饮食中应减少钠盐摄入，应给予容易消化且富有营养的食物。

（二）洋地黄类药物

迄今为止，以洋地黄为代表的强心苷，仍是儿科临床上广泛使用的强心药物之一。小儿时期常用的洋地黄制剂为地高辛（digoxin），它既可口服，又能静脉注射，口服吸收率更高，作用时间较快，排泄较迅速，剂量容易调节，药物中毒时处理比较容易。早产儿对洋地黄比足月儿敏感，后者又比婴儿敏感。由于洋地黄的剂量和疗效受多种因素影响，所以洋地黄的剂量要个体化。

1. 洋地黄化法 如病情较重或不能口服者，可选用毛花苷丙或地高辛静脉注射。地高辛口服负荷量（洋地黄化量）未成熟儿 10～20μg/kg，足月新生儿 20～30μg/kg，婴幼儿 30～40μg/kg，年长儿 25～30μg/kg，静脉注射用量为上述量的 3/4，有心肌病变（如心肌炎）者，剂量宜适当减少，首次剂量为负荷量的 1/2，余量再分 2 次，每次间隔 6～8 小时，最后一次负荷量用后 12 小时，开始给予维持量，每次为负荷量的 1/8～1/10，每天 2 次，间隔 12 小时。急性心力衰竭也可静脉注射毛花苷 C（西地兰），负荷量为：新生儿 20μg/kg，<2 岁 30μg/kg，>2 岁 40μg/kg，首次用负荷量的 1/2～1/3，余量分 2～3 次，每次间隔 6～8 小时。

2. 维持量 洋地黄化后 12 小时可开始给予维持量。维持量的疗程视病情而定：急性肾炎合并心力衰竭者往往不需用维持量或仅需短期应用；短期难以去除病因者如心内膜弹力纤维增生症或风湿性心瓣膜病等，则应注意随患儿体重增长及时调整剂量，以维持小儿血清地高辛的有效浓度。

3. 使用洋地黄注意事项 用药前应了解患儿在 2～3 周内的洋地黄使用情况，以防药物过量引起中毒。未成熟儿和<2 周的新生儿因肝肾功能尚不完善，易引起中毒，洋地黄化剂量应偏小，可按婴儿剂量减少 1/3～1/2。各种病因引起的心肌炎患儿对洋地黄耐受性差，一般按常规剂量减去 1/3，且饱和时间不宜过快。钙剂对洋地黄有协同作用，故用洋地黄类药物时应避免用钙剂。此外，低血钾可促使洋地黄中毒，应予注意。

4. 洋地黄毒性反应 详见急性心力衰竭章节。

（三）正性肌力药

急性心力衰竭合并灌注减少和低血压时，常用环磷酸腺苷（cAMP）依赖性正性肌力药，通过增加细胞内 cAMP 水平达到增强心肌收缩力的作用，细胞质内 cAMP 水平升高可增加肌浆网钙离子的释放。β 肾上腺素能受体（AR）激动剂及磷酸二酯酶Ⅲ抑制剂均可增加细胞内 cAMP 水平。常用制剂有多巴胺和多巴酚丁胺、氨力农和米力农。多巴胺的生物学效果与剂量有关，通常应用中等剂量 5～15μg/(kg · min)，由输液泵控制。多巴酚丁胺常用剂量为 5～20μg/(kg · min)，尽量采取最小有效剂量。

（四）利尿剂

对急性心力衰竭或肺水肿者可选用快速强效利尿剂如呋塞米或依他尼酸，其作用快而强。常用静脉注射呋塞米（每次 1～2mg/kg）。通常从小剂量开始，逐渐增加到尿量增多。慢性心力衰竭一般联合使用噻嗪类与保钾利尿剂，并采用间歇疗法维持治疗，防止电解质紊乱。

（五）血管扩张剂

选用血管扩张剂，应根据患儿血流动力学变化而定：①对肺淤血严重，肺毛细血管嵌压明显增高（>32mmHg），心排血量轻至中度下降者，宜选用静脉扩张药；②对心排血量明显降低，全身血管阻力增加，而肺毛细血管嵌压在正常或略升高时，宜选用小动脉扩张药；③心排血量明显降低，全身血管阻力增加，肺毛细血管嵌压升高时，宜选用均衡扩张小动脉和静脉药物。

1. 硝普钠　常用持续静脉滴注，剂量为0.5～8μg/(kg·min)。初始剂量小，以后每隔5分钟可增加0.1～0.2μg/(kg·min)。临床应在动脉压力监护下使用，如血压过低则立即停药。

2. 酚妥拉明　剂量为2.5～15μg/(kg·min)。

（六）血管紧张素转换酶抑制剂（ACEI）

ACEI能有效缓解心力衰竭的临床症状，改善左心室的收缩功能，防止心肌的重构，逆转心室肥厚，降低心力衰竭死亡率。常用药：卡托普利首剂每日0.5mg/kg，分2～4次口服，以后根据病情逐渐加量。贝那普利剂量0.1～0.3mg/（kg·d），一次口服。依那普利剂量为每日0.05～0.1mg/kg，一次口服。持续时间至少6个月以上，至心脏缩小到接近正常为止。

（七）其他药物

改善心肌能量代谢，目前常用的有磷酸肌酸（CP）、果糖二磷酸钠（FDP）、辅酶Q_{10}。β受体阻滞剂可以阻断心力衰竭时交感神经的过度激活，抑制心肌肥厚、细胞凋亡及氧化应激反应，改善心肌细胞生物学特性。常用药物为美托洛尔、卡维地洛。醛固酮拮抗剂可以进一步抑制肾素-血管紧张素系统的作用，阻断心肌及间质重构。另外还可阻断醛固酮（ALD）的效应。常用药物为螺内酯。

二、中医治疗

（一）辨证论治

本病辨证首辨急缓，急性心力衰竭，心阳暴脱者，宜温补心阳，救逆固脱；慢性心力衰竭，心肾阳虚者，宜温补心肾，化气利水。血脉内阻者，重在活血化瘀，益气通脉。心力衰竭控制后，以益气养阴为主。

1. 心阳虚衰　心悸气促，面色苍白，多汗且额汗不温，四肢厥冷，皮肤花纹，胸憋闷，胁下痞块。舌质暗，苔白腻，脉促或沉细微弱。

治法：温补心阳，救逆固脱。

方选：参附龙牡救逆汤。

组成：人参　附子　龙骨　牡蛎　五味子　白芍等。

2. 心肾阳虚　面色晦暗或青紫，心悸气喘，不得平卧，动则喘甚，形寒肢冷，尿少浮肿，舌质暗、苔白滑，脉促或沉细。

治法：温补心肾，化气利水。

方选：真武汤合济生肾气丸。

组成：人参　附子　桂枝　茯苓　白术　车前草　熟地黄　当归　生姜　山药　熟地　山萸肉等。

3. 气阴两虚　心悸怔忡，胸闷气短，疲倦乏力，头晕目眩，盗汗自汗，手心灼热，舌红少苔，脉沉细数。

治法：补益气阴，收敛心气。

方选：生脉散合天王补心丹。

组成：人参　麦门冬　五味子　生地黄　玄参　茯神　远志　柏子仁　酸枣仁等。

4. 气滞血瘀　心悸怔忡，气短，胸痛掣背，胁下痞块，下肢浮肿。口唇发绀，舌质紫暗，有瘀点、瘀斑，脉涩或结代。

治法：活血化瘀，益气通脉。

方选：血府逐瘀汤合参附汤。

组成：当归　生地黄　桃仁　红花　枳壳　赤芍　三七　人参　附子等。

扫码“练一练”

（二）常用中成药

心阳虚衰、心肾阳虚证宜用参附注射液或参麦注射液。气阴两虚证推荐参麦注射液、黄芪注射液、生脉饮口服液、生脉注射液，气滞血瘀证宜选用丹参注射液、川芎嗪注射液。

（向　红）

参考文献

[1] 姜良铎. 中医急诊临床研究［M］. 北京：人民卫生出版社，2009.

[2] 周仲瑛. 中医内科学［M］. 第2版. 北京：中国中医药出版社，2008.

[3] 任继学. 中医急诊学［M］. 上海：上海科学技术出版社，1997.

[4] BRAUWALD FAUCI，KASPER HAUSER，LONGO JAMESON. 哈里森内科学［M］. 北京：人民卫生出版社，2002.

[5] 陈灏珠，林果为. 实用内科学［M］. 13版. 北京：人民卫生出版社，2009.

[6] 刘大为. 实用重症医学［M］. 北京：人民卫生出版社，2010.

[7] 何志捷，管向东. 重症医学［M］. 北京：人民卫生出版社，2010.

[8] 曾因明，邓小明. 危重病医学［M］. 2版. 北京：人民卫生出版社，2006.

[9] 贾建平. 神经病学［M］. 6版. 北京：人民卫生出版社，2008.

[10] 张立生，刘小立. 现代疼痛学［M］. 石家庄：河北科技出版社，1999.

[11] 何俐，游潮. 神经系统疾病［M］. 北京：人民卫生出版社，2011.

[12] 沈洪. 急诊医学［M］. 北京：人民卫生出版社，2008.

[13] Frederic S. Bongard，Darryl Y. Sue，Janine R. E. Vintch 编. 邱海波译. 现代重症监护诊断与治疗［M］. 3版. 北京：人民卫生出版社，2011.

[14] 丰有吉. 妇产科学［M］. 北京：人民卫生出版社. 2005.

[15] 李长忠. 妇产科急危重症［M］. 北京：中国医药科技出版社. 2007.

[16] 沈晓明，王卫平. 儿科学［M］. 7版. 北京：人民卫生出版社，2008.

[17] 江基尧. 现代颅脑损伤学［M］. 3版. 上海：第二军医大学出版社，2010.